普通高等教育医药卫生类一体化规划教材

供医药卫生类专业使用

生 理 学

主　编　刘海鹰　赵　莲　石爱明

副主编　景　红　李　杨　马　艳

编　委　(按姓氏汉语拼音排序)

成　勇　西安医学高等专科学校

景　红　宁夏医科大学

李　杨　甘肃中医药大学

刘　飞　浙江医药高等专科学校

刘海鹰　河西学院医学院

马　艳　青海卫生职业技术学院

石爱明　甘肃医学院

赵　莲　青海卫生职业技术学院

U0353882

科学出版社

北　京

内 容 简 介

本书在传统生理学教材的基础上,在知识面上做了一定拓展,增加了细胞的生长凋亡、防御系统、生长发育与衰老等章节及相关人文知识的新内容,精简了关于神经系统生理、感觉器官生理和部分细胞分子水平机制等内容;体例上以单元为纲进行了较大的调整编排;精选插图、表格和链接、案例,意在适合学生的基础、培养目标和学习能力,在努力保证科学性、思想性的前提下增加可读性、趣味性和启发性。

本书主要是面向护理、助产和临床医学专业编写,也可供医学检验技术、医学影像技术、卫生检验与检疫技术及针灸推拿、中医骨伤、中医学等专业选用,还可供五年制高职、成人自考大专和卫校相关专业选用。

图书在版编目(CIP)数据

生理学 / 刘海鹰,赵莲,石爱明主编 . —北京:科学出版社,2018.8
普通高等教育医药卫生类一体化规划教材
ISBN 978-7-03-057892-1

Ⅰ. 生… Ⅱ. ①刘… ②赵… ③石… Ⅲ. 人体生理学–高等学校–教材
Ⅳ. R33

中国版本图书馆 CIP 数据核字(2018)第 126425 号

责任编辑:丁海燕 / 责任校对:张凤琴
责任印制:李 彤 / 封面设计:铭轩堂

科学出版社 出版
北京东黄城根北街 16 号
邮政编码:100717
http://www.sciencep.com

固安县铭成印刷有限公司 印刷
科学出版社发行 各地新华书店经销

*

2018 年 8 月第 一 版 开本:850×1192 1/16
2020 年 8 月第二次印刷 印张:10 1/2
字数:296 000

定价:49.80 元
(如有印装质量问题,我社负责调换)

前　言

　　本书在传统生理学教材的基础上,在知识面上做了一定拓展,增加了细胞的生长凋亡、防御系统、生长发育与衰老等章节及相关人文知识的新内容,精简了关于神经系统生理、感觉器官生理和部分细胞分子水平机制等内容;体例上以单元为纲进行了较大的调整编排;精选插图、表格和链接、案例,意在适合学生的基础、培养目标和学习能力,在努力保证科学性、思想性的前提下增加可读性、趣味性和启发性。同时建议教师在第3章时略讲心肌细胞和平滑肌细胞,着重在理解原理;待讲心脏泵血和胃肠运动时加以复习提醒,联系应用。

　　本书主要是面向护理、助产和临床医学专业编写,也可供医学检验技术、医学影像技术、卫生检验与检疫技术及针灸推拿、中医骨伤、中医学等专业选用,还可供五年制高职、成人自考大专和卫校相关专业选用。

　　本书编写分工:绪论、第1~4章、第6章、第7章、第9章刘海鹰,第5章景红,第8章景红、李杨,第10章、第11章赵莲、石爱明,第12章、第13章赵莲、马艳,第14章刘飞、成勇。在此一并表示衷心感谢,也对各位的劳动和创造表达敬意!

　　我们坚持"编出一本学生喜欢、教师好用、编者比较满意的教材"这一目标追求。我们也相信一本教材的生命力来自于编者、出版社、使用者的一致呵护!因此,我们期待和欢迎您的评价和建议。

编　者

2018 年 3 月

目　　录

第 4 单元　人生各阶段生理特点

绪 论

第1节 概 述

一、生理学研究的内容和任务

生理学(physiology)是生物学的一个分支,是研究生物体及其各组成部分正常功能活动规律的科学。因为生物体只在有生命的时候,即活着的时候才能表现出功能活动,所以功能活动又称生命活动,由此也可以说生理学是研究机体生命活动规律的科学。根据生理学研究的对象不同可将其分为细菌生理学、植物生理学、动物生理学和人体生理学等。通常把人体生理学简称为生理学,它是医学的重要基础课程。

人体生理学是以正常人体为对象,研究正常人体的生命活动及其规律。人体在生活过程中产生各种各样复杂的生命活动,如新陈代谢、生长发育、神经活动、躯体运动、腺体分泌、血液循环、呼吸、消化、泌尿、生殖等,并在神经和体液因素的调节下相互协调、相互配合,共同维持整个机体的生命活动。生理学的任务就是要阐明机体及各组成部分功能活动产生的条件、过程和机制,以及内、外环境变化对它的影响,从而掌握正常人体生命活动的规律,为认识疾病、防治疾病和促进健康奠定必要的理论基础。

二、生理学的研究方法

生理学是一门实验性科学,其系统理论多来自于实验研究和临床实践。但早期的一些人体生理知识多根据对尸体解剖及动物活体解剖而对人体器官功能所做的推测。生理学真正成为一门实验性科学是从17世纪开始的。1628年,英国医生威廉·哈维(William Harvey)首先在动物身上用活体解剖和科学实验的方法研究了血液循环的途径和规律,发表了著名专著《论心脏与血液的运动》,这标志着生理学成为独立的实验性科学。由于实验的方法会对机体造成不同程度的损伤,因此多数生理学实验是在动物身上进行的,只在保证不损伤人体及自愿的条件下才允许对人体进行部分生命指标的实验观察。

(一)动物实验

动物实验包括急性动物实验和慢性动物实验两类。

1. 急性动物实验 急性动物实验又分为离体实验和在体实验两种方法。离体实验是将动物的器官、组织取出,置于一个能保持其正常功能活动的人工环境内,观察某种因素对其功能活动的影响。如将蛙心取出,在一定条件下观察离子、药物、温度对心脏活动的影响。在体实验是在麻醉状态下通过手术暴露出要观察的器官,观察和记录某些人为因素对其生理功能的影响。如剖开兔的胸腔暴露心脏,观察某些神经体液因素对其心脏搏动的影响。急性动物实验的优点是实验条件比较简单,条件较易控制,便于进行直接的观察,尤其离体实验更能深入到细胞和分子水平,有助于揭示生命现象的本质。但急性动物实验的结果与真实情况可能会有很大的差异。

2. 慢性动物实验 慢性动物实验是以清醒、健康的动物为研究对象,在接近自然的环境中观察和记录整体或某一器官对各种环境变化的反应规律。实验前一般需对动物进行预处理,待动物康复后再进行观察。如研究某种内分泌功能时,先摘除动物相应的内分泌腺,待其康复后观察内分泌激素缺乏时及人为替代后的生理效应。慢性动物实验适用于观察某一器官或组织在正常情况下的功能和在整体中的作用地位,但不宜用来分析某一器官、组织功能的详细机制,且实验的干扰因素多,实验条件不易控制。

(二)人体实验

人体实验目前主要进行人群资料的调查,如人体血压、心率、肺通气量、肾小球滤过率及红细胞、白细胞、血小板正常值等就是通过对大批人群采样及数据的统计分析得来的;测试人体在某些特殊环境下(如高温、低温、低氧、失重、高压)的生理活动的变化也可在人体进行。近年来,随着科学技术的快速发展,越来越多的无损伤检测技术被直接应用于人体功能的研究,为探索人体生命的奥秘,丰富生理学理论开辟了更为广阔的前景。

各种实验方法均有优、缺点,各有其特殊的意义和适用范围,应根据不同的研究内容和目的,采用不同的实验方法。同时因为人与动物的差异,不可将动物实验结果简单地套用于人体。

三、生理学研究的三个水平

细胞是机体最基本的结构和功能单位,不同细胞构成不同的组织,进而构成机体的器官和系统,各器官、系统在功能上相互协调配合构成一个有机的整体。因此,生理学的研究可分为细胞和分子水平、器官和系统水平及整体水平三个不同的研究层次。

(一)细胞和分子水平

细胞和分子水平的研究是以细胞及所含的物质分子为对象,研究人体细胞超微结构的功能及细胞内各种物质分子的理化变化规律,例如神经递质合成与释放、细胞间的信息转导、肌细胞收缩时的肌丝滑行机制等,目的在于揭示生命活动最本质、最基本的规律。研究方法多为离体细胞实验法和分子实验法。

(二)器官和系统水平

器官和系统水平的研究是以机体的器官、系统为对象,研究各器官和系统的功能、活动机制、活动规律及各种因素对其活动的影响等。例如心脏搏动是如何发生的,有什么特点,起什么作用,受哪些因素的影响和调节等。常用离体组织、器官实验法研究。

(三)整体水平

整体水平的研究是以完整的机体为对象,研究人体各系统之间的相互作用和影响,以及人体与环境之间的相互联系和影响。例如在运动、劳动或环境急剧变化的情况下,人体多种器官和系统的功能都发生相应的改变,这些变化并非互不相关、各自为政,而是相互联系、相互影响,各种功能相互协调,才能使机体成为一个完整的整体,在变化的环境中维持正常的生命活动。多用活体解剖实验法或慢性实验法进行研究。

上述三个水平的研究互相联系、相互补充、相辅相成。没有微观的细胞分子水平的研究,就无法了解组织和器官功能的细胞内变化及其物质基础;没有综合性整体水平的研究,将无法阐明生命活动的规律及发生机制。因此,对任何一种重要生命现象的认识只有从不同水平综合研究、综合分析,才能得出正确的结果。

第2节　生命活动的基本特征

前已提及,生命活动又称功能活动,是指生命的各种外在表现。例如呼吸、心跳、肌肉运动、思维活动及大家所熟悉的"吃、喝、拉、撒、睡"等都是生命活动。

生命活动的基本特征,是指所有生命个体最本质、都具有的共同特征。自然界中的生命个体种类繁多,生命活动的表现形式各异,如植物的生根、发芽、开花、结果是生命活动;动物的觅食、迁徙、求偶、争斗是生命活动;人体的运动、学习和思维也是生命活动。如此繁多的生命现象,表面虽看不出有什么共同之处,究其实质却有一些共同的特征。这些共同的特征即生命活动的基本特征,包括新陈代谢、兴奋性、适应性和生殖等。

一、新 陈 代 谢

机体通过不断与周围环境进行物质和能量交换而实现自我更新的过程,称为新陈代谢(metabolism)。新陈代谢包括合成代谢(同化作用)和分解代谢(异化作用)。合成代谢指机体从外界环境摄取营养物质,并将其转化成构建自身结构所需要的原料和能量的过程;分解代谢是指机体分解自身成分,释放储存的能量供机体生命活动的需要,并把分解终产物排出体外的过程。

新陈代谢中,物质的合成与分解称为物质代谢,物质代谢是生命活动的物质基础,为机体自身成分的不断更新和生长、发育、组织增生、修复提供物质基础;伴随物质代谢而出现的能量的释放、转化、储存和利用等过程,称为能量代谢,能量代谢则为一切生命活动提供了必需的能源。因此可以说,新陈代谢是一切生命活动的基础,是生命体区别于非生命体的根本标志。新陈代谢一旦停止,人体的功能活动立即丧失,生命也就随之终结。

二、兴　奋　性

(一) 刺激与反应

1. 刺激　机体生活在不断变化着的环境之中,机体能对环境变化做出适应性反应。例如,环境温度升高时,机体散热活动增强,表现为皮肤血管扩张、出汗增多等,以防体温过高;反之,环境温度降低时,机体散热减少产热增加,表现为皮肤血管收缩、出汗减少或停止,甚至会出现肌肉颤抖,以防体温过低。能引起细胞或机体发生反应的内外环境的变化统称为刺激(stimulus)。刺激的种类很多,按性质不同可分为物理性(如机械、压力、电、温度、声、光等)、化学性(酸、碱)、生物性(如细菌、病毒及其毒素等)及社会心理性刺激(如情绪波动、社会变革)等。生理实验中常用的是电刺激。

刺激要引起细胞或机体发生反应必须具备以下三个要素。

(1) 足够的刺激强度:任何性质的刺激都必须达到足够的强度才能引起机体发生反应。当其他条件不变时,刚好能引起组织发生反应的最小刺激强度称为阈强度或阈值(threshold),阈值通常被作为衡量组织兴奋性高低的指标。阈值与兴奋性成反变关系,即组织细胞产生兴奋所需要的阈值愈高,说明该组织的兴奋性愈低(不易产生兴奋);反之,说明组织的兴奋性高(容易产生兴奋)。即:

$$兴奋性 \propto 1/阈值$$

以阈值为标准,把刺激强度等于阈值的刺激称为阈刺激(threshold stimulus);刺激强度小于阈值的刺激称为阈下刺激;刺激强度大于阈值的刺激称为阈上刺激。单个阈下刺激不能引起细胞兴奋。

(2) 足够的刺激作用时间:作用于细胞的阈刺激或阈上刺激,必须有足够的刺激作用时间才能引起反应。

(3) 适宜的强度-时间变化率:强度-时间变化率是指单位时间内强度变化的幅度。强度-时间变化率必须达到一定幅度才能成为有效刺激。强度变化率过快或过慢都不能成为有效刺激。

2. 反应　机体接受刺激后发生的活动状态(包括内部代谢和外在表现)的改变,称为反应(response)。如前面述及的寒冷刺激引起的皮肤血管收缩、高温引起的出汗等均是反应。反应有两种基本表现形式,即兴奋和抑制。

(1) 兴奋:细胞或机体接受刺激后由相对静止变为明显活动,或功能活动由弱变强,称为兴奋(excitation)。例如,心肌接受肾上腺素刺激后出现心跳加快、加强。近年来生理学家从生物电角度对兴奋的概念有了新的定义,认为尽管不同的可兴奋组织对刺激发生兴奋反应的表现形式不同,其共同特点却是先产生动作电位,然后才出现活动状态的改变。因此,把动作电位作为兴奋的标志或同义语。由此可以认为,兴奋是可兴奋组织接受刺激后产生动作电位的过程。

(2) 抑制:细胞或机体接受刺激后由明显活动变为相对静止或功能活动由强变弱,称为抑制(inhibition)。例如,心肌接受乙酰胆碱类药物后,使心率减慢,收缩减弱即为抑制。

兴奋和抑制是人体功能活动状态的两种基本表现形式,二者互为前提,既对立又协调,并可随环境的改变相互转化。一种组织接受刺激后究竟是发生兴奋还是抑制,取决于刺激的质和量及组织接受刺激时的功能状态。同类刺激,由于强度不同,反应可以不同。如中等强度的疼痛可使人体兴奋,表现为烦躁不安、心跳加快、血压上升等;但过于剧烈的疼痛反而引起抑制,表现为心跳减弱、血压下降,甚至意识丧失。机体的功能状态不同,对同一刺激的反应亦不相同。例如,饥饿和饱食两种不同状态的机体对食物所产生的反应则大不一样。

(二) 兴奋性

机体或细胞对刺激发生反应的能力或特性称为兴奋性(excitability)。兴奋性是生命现象的一个重要特征,任何器官、组织和细胞对刺激发生的反应都必须以兴奋性为前提,丧失了兴奋性,机体就中断了与环境间的联系,生命也将终止。

机体的不同组织在受到刺激而兴奋时可出现不同的反应,如肌细胞表现为收缩、腺细胞表现为分泌、神经纤维表现为发放神经冲动和传导等。近年来电生理研究发现,尽管不同组织细胞受刺激而兴奋时表现形式各异,有一点却是相同的,即在接受刺激发生兴奋反应之前都首先产生动作电位(详见第2章),然后才出现肌肉收缩、腺体分泌等功能变化。可见,动作电位是这些组织兴奋的共同表现,因此,近代生理学从电生理角度,将组织或细胞受到刺激后产生动作电位的反应称为兴奋,将受到刺激产生动作电位的能力或特性称为兴奋性。在人体内因神经、肌肉和腺体组织细胞对刺激反应灵敏,容易发生反应或产生动作电位,故其兴奋性高,称其为可兴奋组织。

三、适 应 性

机体根据内外环境变化而调整自身活动以保持自身生存的能力或特性,称为适应性(adaptability)。例如,长期居住高原地区的居民,其血中红细胞的数量和血红蛋白含量远高于平原地区的居民,血液运氧的能力大大提高,以适应高原缺氧而生存。机体的适应能力有一定限度,超过限度机体就会产生适应不全,甚至完全不能适应。以体温为例,当环境温度过高时,人体散热不足,就会出现适应不全的病理现象,表现为中暑,严重时可危及生命。

适应性包括生理性适应和行为性适应。生理性适应是指机体内部的协调性反应,如在高温环境下皮肤血管扩张、血流量增加、汗腺分泌增多等,机体通过加强散热过程而保持体温的相对稳定;行为性适应是生物界普遍存在的、本能性行为,常通过躯体活动的改变而实现,如夏天趋凉、冬天趋暖、遇到伤害性刺激时的躲避活动等。

四、生 殖

人体生长发育到一定阶段后,通过男、女成熟生殖细胞的结合,可产生与自身相似的子代个体,这种功能称为生殖(reproduction)。生殖是生物体繁衍后代、延续种系的基本生命特征。

第3节 人体与环境

环境是机体赖以生存和生长发育的必要条件,脱离环境机体或细胞将无法生存。人体生存的环境包括外环境和内环境。

一、人体与外环境

人体生存的外环境是指人体整体直接接触和生活的环境,包括自然环境和社会环境。自然环境的各种变化如光照、气压、温度、湿度的变化等形成刺激,不断地作用于人体,而人体能够对此做出相应的反应以适应环境,维持正常生命活动。过于剧烈的环境变化,超过人体适应能力时将会造成不良影响,甚至危及生命。

社会环境变化对人体生理功能及疾病的发生、发展的影响十分重要,因为人不仅有生物属性,同时也有社会属性。每个人都生活在特定的社会环境中,不断变化的社会因素,纵横复杂的人际关系无不对人的身心健康产生影响。如安定和谐的社会环境、和睦友善的社会交往、积极向上的团队文化、团结协作的工作氛围等,可促进健康,延长寿命;反之,则可导致人体多种功能紊乱,甚至引起疾病。

二、内环境与稳态

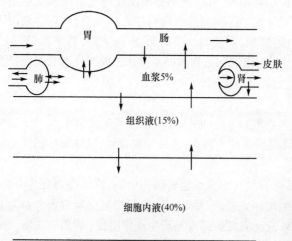

图绪-1　体液的分布及相互关系

(一)体液与内环境

1. 体液及其分布　人和动物体内含有大量的液体,机体内的液体总称为体液(body fluid)。正常成年人的体液量约占体重的60%。其中分布在细胞内的为细胞内液,约占体重的40%;分布在细胞外的为细胞外液,约占体重的20%;细胞外液中组织液占15%,血浆占4%~5%。淋巴液和脑脊液等约占1%。由于细胞膜、毛细血管壁、毛细淋巴管壁都有选择通透性,所以,各部分体液既彼此分开,又相互沟通。细胞内液与组织液通过细胞膜进行物质交换;血浆与组织液则通过毛细血管壁进行水分和物质交换。在各种体液中,血浆是最活跃的部分,成为各部分体液与外界进行物质交换的媒介(图绪-1)。

2. 内环境　人体内绝大多数细胞并不直接与

外界环境接触,而是浸浴在体内的细胞外液之中。因此,细胞外液是细胞直接接触和赖以生存的环境,称为机体的内环境(internal environment),以区别于整个机体所处外环境。

(二) 内环境的稳态

1. 稳态　内环境中各种化学成分(水、无机盐、有机物及气体成分等)和理化性质(如温度、渗透压、pH、各物质的浓度等)保持相对稳定的状态,称为内环境稳态,简称稳态(homeostasis)。内环境稳态并非是固定不变的静止状态,而是各种理化因素在一定范围内变动的动态平衡。例如血浆 pH 可在 7.35~7.45 波动,低于 7.35 时机体发生酸中毒,高于 7.45 时机体发生碱中毒,机体在酸中毒和碱中毒的状态下均不能进行正常的功能活动;正常成年人的腋窝体温可在 36.0~37.4℃ 波动,但每天的波动不超过 1℃。

2. 稳态的维持和生理意义　稳态的维持是在神经、体液等因素的调节下,通过体内各器官系统的共同作用实现的。生理情况下,由于细胞不停代谢,O_2 和营养物质因不断消耗而减少,CO_2 和代谢产物也因组织的不断释放而增多,其他多种因素如高温、严寒、脱水、饥饿等均可干扰稳态。但机体在神经和体液的调节下,通过各器官系统的功能活动使稳态得以维持。如通过产热和散热调节体温;通过加强呼吸补充 O_2,排出 CO_2;通过肾的泌尿作用排出多余的代谢产物;通过消化器官从外界摄入水分及营养物质等。因此,稳态是在体内各种调控机构的作用下,通过各系统的功能活动所维持的一种动态平衡。如果内环境某种条件变化范围过大(如 pH 变化),不能及时纠正,则疾病就随之发生,甚至危及生命。

第 4 节　人体功能的调节

机体各系统、器官的功能活动能够相互配合、协调一致,形成一个统一的整体而活动和生存。同时,机体还能对内外环境的复杂变化及时做出适应性反应,维持内环境的稳态。这些都是通过人体功能的调节实现的。

一、人体功能的调节方式

人体生理功能调节的方式包括神经调节、体液调节和自身调节三种方式,这三种调节方式相互配合、密切联系,各有特点。

(一) 神经调节

神经调节(nervous regulation)是指通过神经系统的活动对人体功能进行的调节。神经调节是人体最重要的调节方式。神经调节的基本方式是反射。

1. 反射及反射弧　反射(reflex)是指在中枢神经系统参与下,机体对刺激做出的适应性反应。例如,手指受到伤害性刺激时立即缩回,就是一种简单的反射活动。

反射活动的结构基础称为反射弧(reflex arc)。反射弧有五个部分组成:感受器→传入神经→神经中枢→传出神经→效应器(图绪-2)。感受器能感受内外环境条件的变化,把不同形式的刺激转变为电信号(神经冲动);传入神经可将来自感受器的电信号传至相应的神经中枢;反射中枢能对传入信号进行分析并发放指令;传出神经可把反射中枢发放的指令以神经冲动的形式传至效应器;效应器是完成反射动作的器官,一般是指肌肉或腺体。反射的实现有赖于反射弧结构和功能上的完整性。反射弧五个环节中任一环节损坏或功能障碍,反射活动都不能正常进行。

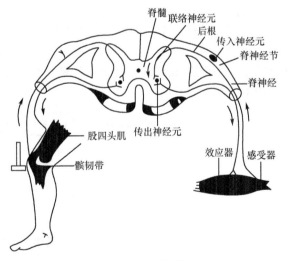

图绪-2　反射弧

在以后各章的学习中,我们要相继讲述神经系统对各器官生理功能的调节过程。这里以肢体躲避反射为例初步介绍神经系统的反射性调节。例如,当手无意中受到烧灼或针刺时,皮肤感受器将信息经传入神经传入脊髓反射中枢,中枢经分析综合做出判断,发出指令再以神经冲动的方式沿传出神经传到相应的肌肉,引起屈肌收缩,伸肌舒张,完成上肢缩回动作,以避开刺激防止伤害。神经系统对各器官功能的调节方式基本如此,只不过是更为复杂而已。

2. 反射的种类　反射的种类很多,按其形成条件和反射弧的特点,分为非条件反射和条件反射两类。

(1)非条件反射:生来就有的反射称为非条件反射(unconditioned reflex)。如新生儿的吮吸活动、食物刺激口腔引起的唾液分泌、异物刺激角膜引起的眨眼反射、烧灼足趾引起的缩腿反射及性反射等均属于非条件反射。非条件反射的反射弧固定,反射数量有限,反射中枢位于中枢神经系统的较低级部位,因而是较初级的神经活动,可使机体简单适应环境变化,是人和动物维持生命的本能性活动,对个体生存和种族繁衍具有重要意义。

(2)条件反射:通过后天的学习(训练)获得的反射称为条件反射(conditioned reflex)。如"望梅止渴""谈虎色变"就是典型的条件反射。条件反射是人和动物在非条件反射的基础上结合个体生活经历而建立起来的,其反射中枢位于大脑皮质,所以是一种较高级的神经调节方式。

不同个体由于所处环境条件和生活经历各异,因此,所形成条件反射的种类及数量也不相同。即便是已经形成的条件反射也会随着环境的改变而改变。可见,条件反射是灵活可变,数量无限的。机体通过建立条件反射,使其活动更具有灵活性和预见性,从而极大地提高了人及动物适应环境变化的能力。

神经调节的特点是:反应迅速、准确,作用部位局限,持续时间短暂,适用于快速变化的生理过程,如对躯体运动和内脏活动的调节。

(二)体液调节

体液调节(humoral regulation)是指体内产生的一些化学物质(如激素、特殊化学物质和某些代谢产物)通过体液途径对机体各部分的功能所发挥的调节作用。体液调节有以下几种方式。

1. 全身性体液调节　一些内分泌细胞所分泌的激素(hormone)通过血液循环运往全身各处,调节靶细胞(target cell)的功能。这种方式称为远距分泌(telecrine)。例如甲状腺激素分泌后就由血液运往全身组织器官,对体内几乎所有细胞都有调节作用,主要促进细胞的物质代谢、能量代谢和生长发育;一些神经元也能将其合成的某些化学物质释放入血,经血液运行至全身各处,作用于靶细胞,这些化学物质称为神经激素(neurohormone),如血管升压素是由下丘脑视上核和室旁核的大细胞神经元合成,沿轴突运至神经垂体储存,然后释放入血,作用于肾小管上皮细胞和血管平滑肌细胞。神经激素分泌的方式称为神经分泌(neurocrine)。

2. 局部性体液调节　也有一些组织细胞所产生的生物活性物质或代谢产物,可不经血液运输,而是通过组织液扩散到邻近的组织细胞,对其活动发挥调节作用。这种方式称为旁分泌(paracrine)。例如,生长抑素在胰岛内抑制A细胞分泌胰高血糖素就是以旁分泌方式进行的;再如,一般组织细胞的酸性代谢物,可引起局部血管舒张就属于局部性体液调节。

3. 神经-体液调节　在完整机体内,体液调节与神经调节是密切联系的,因为内分泌细胞分泌激素也直接或间接受神经系统的控制,在这种情况下,体液调节就构成了神经调节的一个传出环节而发挥作用,故将这种情况称为神经-体液调节(neurohumoral regulation)(图绪-3)。如肾上腺髓质受交感神经节前纤维的支配,交感神经兴奋时,可引起肾上腺髓质释放肾上腺素和去甲肾上腺素,从而使神经和体液因素共同参与机体功能的调节。

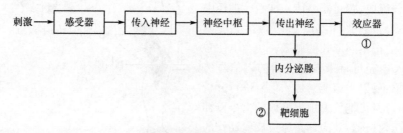

图绪-3　神经-体液调节
①神经调节;②体液调节

(三)自身调节

自身调节(autoregulation)是指组织细胞或器官不依赖神经、体液因素,仅通过自身功能的改变而对环境变化发生的适应性反应。例如,心肌的收缩强度在一定限度内与收缩前心肌纤维的初长成正比;肾动脉灌注压在80~180mmHg内变动时,肾血流量基本保持稳定,从而保证肾泌尿功能在一定范围内不随动脉血压的变化而变化,这些都属于自身调节。

上述三种调节各有特点。体液调节的特点是缓慢、广泛、作用持久,适于对缓慢的、持续进行的生理过程的调节,如新陈代谢、生长发育、生殖等。自身调节的特点是常局限于一个器官或一小部分组织、细胞内,调节准确而稳定,调节幅度小,不很灵敏,但对人体功能活动相对稳定有重要作用。在整体内,神经调节、体液调节、组织器官的自身调节紧密联系、相互配合,共同调节机体的各项功能。其中神经调节起主导作用。

二、人体功能调节的自动控制

机体通过调节把许多不同的生理反应统一起来,组成完整的、互相协调的生理过程,从而保持机体内部各种生理功能的相对稳定,并与环境取得动态平衡。然而这种强弱适中、恰到好处的调节效果的实现,则有赖于机体功能调节中的自动控制。

人体生理功能调节的自动控制与工程技术中的自动控制机制基本相同,因此借用该控制论中的术语来解释人体功能的调节。人体的控制系统由控制部分和受控部分组成,可将神经中枢或内分泌腺看作是控制部分,而把效应器或靶细胞看作是受控部分。按其工作方式控制系统可分为三类。

(一) 自动控制系统

自动控制系统又称反馈控制系统。在这类控制系统中,控制部分发出指令调节受控部分的活动,同时受控部分又把其活动效应作为反馈信息,反过来影响控制部分的活动。这种受控部分通过反馈信息影响控制部分活动的过程,称为反馈(feedback)(图绪-4)。

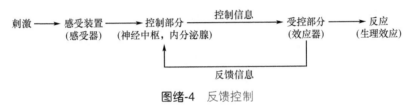

图绪-4　反馈控制

根据反馈作用的效果不同,可将反馈分为正反馈和负反馈两种形式。

1. 正反馈　受控部分发出的反馈信息促进或加强控制部分的活动,最终使受控部分的活动朝着与它原先活动相同的方向改变,称为正反馈(positive feedback)。即受控部分发出的反馈信息能促进或加强控制部分的活动,从而使那些连续发生的生理过程不断增强或愈演愈烈,直至完成。在生理调节中正反馈调节很少,只见于一些速发速止,需"一次进行到底"的活动,如排尿、分娩和血液凝固等。

2. 负反馈　受控部分发出的反馈信息调整控制部分的活动,最终使受控部分的活动朝着它原先活动相反的方向改变,称为负反馈(negative feedback)。即当受控部分活动增强时,其反馈信息可抑制控制部分的活动,使原有的调节效应减弱,使受控部分的活动不至于过强;相反,当受控部分的活动减弱时,反馈信息可加强控制部分的活动,使原有的调节效应增强。可见,负反馈的作用是使受控部分的活动保持在适宜的状态。在维持各器官、系统的正常功能及内环境稳态中起重要作用。负反馈机制普遍见于各种需保持相对稳定的生理过程的调节。例如,动脉血压的调节就是负反馈调节的典型例子。心血管中枢相当于控制部分,心血管相当于受控部分,当动脉血压高于正常时,可通过反射抑制心血管系统的活动,使心脏活动减弱,血管扩张,动脉血压降低到正常水平。反之,当动脉血压降低时,可通过反射增强心脏和血管的活动,使血压回升,从而维持动脉血压的相对稳定。需向大家强调的是,在神经调节、体液调节和自身调节过程中,都可通过负反馈实现自动控制,如血糖水平和体温的相对稳定也是通过负反馈调节实现的(详见有关章节)。

(二) 非自动控制系统

在非自动控制系统中,控制部分发出的指令控制受控部分的活动,但受控部分并不反过来影响控制部分的活动,这种控制方式是单向的,不起自动控制的作用。该控制系统在人体功能调节中很少见。

(三) 前馈控制系统

前馈(feedforward)控制系统是指控制部分在向受控部分发放指令的同时,又通过另一快捷通路向受控部分发出前馈信号,使受控部分的活动更加准确和适度。前馈控制与反馈相比更为迅速。例如要使骨骼肌完成某一动作,脑通过传出神经向骨骼肌发出收缩指令的同时,又通过前馈控制系统制约骨骼肌的收缩从而使骨骼肌收缩适度,使整个动作完成得更加恰如其分。有些条件反射也被认为是一种前馈控制,例如动物看见食物就引起唾液分泌,比食物进入口中再引起唾液分泌发生得更早,它可使机体的反应更具有预见性和超前性。

第1单元　细胞和分子生理学概要

第1章　细胞生理初步

细胞是生物体的基本结构和功能单位。人体约由10^{14}个细胞组成,从功能上可分为二百余种。机体内所有生理功能和生化反应都是以细胞及其产物为物质基础的。离开细胞,要阐明机体和各系统、器官功能活动的机制是不可能的。细胞水平的生理学知识具有很强的基础性和普遍性。因此,学习生理学通常从细胞生理学入手。

第1节　细胞的生长、增殖、凋亡与保护

机体是处于不断运动中的,作为其基本结构——细胞的变化,主要表现为细胞的生长和增殖、凋亡及细胞保护。这些应该作为基础知识加以了解。

一、细胞的生长与增殖

细胞的生长主要表现为细胞体积的增大,细胞干质量、蛋白质及核酸含量的增加。细胞间质的增加也是细胞体积增大的一种形式。例如,出生时心肌细胞的直径仅为$7\mu m$,成年后可增加到$14\mu m$;骨骼肌细胞的蛋白质与DNA的质量比从120增加到206。细胞增殖即繁殖,指细胞通过分裂实现细胞数量的增加。细胞分裂和细胞生长两个过程密切相关,反复进行。细胞生长到一定阶段,可发生分裂,分裂之后再进行生长。细胞的生长和增殖是受到严格控制的。细胞增生的分子机制是生长因子作用于细胞表面的相应受体,生长信号转导入细胞,启动细胞周期进程。

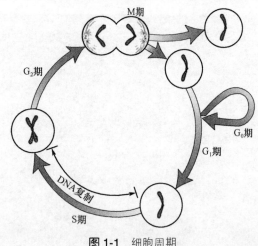

图1-1　细胞周期

细胞从一次分裂结束到下一次分裂完成所经历的整个过程称为**细胞周期**(cell cycle)。细胞周期可分为4个时期:G_1期、S期、G_2期和M期(图1-1)。前3个期合称间期,细胞在间期中蛋白质合成旺盛,DNA复制,细胞体积增大。M期是分裂期,即双倍DNA的细胞分裂成2个与母细胞相同DNA的子细胞。子细胞既可以进入新一轮细胞周期而继续增生,也可以离开细胞周期进入G_0期,离开的时间可以是几天、几周,甚至几年。G_0期细胞可受到生长因子的刺激等诱导,重新返回细胞周期。

细胞周期是一个高度有序的过程,受到细胞内、外各种因素的调控。细胞内有许多蛋白质参与调控细胞周期进程;细胞环境中营养物质和O_2的供应量、各种生长因子、细胞与细胞外基质的相互作用等都可以通过信号传导改变调控蛋白的基因表达或生物活性,从而间接调控细胞周期。细胞周期与机体的生存、活动息息相关。在运行过程中,任何缺陷或错误都将导致细胞增殖失控,发生癌变或者死亡。

二、细胞凋亡

与细胞的生长和增殖受到严格控制一样,细胞的死亡也受到严格控制,通常是在一定程序的控制下有序死亡。

细胞凋亡(apoptosis)是一个主动的由基因决定的自动结束细胞生命的生理过程。它的形态学变化为细胞体积缩小而丧失与周围细胞接触,染色质固缩,细胞骨架崩解,核膜消失,DNA断裂,细胞膜起泡,最终细胞解体,形成许多由细胞膜包裹的凋亡小体,并被周围的健康细胞或吞噬细胞吞噬(图1-2)。因为细胞凋亡过程中细胞内容物没有外流,所以很少引起炎症,这与因X线、烧灼、强酸、强碱、细菌、病毒、寄生虫等

引起的细胞坏死(necrosis)过程中细胞肿胀、破裂,内容物外流而导致炎症是不同的。

细胞凋亡主要发生于以下几种情况:胚胎发育时期身体形态的塑造,如手和足的形成(图1-3);胚胎时期,未建立突触的神经元凋亡有利于有功能的神经网络的形成;胸腺中95%的胸腺细胞凋亡,使机体对自身组织免疫耐受;月经周期中子宫内膜脱落,哺乳期后乳腺萎缩。受病毒感染的细胞发生凋亡,可阻止感染扩散。DNA损伤修复失败也能诱导细胞凋亡。

总之,细胞凋亡就是机体在生长发育、细胞更新的过程中清除不需要的细胞,或清除已完成功能而不再需要的细胞的正常途径。细胞凋亡失控(过度或不足),可导致肿瘤、获得性免疫缺陷综合征及自身免疫性疾病。

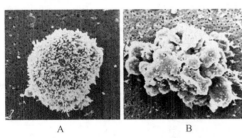

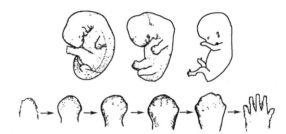

图 1-2　胸腺细胞的凋亡(扫描电镜下)　　　　　**图 1-3**　胚胎时期手的形成

A. 正常胸腺细胞;B. 凋亡胸腺细胞(注意凋亡小体的形成)

三、细胞保护作用

细胞对环境中各种有害因素的抵御或适应能力,称为**细胞保护作用**(cytoprotection)。凡能够防止或明显减轻有害因素对细胞的损伤或致死作用的物质,称为细胞保护因子。例如,胃黏膜保护机制中,前列腺素通过调节黏膜血供、黏液和碳酸氢根离子分泌、上皮增生和黏膜免疫细胞功能来保持胃黏膜屏障的完整性;生长因子能刺激成纤维细胞、上皮细胞和内皮细胞增殖,具有吸引单核细胞、中性粒细胞和某些平滑肌细胞的特性,对组织修复是必需的;生长抑素不仅可以明显减少胃液分泌,降低胃液酸度,还可以阻断组胺引起的胃酸分泌。

细胞保护作用有两种方式,即直接细胞保护和适应性细胞保护。前列腺素对胃黏膜的保护作用为直接细胞保护方式。适应性细胞保护是指细胞在受到某种刺激后,再次接受相同类型的更强的刺激时,细胞对这种刺激的适应性和耐受性增强。例如,事先用弱酸、弱碱或低浓度乙醇溶液刺激胃黏膜,可明显阻止强酸、强碱或无水乙醇对胃黏膜的损伤。这可能是一种自然的防御机制。

第 2 节　细胞膜的结构及其基本功能

动物细胞属于真核细胞,直径为10~100μm,结构较为复杂。除细胞膜外,还有各种膜结构的细胞器(如内质网、线粒体、高尔基体、溶酶体等)和非膜结构的细胞器(如核糖体、微管、微丝等),具有核膜的真正细胞核。

膜结构的出现是生物进化中的一次飞跃。细胞膜是细胞表面一层连续而封闭的界膜,厚7~8nm,又称质膜或浆膜。它包裹在细胞表面,不仅是细胞结构上的边界(将细胞内容物与细胞外液分开),又是细胞与环境进行物质交换、能量转换及信息传递的媒介。膜结构被认为是细胞中普遍存在的基本结构,统称为单位膜或生物膜。本节主要介绍细胞膜的成分与结构、跨膜物质转运和跨膜信号传递。

一、细胞膜的成分与结构

细胞膜主要由脂质、蛋白质和少量糖组成,糖以糖脂和糖蛋白的形式存在。膜脂是膜的基本骨架,膜蛋白是膜功能的主要体现者。

关于细胞膜的结构,现在比较公认的是"液态镶嵌模型(fluid mosaic model)"。该模型的基本内容是:细胞膜由流动的脂质双分子层和嵌在其中的蛋白质组成。磷脂分子以疏水性尾部相对、极性头部朝向水相组成生物膜骨架,蛋白质或在脂双层内、外表面,或嵌在其内部横跨整个脂质双分子层,表现出分布的不

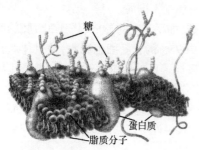

图 1-4 细胞膜的液态镶嵌模型

对称性(图 1-4)。

（一）脂质双分子层构成细胞膜的骨架和物质交换的屏障

脂质主要包括磷脂类、胆固醇和鞘脂类三类。磷脂是构成膜脂的基本成分，约占整个膜脂的 70% 以上；其次是胆固醇，一般低于 30%。磷脂分子的主要特征是有一个极性头和两个非极性的尾。甘油磷脂以甘油为骨架，在骨架上结合两个脂肪酸链和一个磷酸基团，胆碱、乙醇胺、丝氨酸或肌醇等碱基分子借磷酸基团连接到脂分子上(图 1-5)，构成磷脂酰胆碱(卵磷脂)、磷脂酰乙醇胺(脑磷脂)、磷脂酰丝氨酸及磷脂酰肌醇。

鞘脂类分子在脑和神经细胞膜中特别丰富，又称神经醇磷脂。它的基本结构和磷脂类分子类似，但不含甘油，以鞘胺醇为骨架，与一条脂肪酸链组成疏水尾部，亲水头部也含胆碱与磷酸。

胆固醇的功能是提高脂双层的力学稳定性，调节脂双层的流动性，降低水溶性物质的通透性。在缺少胆固醇的培养基中，不能合成胆固醇的突变细胞株会很快发生自溶。

膜脂的种类很多，它们的分子结构都具有一个共同的特点——都具有亲水的极性端和疏水的非极性端。这样的结构特点使脂类在水相中形成团粒或片状双层结构。

（二）蛋白质的种类和数量决定了细胞功能的复杂程度

膜蛋白分子大小不同，形态各异，种类很多。根据膜上蛋白质与脂质结合方式的不同，它可分为表面蛋白和结合蛋白。表面蛋白，也称附着蛋白，占膜蛋白总量的 20% ~ 30%，位于脂质双分子层的内外两侧，借助其肽链中带电的氨基酸或基团与脂质极性基团相互吸引。结合蛋白又称整合蛋白质，占膜蛋白总量的 70% ~ 80%，镶嵌或贯穿于整个双分子层。

根据功能的不同，又将膜蛋白分为运输蛋白、受体蛋白、抗原标志蛋白等。运输蛋白包括载体蛋白、通道蛋白和离子泵等，可以帮助非脂溶性的小分子物质进行跨膜转运。膜蛋白还可以接受环境中的特异刺激或信号，将其传入细胞内，从而使细胞功能活动发生变化。另一些膜蛋白在细胞表面起着"标志"的作用，供免疫系统识别。蛋白质的结构和功能多种多样，导致细胞膜的功能复杂多样。所以说，细胞的功能很大程度上取决于膜蛋白的种类和数量。

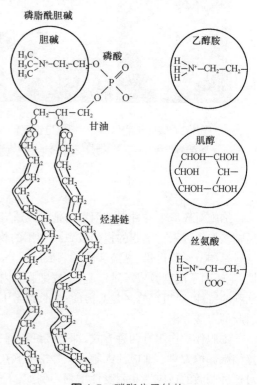

图 1-5 磷脂分子结构

（三）糖类的特殊作用

细胞膜所含糖类甚少，主要是一些寡糖和多糖链，它们都以共价键与膜脂质或蛋白质结合，以糖蛋白和糖脂的形式存在，呈树枝状伸向细胞膜的外表面。糖蛋白和糖脂的结构多样化，使细胞之间借此进行识别和信息交换，也是细胞具有各自抗原性及血型的分子基础。另外，有些糖蛋白和糖脂作为膜受体的"可识别"部分，能特异性地与某种递质、激素或其他化学信号分子相结合，还可能与细胞免疫、细胞黏附、细胞癌变等方面有密切关系。

二、跨细胞膜的物质转运

细胞维持新陈代谢和发挥生理功能就必须同环境不间断地进行物质交换。根据物质进出细胞是否需要细胞本身供能，将小分子和离子的跨膜转运分为被动转运和主动转运。大分子或团块物质则借助更为复杂的出胞、入胞作用通过细胞膜。

（一）小分子和离子通过细胞膜——被动转运与主动转运

被动转运(passive transport)是指小分子和离子顺浓度梯度和(或)电位梯度(二者都存在时合称"电-化

学梯度")进行转运,转运过程中细胞不消耗能量。**主动转运**(active transport)是指细胞通过本身的耗能过程,将小分子和离子逆浓度梯度或电位梯度进行跨膜转运的过程。根据细胞膜对物质转运的能量是直接还是间接利用细胞代谢产生的 ATP,可将主动转运分为原发性主动转运和继发性主动转运两类。

根据转运过程中是否需要膜蛋白的帮助,被动转运又分为单纯扩散和易化扩散。

1. 单纯扩散　脂溶性物质由膜的高浓度一侧向低浓度一侧的净移动,称为**单纯扩散**(simple diffusion)。它被认为是单纯的物理过程,无须膜蛋白帮助,是分子热运动的结果(图1-6)。单纯扩散的结果最终使被转运物质在膜两侧浓度差消失。

扩散的速度主要和两个因素有关:一是细胞膜两侧物质的浓度梯度,成正比关系;二是细胞膜对于该物质的通透性,也就是该物质通过膜的难易程度。脂溶性的小分子 O_2、CO_2、N_2、NO、CO 可以很快透过脂质双分子层;不带电荷的极性小分子,如类固醇激素、乙醇、尿素、甘油、水等也可

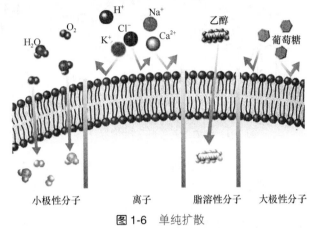

图 1-6　单纯扩散

以透过;具有极性的水分子容易透过是因为水分子小,可通过由膜脂运动而产生的间隙;分子量略大的葡萄糖、蔗糖及带电荷的物质,细胞膜高度不通透。

显然,细胞的物质转运过程中单纯扩散现象少。绝大多数情况下,物质是通过膜蛋白帮助来转运的。

2. 易化扩散　非脂溶性或脂溶性小的小分子物质在膜蛋白的"帮助"下,顺浓度梯度和电位梯度扩散的方式,称为**易化扩散**(facilitated diffusion)。根据起"帮助"作用膜蛋白的结构和工作原理不同,易化扩散可分为通过载体的易化扩散和通过通道的易化扩散两种方式(图1-7)。

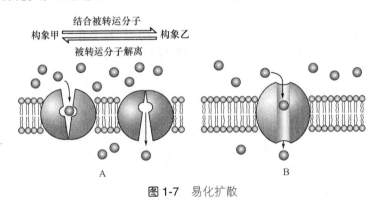

图 1-7　易化扩散

A. 通过载体的易化扩散;B. 通过通道的易化扩散

(1) 通过载体的易化扩散:膜**载体**(carrier)为贯穿脂质双分子层的蛋白质,它们有与被转运物质特异性结合的位点。膜载体与膜一侧高浓度的某种物质分子结合后,即发生载体蛋白构象的改变,从而能在膜的低浓度一侧释放出被结合的物质;然后载体构象恢复,又可以在高浓度一侧结合该物质分子;如此循环往复,直至膜两侧浓度相等。在转运中载体蛋白质并不消耗,可以反复使用。许多重要的营养物质如葡萄糖、氨基酸、核苷酸等都是以载体运输方式进行转运的。

载体运输的特点:①高度特异性。一种载体只能转运某种特定结构的物质,如葡萄糖载体只能转运右旋葡萄糖,左旋葡萄糖与木糖基本上不转运。②饱和现象。膜载体的数目是一定的,在一定限度内转运速率同物质浓度成正比;如超过一定限度,浓度再增加,转运速率也不再增加。③竞争性抑制现象。如果一个载体可以同时运载 A 和 B 两种物质,那么当 A 物质转运量增多时,B 物质的转运量必然会减少,这是因为转运量多的 A 物质占据了更多的载体。

(2) 通过通道的易化扩散:**通道**(channel)是贯穿脂质双分子层的另一类蛋白质,具有允许离子大量快速通过的水相孔道。通道对转运的离子具有一定的选择性,可分为钠通道、钾通道、氯通道、钙通道等。通道可分为没有"闸门"的渗漏通道和有"闸门"的门控通道两种。

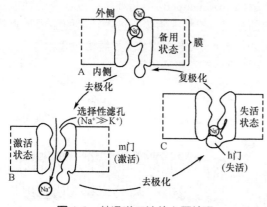

图 1-8　钠通道开关的主要情况

通道蛋白的重要特点:①具有相对特异性;②无饱和现象;③随着蛋白质分子构型的改变,引起"闸门"打开或关闭,而处于不同的功能状态。例如,钠通道有备用(静息)、激活和失活 3 种状态(图 1 -8)。细胞在安静状态下,膜上的钠通道通常关闭,即处于备用(静息)状态;当接受一定刺激(如电刺激)时,钠通道会打开,称为"激活",Na^+ 顺浓度差内流;之后,钠通道关闭,处于失活状态。此时,钠通道不能马上被激活。根据引起通道开放或关闭的动因不同,通道又可分为电压门控通道、化学门控通道和机械门控通道等。电压门控通道是由细胞膜两侧电位差变化来控制开闭的;化学门控通道是通过某种化学物质与细胞膜上特殊蛋白质结合使通道状态发生改变;机械门控通道则是通过机械作用来控制其开关。

相应地,一些物质分子与通道蛋白结合可以封闭通道,称为通道的阻断剂。例如,河豚毒素、四乙铵和维拉帕米分别是钠、钾和钙通道的阻断剂。此外,还有少数通道始终是开放的,称为非门控通道(或渗漏通道),例如神经纤维膜中的钾漏通道等。细胞膜中除离子通道外,还存在水通道,并认为是水分子跨膜转运的重要方式。

3. 原发性主动转运　细胞通过自身的耗能过程在特殊膜蛋白(泵蛋白)的协助下,将某些物质分子或离子逆浓度梯度或电位梯度跨膜转运的过程称为**原发性主动转运**(primary active transport)。目前研究最多、最充分的原发性主动转运是 Na^+ 和 K^+ 的主动转运。介导这一过程的膜蛋白称为钠钾泵,简称钠泵(sodium pump),本质是 Na^+-K^+ 依赖式 ATP 酶,即 Na^+,K^+-ATP 酶。

当细胞内 Na^+ 增多或细胞外 K^+ 增多,均可激活钠泵,分解 ATP。每分解 1 分子 ATP 为 ADP,释放的能量可从细胞内泵出 3 个 Na^+,同时泵入 2 个 K^+,从而维持细胞内高 K^+(约为细胞外的 39 倍)和细胞外高 Na^+(约为细胞内的 12 倍)的不均衡离子分布(图 1-9 右侧)。内源性毒毛花苷(哇巴因,endogenous ouabain,EO)是一种新发现的类固醇类肾上腺皮质激素,作为内源性的洋地黄物质,可抑制钠泵的活动。

据估计,细胞将代谢所获能量的 20% ~ 30% 用于钠泵的转运。钠泵活动具有重要的生理意义。钠泵活动所造成的膜内外 Na^+ 和 K^+ 的不均衡分布是许多代谢反应进行的必需条件,也是维持细胞正常的渗透压和形态所必需的,它建立离子势能储备,是细胞具有兴奋性的基础,还可供细胞的其他耗能过程利用,如许多物质的继发性主动转运。在特定条件下,Na^+ 和 K^+ 通过各自的离子通道顺电-化学梯度被动转运,从而产生各种形式的生物电现象。

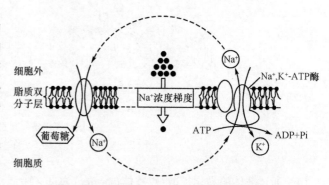

图 1-9　原发性主动转运和继发性主动转运

除钠钾泵外,还有与 Ca^{2+}、H^+ 转运有关的钙泵和质子泵。这些"泵"的活动,对于维持细胞内环境的稳定也具有重要意义。

4. 继发性主动转运　葡萄糖和氨基酸在小肠黏膜上皮细胞的吸收及在肾小管上皮细胞的重吸收等为**继发性主动转运**(secondary active transport)(图 1-9 左侧)。这些物质在转运体(或称复合载体)的帮助下逆电-化学梯度转运,所需能量不是直接来自 ATP 的分解,而是来自钠泵活动所造成的膜内外 Na^+ 的势能储备。被转运物质和 Na^+ 向同一方向的转运,称为**同向协同转运**,如葡萄糖、氨基酸的吸收和重吸收;被转运物质和 Na^+ 向相反方向的转运,称为**逆向协同转运**,如 Na^+-H^+ 交换和 Na^+-Ca^{2+} 交换等。

(二)大分子和物质团块通过细胞膜——膜泡运输

大分子或团块物质不能直接穿越细胞膜,需经过细胞膜复杂的活动进行跨膜转运,称为**膜泡运输**(vesicular transport)。其中,将物质转运到细胞内的过程,称为**入胞**(endocytosis);以分泌囊泡的形式将物质转运到细胞外的过程,称为**出胞**(exocytosis)(图 1-10)。

入胞的方式分为两种:吞噬和吞饮。巨噬细胞等少数细胞将大的颗粒或微生物吞入细胞的过程,称为**吞噬**(phagocytosis),如某些白细胞杀灭细菌。细胞外某些液态物质进入细胞过程,称为**吞饮**(pinocytosis),例如,一些激素、生长因子等,可与细胞表面的特异性受体结合,膜内陷、离断,在胞质内形成吞饮泡,这样可大量、快速地转运特定的物质。出胞作用主要见于内分泌腺分泌激素、消化腺细胞分泌消化酶、神经末梢释放递质等。

入胞作用和出胞作用都伴随着膜的复杂运动,都需要消耗能量。同一细胞发生的这两种作用还存在膜的循环利用。

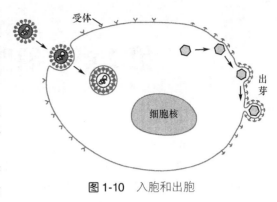

图 1-10　入胞和出胞

三、跨细胞膜的信号转导

机体在正常的新陈代谢过程中,除了物质和能量的交换外,还要接受环境中各种条件的刺激,并且必须具有稳态平衡的能力。细胞外的各种信息常作用于细胞膜表面(少数的类固醇激素和甲状腺激素除外),通过引起膜结构中一种或数种特殊蛋白质分子的变构作用,引起细胞内的代谢活动和功能发生变化,称为**跨膜信号转导**(transmembrane signal transduction)或**跨膜信号传递**(transmembrane signaling)。所有化学信号都是与受体结合,通过几种相近的方式将信号传递至细胞内的。

受体(receptor)是信号的接收者,本质上是存在于细胞表面或细胞内的蛋白质分子。与受体相对应,信号分子称为**配体**(ligand)。配体主要包括神经递质、激素和细胞因子等。受体有两方面的作用:一是识别结合配体;二是将配体的信号进行转换,传递至细胞内。受体发挥识别和信号转换作用时具有高度特异性、高亲和力、饱和性和可逆性。

受体按照其在细胞的位置分为细胞表面受体和细胞内受体两大类。根据受体的结构、接收信号的种类、转换信号方式的不同,受体又可分为离子通道受体、G 蛋白偶联受体和酶偶联受体三大类。

(一)由具有特异感受功能通道介导的跨膜信号转导

有些细胞膜上的化学门控通道就具有受体的功能。例如,神经-骨骼肌接头的兴奋传递就是离子通道介导的跨膜信号传导。骨骼肌细胞终板膜上的烟碱型(N 型)胆碱能受体是一种离子通道偶联受体,它与运动神经末梢释放的 ACh 结合,可使离子通道开放,引起经通道的 Na^+、Ca^{2+} 内流,产生终板电位和动作电位,从而实现跨膜信号转导(详见第 3 章"一、兴奋从神经元传递到肌细胞")。

此外,还有电压门控通道和机械门控通道(如内耳毛细胞)能完成跨膜信号传递功能。

(二)由受体-G 蛋白-膜内效应器酶介导的跨膜信号转导

G 蛋白即鸟苷酸(GTP)结合蛋白,存在于细胞膜上。配体作为第一信使,结合并激活膜受体,再结合、激活膜内相邻的 G 蛋白,进而激活 G 蛋白效应器酶,产生第二信使(如 cAMP,环-磷酸腺苷,简称环磷腺苷),第二信使通过蛋白激酶或离子通道发挥信号转导的作用。含氮激素和神经肽类物质的作用机制多是通过这种信号转导方式(见第 6 章)。体内第二信使物质还包括环磷鸟苷(cGMP)、膜中磷脂酰肌醇分解产生的三磷酸肌醇(IP_3)和二酰甘油(DG),以及 Ca^{2+}、前列腺素等。

(三)由酪氨酸激酶受体介导的跨膜信号转导

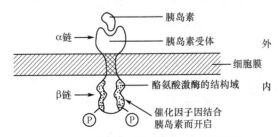

图 1-11　胰岛素受体的酪氨酸激酶活性

具有酪氨酸激酶活性的受体结构简单,膜外的肽段与相应配体结合后,通过跨膜部分可以直接激活膜内侧肽段的蛋白激酶,通过对自身或细胞内靶蛋白的磷酸化,再引发细胞内功能的改变,从而把信号传入细胞内。生长激素、胰岛素、红细胞生成素和细胞因子等就是通过这种方式进行信号传导的(图 1-11)。

此外,还有由招募型受体、核受体介导的信号转导,以实现细胞因子、类固醇激素等对靶细胞的调控。

第2章　细胞的生物电活动

一切有生命的细胞或组织在安静或活动时都伴有电现象,称为**生物电现象**。生物电现象普遍存在于生物体内,与细胞的兴奋性、收缩活动、腺细胞的分泌、神经冲动的产生及传导都有密切的联系。临床医学所使用的心电图、脑电图、肌电图等检查,就是运用生物电的原理,对机体进行健康评估和疾病诊断的。本章以神经细胞为例,讨论细胞的静息电位、动作电位的产生及动作电位的传导等生物电现象。

一、细胞的生物电现象与细胞的兴奋

考点:阈强度的概念及意义

绪论中已经学习过兴奋性、刺激、反应和兴奋、抑制等重要概念。刺激的种类很多,按性质分为物理刺激、化学刺激、生物刺激、社会心理刺激等。实验表明,刺激要引起组织细胞发生反应必须具备三个方面条件,即刺激强度、持续时间和强度-时间变化率。如果将刺激持续时间、强度-时间变化率固定不变,测量能引起组织或细胞产生兴奋的最小刺激强度,称为**阈值**(threshold)或**阈强度**。具有阈强度的刺激称为**阈刺激**,大于阈强度的刺激称为阈上刺激,小于阈强度的刺激称为阈下刺激。所谓有效刺激,是指能使细胞产生动作电位的阈刺激或阈上刺激。阈强度一般可作为衡量组织细胞兴奋性的指标,两者之间成反变关系,即阈强度越大表示兴奋性越低,阈强度越小则表示兴奋性越高。

目前所知,人体各器官所表现的电现象,都是以单一细胞的电活动为基础的,而且发生在细胞膜两侧,因此也称为跨膜电位或膜电位。细胞水平的生物电现象主要有两种表现形式:一种是安静时具有的静息电位;另一种是受刺激时所产生的动作电位。

(一)静息电位是活细胞的特征

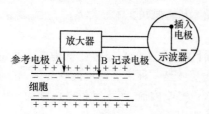

图 2-1　神经纤维跨膜电位记录方法

细胞处于安静状态时,存在于细胞膜内、外两侧的电位差,称为**静息电位**(resting potential,RP)。通常以膜外电位值作为参考,设为生理的零值,以细胞膜内的电位值表示静息电位,大小是指其绝对值。测量细胞静息电位的方法如图 2-1 所示。测量结果表明膜同侧表面上各点间电位相等,而膜两侧通常呈膜外为正、膜内为负的状态。

不同细胞静息电位有所不同,但大都在 $-10 \sim -100mV$。只要细胞保持正常的新陈代谢,同种细胞的静息电位都稳定在某一相对恒定的水平(但也有些细胞如心脏窦房结细胞、小肠平滑肌细胞的静息电位不稳定)。例如,哺乳动物神经细胞和骨骼肌为 $-70 \sim -90mV$,平滑肌为 $-55mV$,红细胞仅为 $-10mV$。这种静息时细胞所保持的稳定的外正内负状态,称为**极化**(polarization);以静息电位为基准,膜内电位向负值增大的方向变化(膜内外电位差增大),称为**超极化**;膜内电位向负值减小的方向变化,则称为**去极化**(depolarization);细胞发生去极化后,再向原来的极化状态恢复的过程,称为**复极化**;而如果膜电位由外正内负,变为内正外负,则称为**反极化**。

离子学说认为,生物电的产生要有两个前提条件:一是细胞膜内外的离子分布不均匀;二是细胞膜对各种离子的通透性不同。表 2-1 为哺乳动物神经细胞在静息状态下,细胞膜内、外主要离子的分布及扩散趋势。

表 2-1　哺乳动物细胞内、外主要离子的分布

离子成分	细胞内液(mmol/L)	细胞外液(mmol/L)	约相差倍数
K^+	155	4	39
Na^+	12	145	12
Cl^-	4	120	30
有机负离子	155	15	10

细胞处于安静状态时,由于细胞膜内、外存在着明显的 K^+ 浓度差和膜对 K^+ 有较大的通透性(细胞膜对 Na^+ 的通透性为 K^+ 的 $1/100 \sim 1/50$),所以 K^+ 在浓度差的驱动下顺化学梯度通过 K^+ 渗漏通道,由膜内向膜外扩散,同时膜内带负电荷的大分子有机物(用 A^- 表示)在正电荷的吸引下也有随 K^+ 外流的趋势,但膜对 A^- 没有通透性, A^- 被阻隔在膜内侧面。随着 K^+ 的不断外流,膜外正电荷逐渐增加,使膜外电位上升;膜内则因正电荷减少, A^- 外流受阻,负电荷相对增多,因而电位下降。受到膜外 Na^+ 等排斥、膜内 A^- 相互吸引, K^+ 积聚在膜外表面, A^- 积聚在膜内表面。这样,在膜两侧便出现了外正内负的电荷分布状态,导致电位差的形成。此电位差随着 K^+ 外流逐渐加大,其形成的电场力便会阻止 K^+ 继续外流。最后,当促使 K^+ 外流的化学驱动力和阻碍 K^+ 外流的电驱动力达到平衡时, K^+ 的净外流停止,膜两侧的电位差稳定在某一数值,即 K^+ 平衡电位。由于静息电位主要是 K^+ 的跨膜扩散达到平衡时的电位值,所以**静息电位很接近 K^+ 的平衡电位**。

生理条件下,细胞内的 K^+ 浓度变动很小。因此,影响静息电位高低的主要因素是细胞外的 K^+ 浓度。当细胞外 K^+ 浓度增高时,使细胞内、外 K^+ 浓度差减小,减弱了 K^+ 外流的扩散力,静息电位减小(即膜内外的电位差变小);反之,静息电位增大。此外, Na^+ 泵对维持细胞内外 Na^+、K^+ 浓度差,保持稳定的静息电位也有重要的作用。当细胞缺血、缺 O_2 或 H^+ 增多(酸中毒)时,可导致细胞代谢障碍,影响细胞向 Na^+ 泵提供能量。如果 Na^+ 泵功能受到抑制或停止活动, K^+ 不能顺利泵回细胞内,将使细胞内外 K^+ 的浓度差减少,导致静息电位逐渐减小,甚至消失。

(二)动作电位是一种电-化学变化

动作电位(action potential,AP)是可兴奋细胞受刺激时,在静息电位的基础上发生的一次迅速的可扩布性电位变化。它是细胞兴奋的标志。

图 2-2 是神经纤维接受一个有效刺激后记录的动作电位模式图。从图中可以看到,安静时静息电位为 $-70mV$,刺激后经过短暂的潜伏期后出现一个明显的电位变化,即动作电位,它包括**锋电位**(spike potential)和后电位(after potential)两部分。锋电位构成动作电位主要部分的脉冲样变化,历时 $0.5 \sim 2ms$,包括快速去极化的上升支和一个快速复极化的下降支。上升支膜电位由原来的 $-70mV$ 去极化到约 $+30mV$,出现了反极化,是 Na^+ 内流形成的。其中超过 $0mV$ 的部分称为**超射**(overshoot)。下降支膜电位从顶点 $+30mV$ 立即快速下降达到接近 $-70mV$ 的水平,膜内

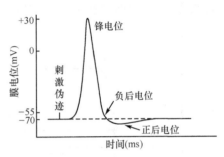

图 2-2 神经纤维动作电位

电位由反极化状态又恢复到外正内负的极化状态,是 K^+ 外流的结果。后电位是指膜电位恢复到稳定的静息电位之前经历的一段微小而缓慢的电位变化。其中在复极到接近静息电位的一段为负后电位, K^+ 外流减缓;而膜电位水平较静息电位更负的称正后电位,主要是生电性钠钾泵活动造成的。

总之,动作电位通过锋电位和后电位,使细胞膜状态经历了由极化到去极化再复极化的演变过程,膜电位也随之发生了由外正内负到内正外负再恢复到外正内负的变化,其中锋电位特别是它的上升支,是动作电位的主要成分。

二、动作电位的产生

动作电位与静息电位产生的机制相似,都与细胞的通透性及离子转运有关。因此,也用离子学说来解释。

1. 动作电位的引起 从表 2-1 可知,细胞外 Na^+ 的浓度比细胞内高 11 倍, Na^+ 有跨膜内流的趋势,但 Na^+ 流入细胞是受细胞膜钠通道的状态控制的。当细胞受到刺激时,首先引起膜上少量钠通道开放, Na^+ 顺浓度差和电位差少量内流,使膜内电位负值减小,即产生轻度去极化。当去极化使膜电位负值减小到一定数值时,可引起钠通道大量开放,此时膜对 Na^+ 通透性突然增大, Na^+ 大量内流,从而爆发动作电位,表现为可兴奋细胞的兴奋。这个能使膜上钠通道突然大量开放,触发动作电位的临界膜电位值称为**阈电位**(threshold potential,TP)。由此可知,静息电位去极化达到阈电位是产生动作电位的必要条件。

可兴奋细胞的阈电位和正常静息电位相比,其绝对值一般小 $10 \sim 20mV$。细胞兴奋性的高低与细胞静息电位和阈电位的差值成反变关系,即差值越大,细胞的兴奋性越低;反之,细胞的兴奋性越高。因此,细胞发生一定程度的去极化时,兴奋性增高;发生超极化则兴奋性降低。

2. 动作电位的形成 当刺激使膜电位去极化达到阈电位时,细胞膜上钠通道大量开放,此时膜对 Na^+ 通透性突然增大,使膜外的 Na^+ 顺浓度梯度快速大量内流,膜发生快速去极化,膜内负电位因正电荷的大量内流而迅速减小,直至消失,甚至使膜电位发生逆转,形成内正外负的反极化状态。当阻止 Na^+ 内流的电场力逐渐增大到与促使 Na^+ 内流的扩散力相等时,Na^+ 净内流停止,这时动作电位达到最大幅值,称为 Na^+ 的平衡电位。

但是,膜内电位并不停留在正电位状态,而是很快出现动作电位的复极化。这是因为钠通道开放的时间很短,很快失活关闭,使膜对 Na^+ 通透性变小。此时钾通道大量开放,膜对 K^+ 的通透性增大,于是膜内 K^+ 在浓度差和电位差的双重驱动下快速外流,使膜内电位又从正值向负值转变,直到膜电位基本恢复到静息水平。

细胞每兴奋一次或每产生一次动作电位,跨膜转运的 Na^+、K^+ 的量与静息时细胞内外原有 Na^+、K^+ 的量相比是很微小的。但细胞膜上的钠泵对这种微小的变化却十分敏感,被激活后加速逆浓度差将流入细胞的 Na^+ 泵出,同时将外流的钾泵回细胞内,直到后电位结束,使细胞内外的离子分布恢复到兴奋前的水平,保持细胞的兴奋性。

综上所述,动作电位的产生是在适当的刺激作用下,膜首先去极化达到阈电位,随之钠通道开放,使大量的 Na^+ 内流导致去极化。此后钠通道关闭,钾通道开放,K^+ 大量外流导致复极化。从兴奋性的角度来看,所谓阈刺激,是指能使静息电位减小到阈电位而引发动作电位的最小刺激。而阈上刺激,不论刺激强度多大,均引发相同幅度的动作电位,这种动作电位的幅值不随刺激强度增大而变化的现象称为"全";阈下刺激因刺激强度不够,去极化达不到阈电位,不能引发动作电位,称为"无"。可见,动作电位的产生就是可兴奋细胞接受有效刺激达到阈电位并引起进一步去极化的结果,它表现为"全"或"无"的特性。

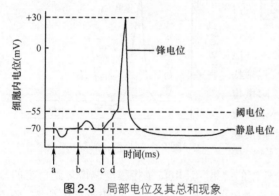

图 2-3 局部电位及其总和现象
a、b. 均为阈下刺激;c、d. 为引起总和的阈下刺激

3. 局部电位 阈下刺激引发的去极化未达到阈电位时,钠通道开放导致的少量 Na^+ 内流,只在受刺激的膜局部出现一个较小的去极化,可以被增加了的 K^+ 外流所"纠正",因而不会触发动作电位。这种局部去极化的电位变化称为**局部电位**(local potential)。

局部电位具有以下特点:①不具有"全或无"特性,去极化的幅度随刺激的强度增加而增大;②电紧张性扩布,发生在膜某一处的局部电位只能使邻近膜的静息电位稍有降低,而这种电位变化将随着扩布距离的增加而迅速减小以至消失;③可以总和,如果在距离很近的两个部位同时给予一个阈下刺激,或在某一部位给予连续阈下刺激,它们引起的去极化可以叠加,即所谓空间总和和时间总和(图 2-3)。局部电位经总和达到阈电位水平时,即可产生扩布性的动作电位。

4. 组织兴奋性的变化 各种组织、细胞兴奋性的高低是不同的,就是同一组织或细胞处于不同的功能状态时,它的兴奋性的高低也不一样。当组织、细胞受到一次刺激发生兴奋时,它们的兴奋性将经历一系列有次序的变化(图 2-4)。以神经组织为例,兴奋后首先出现一个非常短暂的**绝对不应期**(absolute refractory period),在此期内无论第二次刺激强度多大,都不能使它再次兴奋。这时组织的兴奋性由正常水平(100%)暂时下降为零,故又称乏兴奋期。继绝对不应期之后,组织的兴奋性逐渐恢复,出现**相对不应期**(relative refractory period),此期内较强的阈上刺激才能引起新的兴奋。在相对不应期之后,组织还要经历一段兴奋性先是稍高于正常继而又略低于正常的较缓慢地变化时期,分别称为**超常期**(supranormal period)和**低常期**(subnormal period)。以上各期的持续时间在不

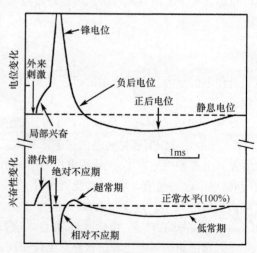

图 2-4 动作电位与兴奋性变化的时间关系

同细胞可以有很大差异,如神经纤维或骨骼肌细胞的绝对不应期只有 0.5~2.0ms,在心肌细胞则可达200~400ms。绝对不应期的存在意味着无论细胞受到频率多么高的连续刺激,它在单位时间内所能兴奋的次数总不会超过某一最大值,即绝对不应期所占时间的倒数。两个动作电位之间不会发生融合,具有呈脉冲式变化的特点。

从时间关系来说,兴奋性变化的各个时期对应、依从于动作电位的时相。绝对不应期对应于锋电位的绝大部分时段,相对不应期和超常期分别对应于负后电位的前、后半时段(神经细胞)。低常期对应于正后电位时段(图 2-4)。

三、动作电位的传导

细胞膜在任何一处爆发动作电位,该动作电位都可沿着细胞膜向周围传播,直到传遍整个细胞。这种动作电位在同一细胞上的传播称为**传导**(conduction)。动作电位之所以能沿细胞膜不衰减性传导的关键是因为在已兴奋的部位和邻近未兴奋部位之间形成了局部电流。

无髓神经纤维接受有效刺激产生动作电位,膜出现了内正外负的反极化状态,但与之相邻处仍处于安静时的极化状态。由于膜内外两侧的溶液都是导电的,于是在已兴奋点和相邻的未兴奋点之间,将由于电位差的存在而发生电荷移动,形成**局部电流**(local current)。局部电流的方向是:在膜外正电荷由未兴奋点流向兴奋点,在膜内正电荷由兴奋点流向未兴奋点(图 2-5A,图 2-5B)。这样,通过局部电流对未兴奋点形成有效刺激,使未兴奋点去极化,当去极化达到阈电位水平时,会激活该处的钠通道大量开放而触发动作电位的产生,使它转变为新的兴奋点。这样的过程沿着神经纤维的膜反复连续进行下去,就表现为动作电位在神经纤维上的传导,称为**神经冲动**(nerve impulse)。可见,动作电位的传导实际上是局部电流引起的去极化区域的移动及动作电位的逐次产生而完成的。

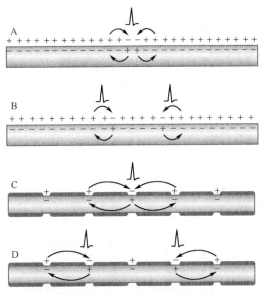

兴奋在有髓神经纤维上的传导与上述过程有所区别。有髓神经纤维在轴突外面包有一层相当厚的髓鞘,髓鞘间存在的无髓鞘区,称为郎飞结,该处与细胞外液相接触。由于髓鞘有绝缘性,因此当某一郎飞结处受刺激产生动作电位时,局部电流只能在相邻的郎飞结之间

图 2-5　动作电位在神经纤维上的传导

形成。这一局部电流通过髓鞘外面的组织液对邻近的郎飞结进行刺激,使之兴奋,并沿着每一个郎飞结重复,呈**跳跃式传导**(saltatory conduction,图 2-5C,图 2-5D)。这种传导方式使冲动的传导速度大为加快,并且耗能更少。

动作电位的传导有如下特点:①不衰减性。在传导过程中,不因距离增大而减小,这对确保信息传导的正确性有重要意义。②体现"全或无"现象。细胞某处产生动作电位后,该兴奋会沿细胞膜很快地传遍整个细胞。③双向传导。如果刺激神经纤维中段,产生的动作电位可沿膜向胞体和轴突末梢两端传导。

第3章 肌细胞的兴奋与收缩

机体的各种运动都是通过肌肉收缩来完成的。根据形态学特点,可将肌肉分为横纹肌(包括骨骼肌、心肌)和平滑肌;根据功能特性可将肌肉分为骨骼肌、心肌和平滑肌;根据神经支配又可将肌肉分为躯体运动神经支配的随意肌(骨骼肌)和自主神经支配的非随意肌(心肌、平滑肌)。虽然肌组织在形态结构和功能上各具特点,但是在分子水平上的收缩过程和机制却基本相似。

骨骼肌是人体最多的组织,故本章着重介绍骨骼肌的收缩及心肌的兴奋与收缩,对平滑肌则做比较介绍。心肌、平滑肌收缩的功能意义将在第8、10章中介绍。

一、兴奋从神经元传递到肌细胞

骨骼肌的收缩活动受神经系统的控制。每个肌细胞都受到来自运动神经元轴突分支的支配,只有当运动神经纤维发生兴奋时,通过神经-肌接头的信息传递,才能引起肌肉的兴奋和收缩。

(一)骨骼肌神经-肌接头的结构

神经-肌接头(neuromuscular junction)由运动神经末梢和它所接触的骨骼肌细胞膜构成。运动神经末梢在抵达骨骼肌细胞处失去髓鞘,以裸露的轴突末梢嵌入肌细胞膜的凹陷中。轴突末梢的神经膜称为接头前膜,与接头前膜相对应的骨骼肌细胞膜则称为终板膜(endplate membrane)或接头后膜,接头前膜与终板膜之间称接头间隙,宽度为15~50nm,其中充满细胞外液(图3-1)。

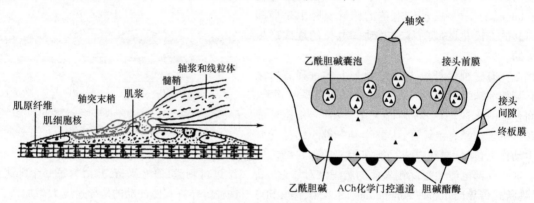

图3-1 神经-肌接头

神经-肌接头的结构特征表现为:①轴突末梢中含有大量囊泡,称为突触小泡(synaptic vesicle),内含大量的乙酰胆碱(ACh);②终板膜上存在ACh化学门控通道(原称N_2型受体),可与ACh特异性结合,并引起通道开放;③终板膜的表面有胆碱酯酶,它可将ACh分解为胆碱和乙酸,使其失去活性。

🍁 案 例 3–1

患者,男性,在给果树喷洒有机磷农药后,出现大汗、流涎、瞳孔缩小、腹痛、呕吐、心率缓慢、血压下降、肌肉颤动、抽搐等症状。临床诊断:急性有机磷农药中毒。

问题:为何患者会出现肌肉颤动、抽搐?如何解决?

(二)神经-肌接头处兴奋的传递过程

动作电位沿神经纤维抵达轴突末梢,导致末梢膜的去极化,进而引起膜上电压门控钙通道的瞬间开放。Ca^{2+}从细胞外液顺浓度差进入轴突末梢,使末梢内Ca^{2+}浓度升高,促使突触小泡向接头前膜移动并与前膜融合。小泡内的ACh以出胞方式释放入接头间隙并扩散至终板膜,与终板膜上的ACh化学门控通道结合从而引起通道开放,导致Na^+和K^+的跨膜流动。因Na^+内流远大于K^+外流,引起终板膜去极化,称为

终板电位(endplate potential, EPP)。终板膜本身没有电压门控钠通道,因而终板电位无法演变成动作电位,它只是一种局部电位,但可通过电紧张扩布的形式刺激其邻近肌膜上的电压门控钠通道,使邻近肌膜爆发动作电位并传播至整个肌细胞膜。骨骼肌细胞的动作电位与神经细胞相似,只是时程更长,约5ms。

(三)神经-肌接头兴奋传递的特点

终板电位变化大于相邻肌膜阈电位,足以引起邻近细胞膜爆发动作电位,所以神经-肌接头处的兴奋传递是有效的。ACh在刺激终板膜产生终板电位的同时,即被终板膜表面的胆碱酯酶迅速分解,中止其作用,保证了每次神经冲动只引起肌细胞一次有效的兴奋和收缩。

许多因素可影响神经-肌接头处的兴奋传递,进而影响骨骼肌的收缩。例如,筒箭毒和α-银环蛇毒能与ACh竞争ACh受体,使ACh不能发挥作用,导致骨骼肌松弛,因而在临床上被广泛用作肌松剂;又如,有机磷酯类(如乐果、敌敌畏、1065等)及临床上使用的胆碱酯酶抑制剂(如新斯的明)能与胆碱酯酶结合而使其失活,从而使得ACh在接头间隙内过多堆积,导致骨骼肌持续兴奋和收缩,出现肌肉震颤等中毒症状。解磷定则可以恢复胆碱酯酶的生物活性,常用于有机磷农药中毒的解救。

二、肌细胞膜上的动作电位通过三联管引起肌浆 Ca^{2+} 浓度骤升

骨骼肌细胞又称肌纤维,细胞内含有大量的肌原纤维和高度发达的肌管系统。

(一)肌管系统

肌管系统是指包绕在每一条肌原纤维周围的膜性管状结构。它包括两套独立的管道系统,即横管系统和纵管系统(图3-2)。

横管系统(transverse tubule)又称T管系统,横管与肌原纤维垂直,由肌膜向内垂直凹陷而成,横管腔与肌细胞外液相通。其作用是将肌膜上的动作电位传导到肌细胞深部的肌原纤维附近。

纵管系统(longitudinal tubule)又称L管系统,纵管即细胞内的肌质网,与肌原纤维平行。肌质网的管道交织成网,包绕在每条肌原纤维周围,在紧贴横管处相互连通形成的膨大称为终池(连接肌质网)。肌质网内储存大量的 Ca^{2+},其中90%以上都在终池。纵管系统通过 Ca^{2+} 的储存、释放和再摄取控制肌肉的收缩和舒张。每个横管与其两侧的终池组成1个三联管(triad)。三联管是完成骨骼肌兴奋-收缩耦联的结构基础。

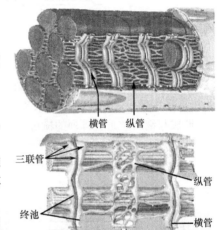

图 3-2 肌管系统

(二)骨骼肌的兴奋收缩耦联

所有的肌肉收缩活动,都是肌细胞膜先出现动作电位,然后引起肌丝滑行、肌小节缩短的机械性收缩反应。将肌细胞膜的电变化(即兴奋)和肌原纤维的机械收缩联系起来的中介过程称为**兴奋收缩耦联**(excitation-contraction coupling, ECC)。一般认为,兴奋收缩耦联主要包括3个阶段:①肌膜动作电位通过横管系统传向肌细胞深部;②信息在三联管的传递;③纵管系统对 Ca^{2+} 的释放和聚积。当肌膜上的动作电位沿横管系统传向细胞深部,通过三联管传递信息,引起肌质网膜的钙通道开放,肌质网释放 Ca^{2+} 到肌浆,肌浆内 Ca^{2+} 浓度迅速升高约100倍。Ca^{2+} 与细肌丝上的肌钙蛋白结合,进而触发肌丝滑行、肌肉收缩。肌浆 Ca^{2+} 浓度升高的同时也激活肌质网膜上的钙泵,钙泵将肌浆中的 Ca^{2+} 泵入肌质网,使肌浆 Ca^{2+} 浓度降低,引起肌肉舒张。由此可见,Ca^{2+} 是兴奋收缩耦联的关键因子。

三、骨骼肌肌原纤维的结构与肌丝滑行

(一)骨骼肌肌原纤维的微细结构

每个肌细胞内含有上千条沿细胞长轴排列的肌原纤维(myofibril),在显微镜下每条肌原纤维的全长呈现规则的明、暗交替,分别称为明带和暗带。肌原纤维的明带和暗带含有两套不同的肌丝,即粗肌丝(thick filament)和细肌丝(thin filament)。粗肌丝排列在暗带,暗带的长度是固定不变的,中央相对透明的区域只含粗肌丝,称为H带。H带中央,即暗带中央,有一条横线,称为M线,M线是把许多粗肌丝联结在一起的结构。细肌丝主要排列在明带,明带的长度是可变的,明带中央也有一条横线,称为Z线。细肌丝由Z线向两侧的明带伸出,其游离端伸入暗带,与粗肌丝相互重叠(图3-3)。从肌原纤维的横断面看,每条粗肌丝

周围有 6 条细肌丝,而每条细肌丝周围有 3 条粗肌丝(图3-3 右)。

肌小节(sarcomere),也称**肌节**,是位于相邻两条 Z 线之间的一段肌原纤维,包括中间的暗带和两侧各 1/2 明带。肌小节是肌细胞收缩和舒张的最基本的功能单位。

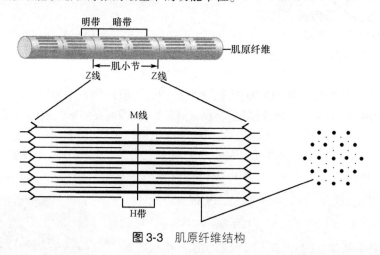

图3-3　肌原纤维结构

肌丝是肌细胞收缩的物质基础。粗肌丝由肌凝蛋白(肌球蛋白)分子组成。肌凝蛋白分子形似豆芽,分为杆部和头部。各杆部朝向 M 线平行排列,聚集成束,形成粗肌丝的主干;头部有规则地裸露在粗肌丝表面,形成与细肌丝垂直排列的横桥。横桥的主要作用是:①与细肌丝的肌纤蛋白分子可逆性结合,带动其向 M 线滑行;②具有 ATP 酶的活性,可分解 ATP 从而释放能量,为横桥摆动供能。

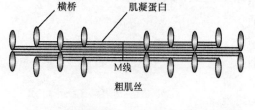

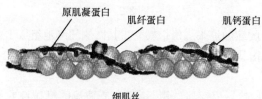

图3-4　粗肌丝和细肌丝的分子组成

细肌丝由肌纤蛋白(肌动蛋白)、原肌凝蛋白(原肌球蛋白)和肌钙蛋白 3 种蛋白分子组成。肌纤蛋白构成细肌丝的主干,有与横桥结合的位点;在肌肉安静时,原肌凝蛋白的位置正好掩盖着肌纤蛋白与横桥的结合位点,阻止两者的结合;肌钙蛋白以一定的间隔出现在原肌凝蛋白的结构上,对 Ca^{2+} 有很强的亲和力(图3-4)。

(二)骨骼肌的收缩机制

目前公认的肌肉收缩机制是肌丝滑行理论(myofilament sliding theory):肌肉的缩短与伸长均通过粗肌丝、细肌丝在肌小节内的相互滑动发生,肌丝本身的长度不变。这一学说最直接的证据是:肌肉收缩时只有明带长度缩短,H 带相应变窄,而暗带长度不变,说明粗肌丝长度不变,细肌丝向粗肌丝中间移动,两者的重叠程度加强。其具体过程为:①横桥具有 ATP 酶活性,在肌肉处于安静状态时,与横桥结合的 ATP 被分解释放能量,分解产物 ADP 及无机磷酸留在横桥头部,此时的横桥处于高势能状态,垂直于细肌丝,并对肌纤蛋白有高度的亲和力;②当肌浆 Ca^{2+} 浓度升高,Ca^{2+} 与肌钙蛋白结合导致肌钙蛋白分子变构,引起原肌凝蛋白分子变构并移位,暴露出肌纤蛋白与横桥的结合位点,导致横桥与之结合;③肌纤蛋白与横桥的结合引起横桥头部构型改变,使头部向 M 线摆动45°,进而拖动细肌丝向 M 线滑动,使肌小节缩短;留在横桥头部的 ADP 及无机磷酸则在横桥摆动的同时与之分离;④在ADP解离的位点,横桥又结合一个分子 ATP,导致横桥对肌纤蛋白的亲和力降低,并与之解离;解离后的横桥头部迅速将与其结合的 ATP 分解为 ADP 和无机磷酸,使横桥又恢复垂直于细肌丝的高势能、高亲和力状态。如果此时肌浆内 Ca^{2+} 浓度依然较高,横桥又可以下一个新的结合位点结合,重复上述过程。通过横桥与结合位点之间反复的结合、解离(称为"横桥循环"),使横桥不断向 M 线摆动,拖动细肌丝不断向粗肌丝中间滑动,肌小节不断缩短,即肌肉收缩。直接参与肌丝滑行的肌纤蛋白与肌凝蛋白统称为收缩蛋白;原肌凝蛋白和肌钙蛋白虽不直接参与收缩,但可影响和控制收缩蛋白之间的相互作用,故称调节蛋白。

当肌浆中的 Ca^{2+} 浓度降到静息水平时,肌钙蛋白与 Ca^{2+} 解离,构型恢复原状,原肌凝蛋白构型也恢复原状,重新掩盖肌纤蛋白与横桥结合的位点,阻碍了横桥与肌纤蛋白结合,细肌丝在弹性作用下恢复原位,肌小节长度恢复,即肌肉舒张。

（三）骨骼肌收缩的形式

肌肉收缩主要表现在长度缩短和张力增加两个方面,肌肉长度和张力的改变取决于肌肉所承受的负荷(外力)和所受的刺激频率。根据肌肉所受负荷的不同,肌肉收缩可表现为等长收缩或等张收缩;根据所受刺激频率的不同,肌肉收缩可表现为单收缩或强直收缩。

1. 等长收缩和等张收缩　肌肉收缩时首先产生张力以克服负荷,如果产生的张力小于肌肉收缩所遇到的负荷,无法克服外力,则肌肉收缩仅表现为张力的增加而肌肉长度不变,这样的收缩形式称为**等长收缩**。一旦张力超过负荷,张力便不再增加而肌肉长度缩短,这样的收缩形式称为**等张收缩**。能使负荷移动的肌肉收缩都是等张收缩。在整体情况下,肌肉收缩常常既有长度变化也有张力变化。如维持姿势的肌肉收缩以张力变化为主,近于等长收缩;四肢肌肉运动以长度变化为主,近于等张收缩。

2. 单收缩和强直收缩　**单收缩**是指肌肉接受一次刺激产生的单个收缩,表现为潜伏期、收缩期和舒张期三部分。给予较低频率的连续刺激,即每一次刺激都在肌肉完整收缩之后,则引起多个单收缩;若刺激频率加快,每一新的刺激出现在前一次收缩的舒张期,肌肉尚未完成舒张又发生新的收缩,表现为**不完全强直收缩**;若刺激频率再加快,新的刺激出现在前一次收缩的收缩期,形成强大、融合的收缩现象,为**完全强直收缩**(图 3-5)。在正常人体,由于运动神经发出的冲动都是快速连续的,故骨骼肌的收缩形式均属于强直收缩。强直收缩可产生更大的收缩张力,利于机体做功。

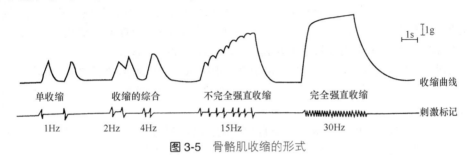

图 3-5 骨骼肌收缩的形式

四、心肌生物电活动与收缩

心肌和骨骼肌同属横纹肌,收缩机制相似。心肌细胞线粒体丰富,可大量合成 ATP,使心肌有充沛的能量供应。心肌细胞肌管系统不如骨骼肌发达,由横管和一侧的终池构成的二联管储存的 Ca^{2+} 量少,因此心肌收缩依赖于细胞外 Ca^{2+} 浓度。

（一）心肌细胞的分类和生物电现象概况

可以从不同角度对心肌细胞进行归类(表 3-1)。例如,从功能上,可以把主要承担收缩功能的心房肌细胞、心室肌细胞归为工作细胞,而把窦房结、房室结、房室束与浦肯野纤维(Purkinje fibers)等归为心脏传导系统;从细胞是否具有自动节律性分为自律细胞和非自律细胞等。

表 3-1　心肌细胞的分类

动作电位 0 期去极化快慢		功能	自律性
快反应细胞	心房肌细胞、心室肌细胞	工作细胞	非自律细胞
	心房传导组织、房室束、浦肯野纤维	传导系统	自律细胞
慢反应细胞	窦房结 P 细胞		
	房室结:房结区、结希区、结区		

心肌细胞与神经细胞、骨骼肌细胞等可兴奋细胞一样,生物电现象也有静息电位(自律细胞称舒张电位)和动作电位两种基本的表现形式。非自律细胞的静息电位也是 K^+ 外流所产生的 K^+ 平衡电位。而静息期自律细胞的跨膜电位不稳定,会发生规律性的复极化和自动去极化,曾称为舒张电位(diastolic potential)。下面对几种代表性心肌细胞的生物电现象及生理特性加以比较讨论。

（二）工作细胞的生物电现象

心肌细胞膜上具有类型和数量更多的离子通道,跨膜电位形成机制中涉及的离子流远比骨骼肌复杂得多。

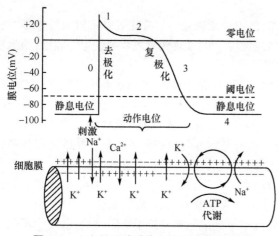

图 3-6　心室肌细胞动作电位和主要离子流

心室肌细胞动作电位全过程分为 5 个时期,即去极化过程的 0 期和复极化过程的 1 期、2 期、3 期、4 期(图 3-6)。相当于在骨骼肌细胞动作电位的复极化过程中插入一个 2 期。

0 期(去极化期):在适宜的外来刺激作用下,或从起搏点传来的兴奋激发下,膜电位由静息状态下的 -90mV 去极化到阈电位 -70mV,引起钠通道大量开放,Na^+ 迅速内流至膜电位升到 $+30\text{mV}$,形成动作电位的上升支,历时仅 $1\sim3\text{ms}$。随即钠通道失活关闭,钾通道开放。

1 期(快速复极初期):由 K^+ 外流使膜电位由 $+30\text{mV}$ 迅速下降到 0mV 左右,称为 1 期,占时约 10ms。0 期去极和 1 期复极表现为尖峰状,习惯上合称为心肌细胞锋电位。

2 期(平台期或缓慢复极化期):复极化达到 0mV 左右,复极过程就变得非常缓慢,记录图形比较平坦,持续 $100\sim150\text{ms}$。因为此时钙通道、钾通道同时开放,有 Ca^{2+} 缓慢持久地内流,抵消 K^+ 外流的复极化效果。

3 期(快速复极末期):平台期末,钙通道已失活致 Ca^{2+} 内流停止,而钾通道加快开放,K^+ 大量外流,复极化速度加快,膜电位由 0mV 左右较快地下降到 -90mV,占时 $100\sim150\text{ms}$。

4 期(静息期):3 期后,膜内电位恢复并稳定于静息电位水平。依靠钠钾泵和 $Na^+\text{-}Ca^{2+}$ 交换活动,排出内流的 Na^+ 和 Ca^{2+},同时摄入外流的 K^+,从而使细胞内外的离子分布逐步恢复至兴奋前水平,以保持细胞正常的兴奋性。

心房肌细胞与心室肌细胞同属于快反应非自律细胞,动作电位图形类似,产生机制也相同,只是心房肌细胞动作电位的平台期历时短些(图 3-7A)。心房肌细胞收缩力也相对弱些。

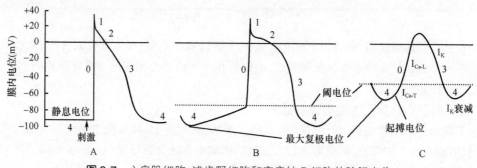

图 3-7　心房肌细胞、浦肯野细胞和窦房结 P 细胞的跨膜电位
A. 心房肌细胞;B. 浦肯野细胞;C. 窦房结 P 细胞

(三)特殊传导系统的生物电现象

心脏特殊传导系统(specific conduction system)是特殊分化的心肌细胞,兼有肌肉和神经细胞的特征。有的甚至已经失去收缩能力,而只用来传导冲动。窦房结位于右心房后壁、上腔静脉开口下部。房室结位于邻近房室瓣的右心房壁上,房室结传导冲动到位于室中隔上部的房室束(又称希氏束),房室束左右束支与浦肯野纤维相连,把冲动最终传到心室肌细胞(图 3-8)。

1. 浦肯野细胞　是一种快反应自律细胞。它的动作电位 0 期、1 期、2 期和 3 期 4 个时期的形态与心室肌细胞相似,产生的离子基础也基本相同(图 3-7B)。但 4 期会发生缓慢自动去极化,是 Na^+ 持续内流逐渐超过 K^+ 递减性外流的结果。其自动去极化速度远比其他自律细胞要慢。

2. 窦房结 P 细胞　动作电位只分 0 期、3 期和 4 期 3 个时期(图 3-7C)。4 期不稳定,能自动缓慢去极化,窦房结中心很小区域内为真起搏细胞(pacemaker cell,P 细胞)。

在 P 细胞每一个动作电位的顶点,钾通道开放,K^+ 外向电流(I_K)引起复极化,最低达到 -60mV 左右,称为最大复极电位;接着 I_K 减弱即 K^+ 外流减少,此时有钙通道开放引起 Ca^{2+} 内流,膜开始去极化。心脏中存

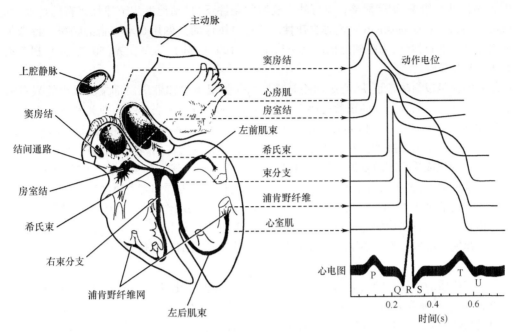

图 3-8 心脏的传导系统

在两种类型钙通道——T(transient,瞬时)通道和 L(long-lasting,持久)通道。由 T 通道开放产生的 Ca²⁺内流(I_{Ca-T})发生 4 期自动去极化(起搏电位);当去极化达到阈电位水平(-40mV)时,L 通道开放产生的 I_{Ca-L} 引发冲动,即 0 期去极化。

P 细胞 4 期自动除极速度(约 0.1V/s)比浦肯野细胞(约 0.02V/s)要快,0 期除极速度慢(约 10V/s)、历时长(7ms 左右),且不出现明显的超射。

3. 房室交界细胞 房结区和结希区为慢反应自律细胞,动作电位与窦房结细胞相似,但 4 期自动去极化速度较窦房结细胞为慢。

(四) 心肌的生理特性

心肌组织具有兴奋性、自律性、传导性和收缩性 4 种生理特性。其中前三者是以肌膜的生物电活动为基础的,合称为电生理特性。心肌的收缩性属机械特性。心肌组织的这些生理特性共同决定着心脏的活动,有利于完成其泵血功能。

1. 兴奋性 所有心肌细胞都具有兴奋性。兴奋的产生包括静息电位去极化到阈电位水平及钠通道(以快反应型细胞为例)的激活两个环节。

心肌细胞每产生一次兴奋,膜通道由备用状态经历激活、失活等过程,兴奋性也随之发生周期性改变。兴奋性的变化对心肌兴奋的产生及传导过程和收缩反应具有重要作用。心室肌细胞一次兴奋过程中,其兴奋性的变化依次经历绝对不应期、局部反应期、相对不应期和超常期几个时期(图 3-9)。其中绝对不应期和局部反应期均不能再产生动作电位,合称**有效不应期**(effective refractory period,ERP)。

心肌细胞兴奋性最重要特点是有效不应期特别长,一直持续到机械反应的舒张期开始之后,使心肌不会像骨骼肌那样产生完全强直收缩而始终保持缩舒交替的活动,从而使心脏有血液回心充盈的时期,保证心脏泵血功能的实现。

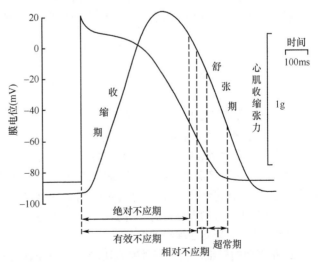

图 3-9 心室肌动作电位、肌张力、兴奋性变化在时间上的关系

2. 自动节律性 组织、细胞能够在没有外来刺激的条件下,自动地发生节律性兴奋的特性,称为**自动节律性**(autorhythmicity,automaticity),简称**自律性**。衡量自律性的高低用自动兴奋的频率。特殊传导系统中的各种自律细胞的自律性,由高到低依次是窦房结(约 100 次/分)、房室交界(50 次/分)、房室束、束支、浦肯野纤维(25 次/分)。

斯氏结扎实验可以简略地证明,心脏始终是按照当时情况下自律性最高部位所发出的兴奋来进行活动的。窦房结被认为是哺乳动物的**正常起搏点**(normal pacemaker),由窦房结产生兴奋支配全心的节律性活动称为**窦性节律**(normal sinus rhythm,NSR)。而把其他传导组织称为**潜在起搏点**(latent pacemaker)。当窦房结活性减弱或者发出的冲动传导受到阻滞时,潜在起搏点发生作用,称为被动性异位节律;而当潜在起搏点发生病理变化或受到刺激发挥起搏作用,称为主动性异位节律。如果心跳的时间间隔不等,就称为心律不齐。正常情况下,窦房结对于潜在起搏点的控制,通过抢先占领和超速驱动压抑两种方式实现。

3. 心肌的传导性和心脏内兴奋的传导 心肌细胞兴奋产生的动作电位有能够沿着细胞膜传播的特性称为心肌的**传导性**。心肌在功能上是一种合胞体,通过闰盘(电阻仅相当于其他部位细胞膜的 1/400)的胞间兴奋传递引起整个心房或整个心室的兴奋和收缩。动作电位沿细胞膜传播的速度可作为衡量传导性的指标。

心脏内兴奋传播的途径和特点见图 3-8,由窦房结开始的去极化以 0.05m/s 的速度传出,通过一般心房肌细胞以 0.4m/s 的速度兴奋左、右心房,心房去极化的完成大约需要 0.1 秒,引起左、右心房几乎同步收缩。同时通过"优势传导通路"(preferential pathway,速度 1m/s)传导冲动到房室交界区。所谓"优势传导通路"只是某些部位的心房肌细胞排列方向一致,结构整齐,电阻低,传导速度快。

房室交界区是正常情况下心房和心室之间的唯一传导路径,其中的结区细胞直径仅有 3μm,且分支多,传导速度极慢(0.02m/s),形成 0.1 秒的延迟,称为**房-室延搁**(atrio-ventricular delay)。房-室延搁保证心房、心室次序、协调活动,有利于血液充盈心室和射血。当受到疾病或药物的影响,可能发生传导阻滞。交感神经对心脏的刺激可缩短房-室延搁,迷走神经的刺激可延长房-室延搁。

进入心室的冲动从隔膜的顶部开始,再依次通过房室束(1m/s)、左右束支(2~3m/s)和浦肯野纤维(直径达 70μm,速度 4m/s)迅速传给心室肌。心室肌细胞之间冲动的传导速度仍然很快,达 1m/s,传到心室的所有部分需要 0.08~0.1 秒,引起左、右心室几乎同步收缩。

4. 收缩性 前已述及,心肌细胞的组织结构特点和电生理特性决定了它具有自己的收缩特性:①对细胞外液 Ca^{2+} 有明显的依从性;②不发生强直收缩;③"全或无"式收缩,由于心脏传导系统和心肌细胞间闰盘结构的存在,能够快速传递冲动,因此心房或心室作为两个功能"合胞体"可以实现同步收缩,整个心脏的收缩强度只取决于单个细胞的收缩强度。骨骼肌细胞只能接受运动神经的支配,单个肌细胞兴奋不能传播到其他肌细胞,因此骨骼肌收缩强度取决于单个细胞的收缩强度和参与收缩的肌细胞数目。

通过经典的离体蛙心灌流实验可以观察到:①在一定范围内,心率随温度变化明显;②pH 降低时,心肌收缩力减弱;pH 增高时,心肌收缩力增强而舒张不完全;③灌流液中 K^+ 浓度略高产生兴奋作用;浓度过高心肌 4 个生理特性均下降,心脏活动停止于舒张状态;所以临床补 K^+ 须非常谨慎。

五、平滑肌的兴奋与收缩

平滑肌细胞是呼吸道、消化道、血管、泌尿生殖器等器官的主要构成成分,平滑肌细胞的收缩可维持和改变器官的形状并完成其功能。

(一)平滑肌的结构与功能特点

1. 平滑肌的分类 依据功能活动特征可将平滑肌分为一单位平滑肌和多单位平滑肌,但许多平滑肌的特性介于二者之间。一单位平滑肌又称内脏平滑肌,见于小血管、消化道、输尿管和子宫。这类平滑肌细胞之间具有大量缝隙连接,1 个细胞的兴奋可迅速引起相邻细胞发生兴奋,故所有细胞的电活动和机械活动近于同步;有些细胞具有自律性;牵张刺激可引起这类平滑肌收缩。多单位平滑肌包括竖毛肌、睫状肌、虹膜肌及呼吸道和大血管的平滑肌。这类平滑肌细胞间很少有缝隙连接,细胞活动彼此独立;一般没有自律性,其活动受支配神经的控制。

2. 平滑肌的微细结构 与骨骼肌比较,平滑肌的结构具有以下特征:①直径较小,且通常只有 1 个细胞核;②细肌丝明显多于粗肌丝,没有肌原纤维和肌节结构,外观不表现横纹;③无肌钙蛋白,由钙调蛋白发挥作用,与 Ca^{2+} 结合触发收缩;④无 Z 线,由细肌丝的附着点即致密体执行 Z 线的功能;⑤无横管系统,但有由肌膜形成纵向排列的袋状凹陷,可增加膜面积;经肌膜钙通道进入胞质的Ca^{2+}激发收缩活动。粗细肌丝的排列大致与细胞长轴一致,3~5根粗肌丝被许多细肌丝包绕,形成交错排列,两侧细肌丝的末端连接于致密体或细胞膜上的致密体,构成相当于横纹肌肌节的结构(图3-10)。

3. 平滑肌收缩的机制　平滑肌收缩时细胞内的肌丝滑行同样是由于肌浆Ca^{2+}浓度升高引起的,但Ca^{2+}的来源不同于骨骼肌。平滑肌肌质网不发达,故平滑肌收缩时对细胞外液Ca^{2+}的依赖性很大,兴奋收缩偶联期间增加的Ca^{2+}有相当多的量来自细胞外。因此,肌浆Ca^{2+}浓度升高来源于细胞外的Ca^{2+}内流及肌质网的Ca^{2+}释放。另外,平滑肌的肌丝滑行机制也不同于骨骼肌。平滑肌的粗肌丝由肌球蛋白构成;细肌丝没有肌钙蛋白,主要由肌动蛋白和原肌球蛋白构成。当肌浆中Ca^{2+}浓度升高时,首先与细胞内的钙调蛋白结合,激活肌球蛋白轻链激酶,后者引起横桥磷酸化、横桥构象改变,横桥与细肌丝肌动蛋白结合,触发肌丝收缩。肌浆中Ca^{2+}浓度下降时,肌球蛋白轻链激酶失活,横桥脱磷酸化并与细肌丝肌动蛋白解离,肌肉舒张。

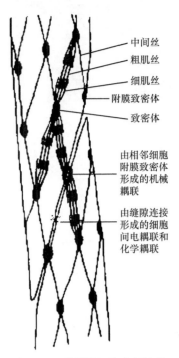

（二）消化道平滑肌的生物电现象和生理特性

在整个消化道中除口、咽、食管上段和肛门外括约肌为骨骼肌外,其余部分均为平滑肌。消化道平滑肌具有肌组织的共性,如兴奋性、传导性和收缩性,但又有其自身特性。

图3-10　平滑肌细胞内部结构

1. 消化道平滑肌的兴奋与收缩　消化道平滑肌的电活动远比骨骼肌复杂,其电变化可分为3类。消化道平滑肌的静息电位不稳定,一般为-50~-60mV。产生机制复杂,主要是由K^+外流形成,另外还有Na^+、Cl^-、Ca^{2+}等的参与。在静息电位基础上自动产生节律性的低振幅去极化波,称为**慢波**(slow wave)或**基本电节律**(basic electrical rhythm,BER),其波幅一般为10~15mV,持续几秒至十几秒,其发生频率因部位而异,如胃3次/分,十二指肠11~12次/分。动作电位,又称**快波**(fast wave),是在慢波的基础上产生的,其机制主要是Ca^{2+}内流,时程10~50ms。

动作电位产生后可引起肌肉收缩。慢波电位上负载的动作电位频率越高平滑肌收缩力越大。

2. 消化道平滑肌的一般生理特性

（1）兴奋性低、收缩缓慢:与骨骼肌、心肌相比,消化道平滑肌兴奋性低,收缩的潜伏期、收缩期、舒张期均较长,因而收缩缓慢。

（2）自动节律性:消化道平滑肌离体后,在适宜环境中,仍能进行自动节律性收缩,但与心肌相比,其节律缓慢且不规则。

（3）紧张性:消化道平滑肌经常处于一种轻微的持续收缩状态,称为紧张性或紧张性收缩。它使消化道腔内保持一定的基础压强,维持胃肠的形态和位置,也是消化道各种运动的基础。

（4）伸展性大:消化道平滑肌能适应需要进行很大程度的伸展。其生理意义在于使消化道可容纳更多的食物而不发生明显的压强变化。

（5）对化学、温度、机械牵张刺激敏感:消化道平滑肌对电刺激不敏感,但对一些生物活性物质的刺激非常敏感,比如微量的ACh可使其收缩,消化道内食物和消化液的化学刺激、温度变化及机械牵张,都可引起较强收缩。

第 2 单元　机体活动调控与机体防御

第4章 机体功能的调节方式与调控模式

正常机体各种生理功能能够相互配合、协调一致,成为一个统一的整体;同时又能对内、外环境的变化产生适应性反应,是因为体内有一整套完善的调节机构。人体的这种协调适应性反应过程称为生理功能的调节。它是围绕稳态展开的。

一、稳态是生理学的核心概念

(一)人体对外环境的适应

人生活在自然界中,通常把人体所处的不断变化的外界环境称为外环境。外环境包括人体赖以生存的自然环境和社会环境。

自然环境是指自然界中物理因素、化学因素和生物因素的总和,它是人体生存的基本条件。例如,水、光照、气温、湿度、微生物等因素的不断变化,构成对人体的刺激,引起人体相应的适应性反应。例如,长期居住在高原地区的人群,其血液中的红细胞数目增多,以提高血氧的运载能力,保证机体新陈代谢的需要。不过,人体对自然环境变化的适应能力是有一定限度的,例如气温极度升高或降低,人体都无法适应。人类不仅有被动适应环境的能力,还有客观认识环境和主观能动改造环境的能力。随着科学技术、社会经济的发展,人类物质生活得到极大改善,但应该高度重视可能由此带来的环境污染、植被的破坏、臭氧层的空洞、生态平衡的失调等问题。这些问题不及时解决,将日益严重地威胁人类的健康和生存。因此,必须强调人与自然的和谐相处,实现科学发展的理念。

社会环境包括社会因素和心理因素,由于两者的密切联系,故常合称为社会心理因素。社会心理因素是人体生存的必要条件,它通过神经系统特别是大脑皮质影响人体的功能活动。目前,对人类健康威胁很大的一些疾病,如心血管疾病、胃肠疾病、内分泌紊乱及恶性肿瘤都与社会心理因素有关。

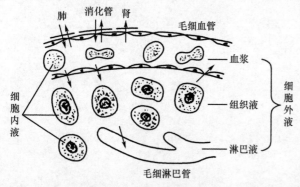

图 4-1 体液分布及交换

(二)内环境

人体内的液体,即水及溶解在其中的溶质,总称**体液**(body fluid)。体液约占体重的60%,按其空间位置分为细胞内液和细胞外液两大部分。细胞内液约占体重的40%(体液的2/3);细胞外液(extracellular fluid)约占体重的20%,包括组织液(或称细胞间液)、血浆、淋巴液和脑脊液等。人体各部分的体液彼此分隔,又是相互沟通的(图4-1)。由图4-1可见,血浆是体液中最活跃的部分。

机体生命活动的基本单位是细胞,但大多数细胞并不直接与外界环境发生接触,也不能与外环境直接进行物质交换,它们实际上是浸浴在细胞外液中。细胞外液既是细胞的直接生存环境,也是与外界进行物质、能量、信息交换的媒介,称为机体的**内环境**(internal environment)。内环境能为细胞提供营养物质并接受来自细胞代谢的终产物,能保持其中各种成分、离子的浓度和pH、渗透压及温度等理化性质的相对稳定,从而保证了细胞的各种代谢活动和生理功能的正常进行。

(三)稳态的概念及其生理意义

由于细胞不断地进行着新陈代谢,新陈代谢本身会不断地扰乱内环境的稳定;外环境的强烈变动也会对内环境造成影响。为此,要保持内环境的成分和各种理化性质相对稳定,有赖于各器官系统在神经、体液调节下的相互协调活动。例如,通过消化系统活动,不断地给内环境提供各种营养物质和能量;通过呼吸和循环系统的活动,内环境得到 O_2 的供应,CO_2 得以排除;通过肾脏的活动,内环境中代谢终产物得以清除等。内环境的成分和理化性质不是固定不变的,而是在一定范围内波动,保持着动态的平衡。美国生理学家坎农将这种动态平衡状态称为**稳态**(homeostasis)，又称自稳态。稳态的特点是内环境相对稳定但不固定。

当代关于稳态的概念已不仅指内环境理化特性的相对稳定状态，而是已扩展到机体的各级水平，小到生化反应、大到整体功能，凡能保持协调、稳定的各种生理过程均属稳态范畴。例如，肝细胞中糖原分解为葡萄糖的速度会影响血糖浓度的稳定，凝血因子的活性决定生理性止血的效果，以及作为基本生命体征的呼吸频率、心率、血压和体温等正常情况下都是保持相对稳定的。整个有机体稳态的实现，均依赖神经、体液的调控，尤其是精细的负反馈调节机制。稳态是一种"动中求静"的协调生理过程。稳态的概念现在可表述为：**机体依赖调节机制对抗内、外环境变化的影响，维持内环境等生理指标和生命现象处于动态平衡的相对稳定状态。**

稳态的维持具有重要的生理意义：①稳态是新陈代谢的必要保证，如果细胞外液的温度或 pH 等发生变化将改变有关酶的活性，从而影响体内各种酶促反应过程；又如水溶液渗透压的变化将影响血管内外、细胞内外的水平衡，也将影响物质交换过程；②细胞正常兴奋性的维持需要膜内、外离子浓度的相对稳定；③在外界环境剧烈变化(如温度)时，内环境保持相对稳定是机体具有适应能力的前提。因此，内环境稳态是细胞保持正常生理功能和进行正常生命活动的必要条件。贝尔纳说"生命活动的唯一目的在于维持机体内环境的恒定。它是机体自由独立生活的必要条件"。虽然这一说法存在历史局限性，就整个生命历程而言"稳定"是生命运动的结果和表现，却并非就是生命运动的目的，运动(生长、生殖)才是更根本的。从生物学角度、单就短时间内讲，他的说法是成立的。可见"稳态"是生理学中的核心概念，并且已日益扩展为生命科学中具有普遍意义的一个基本概念。

(四) 生物节律

机体从生理指标到整体功能都不是固定不变，也不是匀速运动，往往表现出周期性变化的规律。在生理学中，把按一定的时间顺序发生变化，即按一定的时间重复出现、周而复始的功能活动变化节律称为**生物节律**(biologic rhythm, biorhythm)，又称**生物钟**(biologic clock, bioclock)。周期短于 1 天的称为高频节律，如心搏和呼吸等；近日周期的称为中频节律，如平均动脉压、体温等；以周、月、年等更长时间为周期的称为低频节律，其中月节律和年节律一般与人体生殖功能有关。生物节律的形成既源于遗传的固有节律，又受环境影响，是人体对生存环境长期适应、世代积累的结果。了解生物节律有助于正确理解生理数据、认识生理活动特点和考虑药物反应等。

二、机体功能活动的三大调节方式

机体内各器官、系统分别进行着各种生理功能活动，而机体内、外环境又经常处于变动之中。依赖体内的一整套调节机构，不断地调节各器官、系统的活动，使机体形成一个统一的整体；同时也与内、外环境的变化相适应。机体的这种调节作用称为整合或整合作用(integration)，它主要是通过神经调节与体液调节，以及器官、组织、细胞的自身调节等 3 种方式进行的。现在人们对于免疫系统与神经系统、内分泌系统配合，参与机体调节逐步重视起来。

(一) 神经调节是主导

通过神经系统的活动对人体各种功能进行的调节，称为**神经调节**(neuroregulation, neural regulation)。它在人体功能调节中起主导作用。神经调节最基本的活动方式是反射。**反射**(reflex)是指在中枢神经系统参与下，机体对内、外环境刺激所发生的规律性的应答反应。反射的结构基础称为反射弧(reflex arc)。反射弧包括感受器、传入神经、神经中枢、传出神经和效应器 5 个部分(图 4-2)。感受器在感受刺激后，将各种刺激的能量转化为神经冲动，沿传入神经纤维传向神经中枢。反射中枢对传入的神经冲动进行分析、处理、综合，并发出神经冲动，沿传出神经到达效应器，改变效应器的功能状态。反射活动的完成有赖于反射弧结构和功能的完整，反射弧任何一部分的结构损伤或功能障碍，反射活动都将不能完成。临床上常用各种

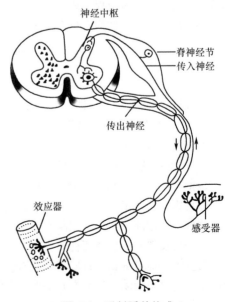

图 4-2　反射弧的构成

反射活动的测试来检查患者,为疾病的诊断提供依据。例如,利用瞳孔对光反射判断中枢神经系统病变的程度和部位、全身麻醉的深度和病情危重程度等(参见第5章第2节)。

关于人体的反射活动,在以后的各章中都会具体讲述神经系统对机体某种生理功能的调节过程。**神经调节的特点是迅速而精确,作用部位准确,持续时间较短。**

(二)体液调节是另一种重要方式

体内某些化学物质通过体液影响某些组织或器官生理活动的过程称为**体液调节**(humoral regulation)。参与体液调节的化学物质种类很多,主要是指激素(如甲状腺激素、肾上腺素、生长激素等)通过血液循环运输到各组织细胞,与细胞的相应受体结合,对机体的新陈代谢、生长、发育、生殖等功能进行的这种调节,称为全身性体液调节。细胞产生的代谢产物(H^+、CO_2、腺苷、乳酸)和某些细胞分泌的生物活性物质(如组胺、激肽、前列腺素等)也可参与体液调节,它们通过组织液扩散至邻近细胞,调节邻近细胞的功能,称为局部性体液调节。

从系统发生上看,体液调节出现以后,神经系统的结构和功能才逐渐完善从而发挥调节作用,同时内分泌系统的结构和功能也更加复杂,使体液调节也更加完善。人和大多数高等动物都具有神经调节和体液调节两种机制,二者各有特点、相辅相成,共同完成机体功能调节的任务。一般来讲,体液调节是一个独立的调节系统,但人体的大多数内分泌腺也直接或间接地受到神经系统的控制,从而使体液调节成为神经调节的一环,相当于反射弧传出路径上的一个延续部分(图4-3),这种情况称为**神经-体液调节**(neurohumoral regulation)。例如,婴儿吸吮母亲乳头,一方面可以通过神经系统引起排乳反射;另一方面,还能引起神经垂体释放缩宫素入血,通过血液循环引起乳腺腺泡肌上皮细胞收缩,促进排乳。因此,可以认为神经调节是高等动物机体最主要的调节方式,处于主导地位。

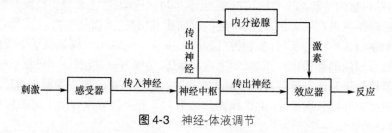

图4-3 神经-体液调节

(三)器官、组织、细胞的自身调节是补充

自身调节(autoregulation)是指细胞、组织、器官在不依赖于外来的神经或体液调节情况下,自身对刺激进行的适应性调节过程。例如,回心血量增加时,心肌细胞初长度增大,心肌收缩力量增强,搏出量增大,使心脏中血容量变化不大;又如,脑、肾的血流量在一定范围内不随体动脉血压的升降而改变,而是通过动脉管壁平滑肌自身调节保持相对稳定的。一般来说,自身调节的调节幅度较小,也不十分灵敏,但对器官和局部组织生理功能的稳定仍有一定意义。

三、机体功能活动的调控模式

运用20世纪40年代发展起来的控制论(cybernetics)原理分析机体的调节活动,可将其分为非自动控制系统、反馈控制系统和前馈控制系统3类控制系统。

(一)负反馈还是正反馈

控制系统通常包括控制部分、受控部分和监测装置等。在人体中,通常将神经中枢、内分泌腺看作是控制部分,而将效应器、靶细胞看作是受控部分,把各类感受器看作监测装置。如图4-4所示,反馈控制系统(又称自动控制系统)的控制部分向受控部分发出信息,影响受控部分的功能活动,同时受控部分又发出反馈信息影响和修正控制部分的调节作用,以达到对受控部分精确的调节,这种控制方式是双向的闭环系统。这种由受控部分回输到控制部分的信息称为**反馈**(feedback)信息。根据反馈信息的作用效果不同,将反馈分为负反馈和正反馈两种形式。

负反馈(negative feedback)是指反馈信息的作用与控制信息的原有作用相反,经过反馈调节,受控部分的活动向它原来活动相反的方向发生改变的调节方式。例如,胰岛分泌胰岛素使血糖减少;当血糖浓度降低后,通过反馈信息反过来抑制胰岛素的分泌,从而使血糖浓度不致过低;如此多次反复,逐步达到平衡。

在后面的各章节中将会讲到许多负反馈的例子。人体内大多数生理活动的调节是通过负反馈来实现的，它的意义在于维持机体各种生理功能的相对稳定。

正反馈（positive feedback）是指反馈信息的作用与控制信息的作用一致，使受控部分的活动继续向原来的方向加强的方式。通过正反馈，使受控部分的活动逐渐加强，循环往复，使整个系统处于再生状态。正反馈的作用不是维持系统的平衡稳定，而是破坏系统原来的稳定状态，使某些生理功能一旦发动起来，逐步加强，直至完成。例如，在正常分娩过程中，子宫收缩导致胎儿头部下降使子宫颈受牵张；子宫颈受牵张反过来加强子宫收缩；如此反复，直至整个胎儿娩出。正反馈在人体内生理调节过程中比较少见，如动作电位爆发、血液凝固、分娩、排尿反射等均属于正反馈过程。

在病理情况下，则会有许多正反馈的情况发生。例如，大失血时，心排血量减少，血压下降，从而使冠状动脉的血流量减少；而冠状动脉的血流量减少使心肌缺血，收缩力减弱，心排血量就更少，血压进一步下降；如此反复，最后可导致死亡。这类反馈过程常恶性循环（vicious circle）。

（二）非自动控制系统、前馈控制系统简介

控制部分向受控部分发出信息，影响受控部分的功能活动，但受控部分的活动并不会反过来影响控制部分的活动，这种调控模式称**非自动控制系统**（图 4-4 中间黑色部分）。这种"开环"控制系统在正常人体生理功能的调节中是极少见的。在体内，应激状态可近似地看作非自动控制系统。

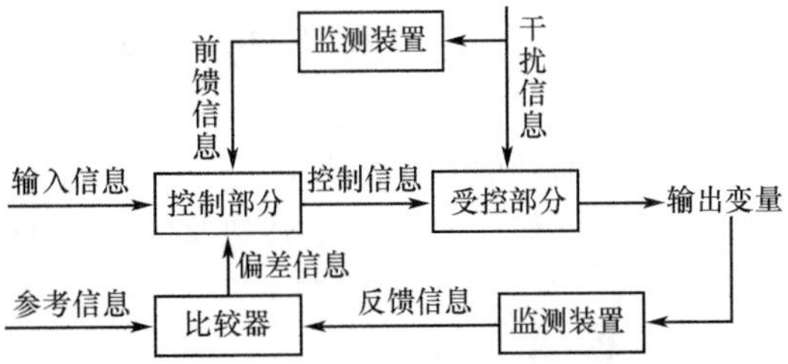

图 4-4　机体功能活动的调控模式

在机体的功能调节过程中，除反馈控制系统外，还存在前馈（feed-forward）控制系统。**前馈控制系统**中监测装置（感受器）不是检测输出变量的波动，而是直接检测到干扰信息（条件刺激）后发出前馈信息，作用于控制系统，调整控制信息以对抗干扰信息对受控系统的作用（图 4-4 上部），从而使输出变量保持稳定。前馈控制可以避免反馈调控的波动性和反应滞后的缺点，更好地保持稳态，其预见性更具有适应性意义。一般来说，在机体的调控过程中，前馈控制对受控部分的活动调控比较迅速，而反馈控制需要较长的时间，但它们常常又相互配合，使调控活动更加准确、协调。所有条件反射均属于前馈控制。但前馈控制引起的反应也有可能失误，如见到而未吃到食物时的唾液分泌。

第5章 神经系统生理

神经系统在人体的功能活动调节中起主导作用。它能感受来自内、外环境的各种变化,既可以直接或间接地调节体内各器官、组织和细胞的活动,使之互相联系成为统一的有机整体;又可以通过对各种生理过程的调节,使机体随时适应外界环境的变化。此外,人类在后天的生产和生活过程中发展了语言、思维、学习和记忆等高级神经活动,这是人与其他动物的根本区别。

第1节 神经系统活动的一般规律

神经系统活动的基本方式是反射,即构成反射弧的各部分依次兴奋、传递信息的结果。各种反射都包含多次神经纤维传导冲动、突触传递及中枢协调等基本过程,表现出神经系统活动的一般规律。

一、神经元的功能

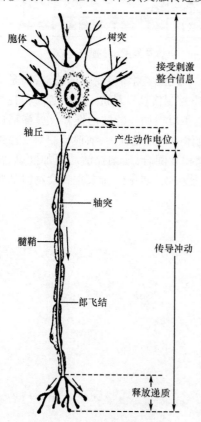

图 5-1 运动神经及其功能

神经组织是构成人体神经系统的主要成分,是一种高度分化的组织,由神经元和神经胶质细胞组成。神经元(neuron)即神经细胞,是神经系统的基本结构和功能单位。神经元在结构上可分为胞体和突起两部分(图 5-1)。胞体位于脑、脊髓和神经节内,具有接受、整合信息的功能;突起包括树突(dendrite)和轴突(axon)。树突的功能主要是接受刺激,把冲动传向胞体;轴突外面包绕髓鞘或神经膜即构成神经纤维,其主要功能是传导兴奋,即传导动作电位。

神经纤维传导兴奋具有以下特征:①生理完整性——神经纤维传导兴奋要求神经纤维不但结构上完整,而且要求生理功能的正常,如果神经纤维被切断或结扎、冷冻或麻醉,其结构或生理功能的完整性遭破坏,兴奋的传导将受阻;②绝缘性——一条神经干由无数条神经纤维组成,各神经纤维传导兴奋时基本上相互不干扰;③双向性——在实验条件下,神经纤维上某一点受刺激而兴奋时,兴奋可以同时向胞体和末梢两端传导;④相对不疲劳性——在长时间、高频率连续刺激作用下,神经纤维仍能保持其产生兴奋并传导兴奋的能力。

神经纤维的轴突内轴浆经常流动,实现物质运输;神经末梢经常释放某些物质,持续地调节所支配组织的内部代谢活动,影响其持久性的结构、代谢类型和生理功能特征,称为神经的营养性作用。

神经系统中,除神经元外,还有大量的神经胶质细胞(neuroglial cell),如周围神经系统中的施万细胞、中枢神经系统中的星形胶质细胞等。神经胶质细胞是神经组织中的辅助成分。它们具有分裂和增殖能力,填充于神经元之间,对神经元起到支持、绝缘、营养、保护及修复再生等作用。

二、从一个神经元到另一个神经元——突触传递

1. 突触的分类与结构　在神经系统内有大量的神经元,它们在结构上没有原生质的联系,主要通过突触实现相互间的功能联系。突触(synapse)一般指神经元与神经元之间相接触的部位,广义的突触还包括神经元与效应器之间相联系的结构,如神经-肌接头。根据信息传递媒介物性质的不同,神经元之间的功能联系包括化学性突触、电突触和非突触性化学传递几种(图 5-2)。化学性突触和非突触性化学传递(又称

图中标注:
胞体　树突　接受刺激整合信息
轴丘　产生动作电位
轴突
髓鞘　传导冲动
郎飞结
释放递质

非定向突触传递)的信息传递媒介物是神经递质,电突触则是局部电流。通常所说的突触是指化学性突触。以下着重讨论化学性突触传递过程。而根据神经元相互接触部位的不同,突触也可分为轴-体突触、轴-树突触和轴-轴突触等(图 5-3)。根据对突触后神经元影响的不同,突触还可分为兴奋性突触和抑制性突触。

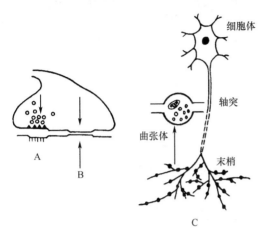

图 5-2　神经元之间的功能联系
A. 化学性突触传递;B. 电突触传递;C. 非突触性化学传递

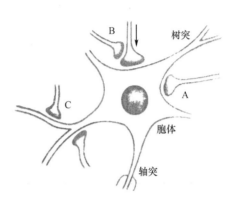

图 5-3　突触的类型
A. 轴体突触;B. 轴-轴突触;C. 轴-树突触

经典的突触包含 3 部分,即突触前神经末梢、突触间隙和突触后膜(图 5-4)。突触前神经元的轴突末梢有许多分支,分支的末梢膨大形成突触小体,与突触后神经元的胞体或突起形成突触。突触前膜和突触后膜的厚度约为 7nm。前膜和后膜之间为突触间隙,宽度约为 20nm。在突触前末梢内侧有大量的囊泡和线粒体。囊泡内含有递质,例如 ACh。突触后膜上有与递质相对应的受体或化学门控通道。

2. 突触传递如何发生　信息由突触前神经元向突触后神经元的传递称**突触传递**(synaptic transmission)。当动作电位传导到达突触前神经元轴突末梢时,刺激突触前膜上钙通

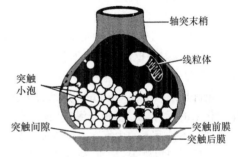

图 5-4　突触的结构

道开放,Ca^{2+} 顺电-化学梯度流入膜内。进入膜内的 Ca^{2+} 一方面降低轴浆的黏度,有利于囊泡的移动,另一方面可抵消突触前膜内表面的负电荷,促进囊泡与突触前膜接触、融合、破裂、释放神经递质出胞。递质经突触间隙扩散到突触后膜,与突触后膜上的特异性受体结合,使突触后膜的通透性发生改变,导致跨膜离子流动,进而产生膜电位的改变,即**突触后电位**(postsynaptic potential)。由于突触前膜释放的递质不同,对突触后膜的影响不同。若引起突触后膜主要对 Na^+ 的通透性增大,Na^+ 内流大于 K^+ 外流,使突触后膜去极化,则产生**兴奋性突触后电位**(excitatory postsynaptic potential,EPSP);如引起突触后膜主要对 Cl^- 的通透性增大,Cl^- 内流和 K^+ 外流使突触后膜超极化,则产生**抑制性突触后电位**(inhibitory postsynaptic potential,IPSP)。

实际上,1 个突触前神经元的轴突末梢通常发出多个分支与许多突触后神经元构成突触联系,而 1 个突触后神经元也与许多神经元的轴突末梢构成突触联系;其中既有兴奋性突触联系,也有抑制性突触联系。突触后电位属于局部电位,其幅度随前膜释放的递质量的增多而增大,并且可以总和。因此,突触后神经元是兴奋还是抑制,以及兴奋与抑制的程度取决于这些突触传递产生的综合效应(称为总和)。

研究发现,在突触前膜上也存在有受体,称突触前受体。它的主要作用是调节神经末梢递质的释放,当突触前膜释放某种递质过多时,可激活突触前受体,通过反馈作用抑制该递质的释放。

3. 神经递质是什么　神经递质在突触传递过程中起到了关键性的作用。那么什么是神经递质?体内主要有哪些神经递质呢?由突触前神经元合成、释放,特异性地作用于突触后神经元或效应器细胞上的受体,使突触后神经元或效应器细胞产生一定效应的信息传递物质,称为**神经递质**(neurotransmitter)。根据存在和释放的部位不同,它分为中枢神经递质和外周神经递质。常见神经递质及其主要分布见表 5-1。

表 5-1　神经递质的种类和主要分布

类别	种类	主要分布
外周神经递质	乙酰胆碱（ACh）	自主神经节前纤维
		副交感神经节后纤维
		躯体运动神经纤维
	去甲肾上腺素（NE）	大部分交感神经节后纤维
	肽类	胃肠道
中枢神经递质	乙酰胆碱（ACh）	脊髓前角、丘脑、脑干
	单胺类	
	去甲肾上腺素（NE）	低位脑干
	多巴胺（DA）	中脑黑质
	5-羟色胺（5-HT）	低位脑干中缝核
	氨基酸类	大脑皮质、脊髓前角
	肽类	下丘脑

三、反射活动的基本规律

（一）非条件反射与条件反射

　　反射是神经调节的基本方式。反射可分为非条件反射和条件反射两大类。**非条件反射**（unconditioned reflex）是机体在进化过程中形成的、由遗传因素决定的、出生后便存在的，其反射弧和反射活动较为固定，数量有限，反射中枢位于皮质下各级中枢，是一种初级的神经活动，多与维持生命的本能活动有关，如吸吮反射、防御反射、性反射、降压反射等。

　　条件反射（conditioned reflex）指后天获得的，是人和动物在非条件反射的基础上结合个体生活经历而建立起来的反射，如"望梅止渴""谈虎色变"等。巴甫洛夫用"暂时性联系接通假说"解释条件反射的建立机制。条件反射的中枢在大脑皮质，是高级神经活动。由于条件反射建立的数量理论上讲是无限的，加之条件反射可以消退、重建、分化或改造，具有极大的可塑性。因而，条件反射的形成大大增强了机体活动的预见性、灵活性、精确性，提高了机体适应复杂环境的能力。

（二）中枢神经元的联系方式

　　反射是信息经感受器、传入神经、神经中枢、传出神经和效应器 5 个环节构成的反射弧传递的过程。根据神经元在反射弧中所处的地位，可将其分为传入神经元、中间神经元和传出神经元 3 类。人体中枢神经系统的传出神经元有数十万个，传入神经元较传出神经元多 1～3 倍，而中间神经元的数量最大，单大脑皮质就有约 140 亿个，说明中间神经元具有重要的生理作用。

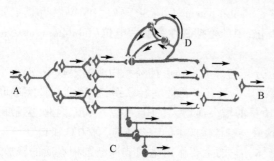

图 5-5　中枢神经元的联系方式
A. 辐散式；B. 聚合式；C. 链锁式；D. 环式

　　在中枢神经系统内，不仅神经元的数量十分巨大，它们之间的联系也非常复杂（图 5-5），一对一的**单线式联系**（single line connection）很少见。一个神经元的轴突可以通过分支与许多神经元建立突触联系，称为**辐散原则**（divergence principle），这种联系常见于传入路径，可以使一个神经元的兴奋引起许多神经元的同时兴奋或抑制。同一神经元的胞体与树突可接受许多不同轴突来源的突触联系，称为**聚合原则**（convergence principle），这种联系常见于传出路径，可以使许多神经元的作用都引起同一神经元的兴奋而发生**总和**，也可以使来自不同神经元的兴奋和抑制在同一神经元上发生整合。

例如，各级中枢就是将调控信息聚合到脊髓前角 α 运动神经元，整合后的指令通过运动神经纤维（称为**最后公路**，final common path）完成对躯体骨骼肌的支配。

两个或两个以上的神经元可通过侧支连接成链锁式或环式回路。通过链锁式联系,可以在空间上扩大作用范围。兴奋冲动通过环式联系,借助于兴奋型或抑制型中间神经元(图 5-5 中神经元 2 和 3)引起后放或"及时终止"的调节,即正反馈或负反馈效应。

(三) 中枢兴奋传播的特征

反射弧中枢部分的功能完成,必须经过 1 次以上的突触接替和联系。兴奋在中枢传播过程中的特征主要取决于突触传递的特征。通过中间神经元之间的复杂联系及中枢兴奋、抑制传播的特征,实现中枢活动的协调。

1. 单向传播　兴奋在神经纤维上的传导是双向性的,但兴奋通过突触时只能由突触前膜向突触后膜传递。这是因为递质是由突触前膜释放的,因而兴奋不能逆向传布。但近来研究发现,突触后的细胞也能释放一些物质(如 NO 等),通过逆向传递,改变突触前神经元的递质释放过程。

2. 中枢延搁　兴奋通过中枢的突触时,要经历递质的释放、扩散、与后膜受体结合、产生突触后电位等一系列过程,因而耗时较长,这种现象称为**中枢延搁**(central delay)。据测定,兴奋通过 1 个突触需要 0.3~0.5ms。所以在反射活动中,通过的突触数目越多,**反射时**(reflex time)越长。

3. 总和　突触后电位属于局部电位,可以发生时间总和和(或)空间总和。**总和**(summation)结果为去极化并达到阈电位时即可爆发动作电位;总和结果为超极化时使突触后神经元兴奋性降低。

4. 兴奋节律的改变　在反射活动中,传出神经发出的冲动频率往往和传入神经上的频率不同。这是因为传出神经的兴奋节律不仅取决于传入神经冲动的频率,还取决于反射中枢的功能状态。

5. 后发放　在反射活动中,当对传入神经的刺激停止后,传出神经仍继续发放冲动,使反射活动仍持续一段时间,这种现象称为**后发放**(after-discharge,后放,后放电)。神经元之间的环式联系及中间神经元的作用是后发放的主要原因。

6. 对内环境变化敏感和易疲劳性　在反射诸环节中,突触最易受内环境变化的影响,如碱中毒时神经元兴奋性明显增强而出现抽搐;酸中毒时,神经元活动明显压抑。缺 O_2、CO_2 过多、麻醉药及某些药物等均可改变突触传递的能力。此外,与神经纤维传导冲动相比,突触部位是反射弧中最易发生疲劳的环节,其原因可能与长时间兴奋使突触前末梢递质耗竭有关。

(四) 中枢活动的协调与中枢抑制

反射中枢(reflex center)是指在中枢神经系统内对机体某一功能活动具有调节作用的神经元相对集中的部位。它们接受来自各种感受器的传入冲动,经过分析、整合后,传出冲动支配效应器,引起相应的活动变化。在各反射中枢间存在复杂的神经纤维联系,实现中枢活动的协调。比如前面提到的集中、辐散、后放、最后公路原则,此外还包括交互抑制、反馈、优势现象等。**优势原则**(优势现象)指当某一反射中枢因受较强的刺激而兴奋时,它就在中枢神经系统中处于优势地位,形成一个较强的兴奋灶,抑制、吸引其他反射中枢,保证优先完成较重要的反射活动。例如,有人专注于某件事情时的"视而不见"、"听而不闻"现象。

从作用机制上看,中枢活动的整体协调是由于中枢内部的兴奋和抑制过程存在着有规律的相互影响和相互制约的缘故。反射协调的障碍或破坏都将影响机体的适应性。

在中枢神经系统的活动中,突触后神经元除了表现为兴奋以外,还可以表现为抑制。根据产生抑制的机制发生在突触后还是突触前,可将中枢抑制又分为突触后抑制和突触前抑制两类。

1. 突触后抑制　所有的突触后抑制都是通过抑制性中间神经元实现的。由于抑制性中间神经元释放抑制性递质,使突触后膜产生 IPSP,从而使突触后神经元发生抑制。**突触后抑制**(postsynaptic inhibition)又分为侧支性抑制和回返性抑制两种类型(图 5-6)。

(1) 侧支性抑制:指神经纤维在兴奋一个中枢神经元的同时,又经侧支兴奋另一个抑制性中间神经元,然后通过后者释放抑制性递质,转而使另一中枢神经元抑制,这种抑制称传入**侧支性抑制**(afferent collateral inhibition),又称**交互抑制**(reciprocal inhibition)。例如,引起屈肌反射的传入纤维进入脊髓后,一方面兴奋支配屈肌的运动神经元,另一方面通过侧支兴奋抑制性中间神经元,使支配伸肌的神经元抑制,从而使屈肌收缩,伸肌舒张,以完成屈肌反射(图 5-6A)。这种抑制在中枢神经系统内普遍存在,通常位于传入路径。

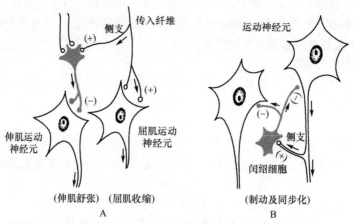

图 5-6　两类突触后抑制
A. 交互抑制；B. 回返性抑制
灰色神经元代表抑制型中间神经元（+）兴奋（-）抑制

（2）回返性抑制：指某一中枢神经元兴奋时，其传出冲动沿轴突下行，同时又经轴突侧支兴奋一个抑制性中间神经元，反过来抑制原先发放兴奋的神经元及同一中枢的其他神经元，这种抑制称**回返性抑制**（recurrent inhibition）。例如，脊髓前角运动神经元轴突到达骨骼肌，发动运动，同时轴突也发出侧支兴奋脊髓内的闰绍细胞。闰绍细胞是抑制性中间神经元，其末梢释放抑制性递质甘氨酸，经其轴突返回作用于脊髓前角的运动神经元，抑制原先发放冲动的神经元和其他神经元的活动。回返性抑制的意义在于使神经元的活动及时终止，也促使同一中枢内许多神经元之间的活动步调一致（图 5-6B）。

2. 突触前抑制　它的结构基础是轴-轴突触。由第三个神经元的轴突通过提前使突触前膜去极化，减少兴奋性递质的释放，而使突触后膜去极化幅度减小，突触后神经元不易或不能产生兴奋的现象。因为调节发生在突触前膜，故称为**突触前抑制**（presynaptic inhibition）（图 5-3B）。突触前抑制广泛存在于中枢神经系统，尤其多见于感觉传入途径中。它的生理意义是控制从外周传入中枢的感觉信息，使感觉更加清晰和集中，故对感觉传入的调节具有重要作用。

以上介绍的是有关神经元、突触及反射的基本活动规律，是神经系统生理中共性的内容。在此基础上再进一步系统地重点讨论神经系统的感觉功能、对躯体运动和内脏功能的调节，以及高级神经活动。

第 2 节　神经系统的感觉功能

感觉是内、外环境变化的信息传入中枢神经系统的结果，是反射和认知过程的开始。本节重点介绍感觉形成的一般原理和视觉、听觉等特殊感觉，简要介绍躯体浅感觉和本体感觉（或称深感觉）及内脏感觉。

一、感觉过程的一般原理

机体受到的各种刺激，首先作用于机体的感受器，再转化为神经冲动，经过一定的神经传导通路到达大脑皮质的特定部位进行整合或分析处理，才能产生相应的**感觉**（sensation）。可见，感觉的产生是由感受器、神经传导通路和皮质中枢 3 部分的共同活动来完成的。

（一）感受器及其一般生理特性

感受器（receptor）是指分布在体表或组织内部的专门感受机体内、外环境变化的结构或装置，如与痛觉有关的游离神经末梢、视网膜上的视杆细胞和视锥细胞等。有些感受器还有一些附属结构，能更好地完成感觉功能。这些感受器连同它们的附属结构，就构成了各种复杂的感觉器官，如眼、耳等。

机体的感受器种类很多，根据感受器所接受刺激的性质，可分为光感受器、机械感受器、温度感受器等；根据感受器的刺激来源，可分为内感受器和外感受器。内感受器感受机体内部的环境变化，往往不产生主观的意识，如颈动脉窦和主动脉弓的压力感受器、颈动脉体和主动脉体的化学感受器等；而外感受器则感受外界环境的变化，可形成主观意识，如皮肤的痛觉、温觉、触觉感受器。

感受器的一般生理特性如下。

1. 适宜刺激 指一种感受器通常只对某种特定形式的刺激最敏感,这种形式的刺激就称为该感受器的**适宜刺激**。例如,一定波长的光波是视网膜视杆细胞和视锥细胞的适宜刺激;一定频率的声波是耳蜗毛细胞的适宜刺激等。

2. 换能作用 指感受器能把所接受的各种形式的刺激能量转换为传入神经上的动作电位。因此可以把感受器看成生物换能器。在换能过程中,一般不是直接把刺激的能量转换为神经冲动,而是先在感受器细胞或感觉神经末梢引起相应的电位变化,这种电位变化称为**感受器电位**(recepter potential)。感受器电位属局部电位,可以总和,当达到一定程度时,便可爆发动作电位。

3. 编码作用 指感受器能把刺激所包含的各种信息转移到动作电位的序列之中的作用。当给人手皮肤的触、压感受器施以触压刺激时,随着触压力量的增大,触、压感受器传入纤维上的动作电位频率逐渐增高,同时产生动作电位的传入纤维的数目也逐渐增多。

4. 适应现象 一定强度的刺激持续作用于感受器时,感觉传入神经纤维上的动作电位频率会逐渐下降,这一现象称为感受器的**适应**(adaptation)现象。但适应的快慢和程度在不同的感受器有很大的差别。有的适应较快,如触觉感受器和嗅觉感受器等;有的适应很慢,如肌梭、颈动脉窦压力感受器、痛觉感受器等。

(二)脊髓和脑干的感觉传导功能

躯体感觉包括浅感觉和深感觉两大类,其传导通路一般由三级神经元接替(图5-7)。来自躯干、四肢的感觉纤维由后根进入脊髓后,分别组成不同的感觉传导束,途径脑干向高位中枢传送感觉信息。躯体痛觉、温度觉和粗触觉等浅感觉在脊髓经外侧束内上升 1~2 个脊髓节,在灰质后脚换元后发出纤维交叉至对侧,组成脊髓丘脑侧束和脊髓丘脑前束,再经脑干时参与组成脊髓丘系上传。躯体本体感觉和精细触觉在脊髓后索组成薄束、楔束,分别在延髓薄束核、楔束核换元,发出纤维交叉到对侧形成内侧丘系上传。另外,脑干内上行的纤维束还有传导头面部浅感觉的三叉丘系和传导听觉的外侧丘系等。上述传导束若被破坏,相应的部位就会发生感觉障碍。例如,在脊髓一侧出现半离断损伤时,离断水平以下大部分对侧浅感觉障碍、同侧深感觉和精细触觉障碍。

内脏感觉的传入神经为自主神经(图5-19),传入冲动进入脊髓和脑后,沿躯体感觉的同一通路,即脊髓丘脑束和感觉投射系统上行,最终到达大脑皮质。

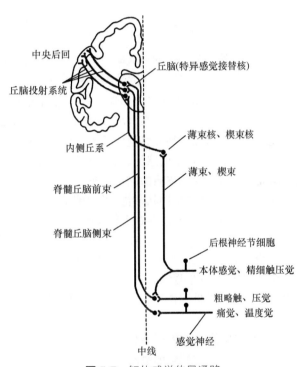

图 5-7 躯体感觉传导通路

(三)丘脑及感觉投射系统

各种躯体感觉通路(嗅觉除外)都要在丘脑更换神经元,然后再向大脑皮质投射。因此,丘脑是躯体感觉传导的重要换元站,并能对感觉信号进行粗略的分析与综合。

1. 丘脑的核团 丘脑的核团或细胞群可分为三类。

(1)特异感觉接替核:它们接受第二级感觉投射纤维,经换元后进一步投射到大脑皮质特定的感觉区。其中,腹后外侧核为脊髓丘系与内侧丘系的换元站,负责传递躯干、四肢感觉信号;腹后内侧核为三叉丘系的换元站,负责传递头面部感觉信号。感觉信号向腹后核的投射有一定的空间分布,这种空间分布与大脑皮质感觉区的空间定位相对应。此外,内侧膝状体和外侧膝状体也归入此类,它们分别是听觉和视觉传导通路的换元站,发出的纤维分别向听区和视区皮质投射。

(2)感觉联络核:主要有丘脑前核、腹外侧核、丘脑枕等。它们的功能与各种感觉在丘脑到大脑皮质的联系协调有关。

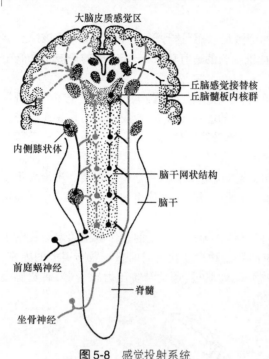

大脑皮质感觉区

丘脑感觉接替核
丘脑髓板内核群

内侧膝状体

脑干网状结构

脑干

前庭蜗神经

脊髓

坐骨神经

图 5-8　感觉投射系统
左侧、右侧蓝色分别表示非特异投射系统、特异投射系统

（3）非特异性投射核：指靠近中线的内髓板以内的各种结构，主要是髓板内核群。

2. 丘脑的感觉投射系统　由丘脑投射到大脑皮质的感觉投射系统，根据其投射特征的不同，分为两大系统。

（1）特异投射系统：丘脑特异感觉接替核及其投射到大脑皮质的神经通路称为**特异投射系统**（specific projection system）。经典的各种感觉传导通路，如躯体浅感觉、深感觉和精细触觉、听觉、视觉、味觉的传导束，它们经脊髓或脑干，上升到丘脑特异感觉接替核和联络核换神经元后，发出纤维投射到大脑皮质的特定感觉区，主要终止于皮质的第 4 层细胞。每一种感觉的投射路径都是专一的，具有点对点的投射关系。其主要功能是引起特定的感觉，并激发大脑皮质发出神经冲动。丘脑的联络核在结构上也与大脑皮质有特定的投射关系，所以也属于特异投射系统，但它不引起特定感觉，主要起联络和协调的作用（图 5-8）。

（2）非特异投射系统：**非特异投射系统**（nonspecific projection system）指的是通过髓板内核群换元接替转而弥散地投射到大脑皮质广泛区域的投射系统。感觉信号经该系统的上行通路是：上述经典感觉传导通路的第 2 级感觉纤维经过脑干时，发出许多侧支，与脑干网状结构内的神经元发生突触联系，经多次换元，抵达丘脑的髓板内核群，再由此发出神经纤维弥散地投射到大脑皮质的广泛区域。特异感觉信号通过此途径便失去了原有的特异性，而且这种投射不具有点对点的关系，因而不能引起特定的感觉。非特异投射系统是各种不同感觉信号的共同上行通路，其主要功能是维持觉醒状态和改变大脑皮质的兴奋状态。

实验中，电刺激中脑网状结构，可唤醒动物；若在中脑头端切断脑干网状结构，则引起类似睡眠的现象，这说明脑干网状结构内存在上行起唤醒作用的功能系统，这一系统因而被称为脑干网状结构上行激动系统（ascending activating system）。现在认为，该系统的作用主要是通过丘脑非特异投射系统来实现的。当这一系统的上行冲动减少时，大脑皮质就由兴奋状态转入抑制状态，这时动物表现为安静或睡眠；如果这一系统受损伤，可发生昏睡。脑干网状结构上行激动系统需经很多突触的传递，因而易受药物影响。临床上巴比妥类药物的催眠作用和乙醚的麻醉作用，可能就是阻断了脑干网状结构上行激动系统的传递而实现的。

（四）大脑皮质的感觉分析功能

大脑皮质是机体感觉的最高级中枢。来自身体不同部位和不同性质的感觉信息投射到大脑皮质的不同区域，通过大脑皮质对这些传入信息的分析与综合，从而产生不同的感觉。大脑皮质存在着不同的感觉功能代表区（图 5-18）。

1. 体表感觉代表区　全身体表感觉在大脑皮质的投射区，位于中央后回和中央旁小叶后部，称为第一体表感觉区。其投射规律为：①躯体四肢部分的感觉为交叉投射，头面部的感觉投射是双侧的；②投射区域的空间排列是倒置的，但头面部的内部排列仍是正立的；③投射区的大小与不同体表部位的感觉灵敏程度有关，感觉灵敏度高的手指、唇、舌的皮质代表区大，而感觉迟钝的背部皮质代表区小。

人脑在中央前回和脑岛之间存在第二体表感觉区，面积较小，呈双侧投射，空间排列为正立的，定位较差，仅有粗糙的分析功能。此区还接受痛觉传入信号的投射，认为其与痛觉的产生有关。

2. 本体感觉代表区　本体感觉是指来自肌肉、肌腱、骨膜和关节等的组织结构，主要是对身体的空间位置、姿势、运动状态和运动方向的感觉。目前认为，中央前回既是运动区，也是本体感觉的代表区。

3. 内脏感觉区　内脏感觉的投射区混杂于体表第一感觉区、第二感觉区、运动辅助区和边缘系统等皮质部位，但投射区小，且不集中。内脏感觉通常有性质模糊、定位不准确的特点。

4. 视觉代表区　在大脑半球枕叶内侧面距状沟的上下缘。左眼颞侧和右眼鼻侧视网膜的传入纤维投射到左侧视区，而右眼颞侧和左眼鼻侧视网膜的传入纤维投射到右侧视区。故一侧枕叶受损，引起双眼对侧偏盲。

5. 听觉代表区　位于颞叶的颞横回和颞上回。听觉的投射是双侧性的,即一侧皮质代表区接受双侧耳蜗听觉感受器传来的冲动。故一侧颞叶受损,不会导致耳聋。

6. 嗅觉区和味觉区　嗅觉的皮质投射区位于边缘叶的前底部(包括梨状区皮质的前部、杏仁核的一部分)。味觉皮质投射区在中央后回头面部感觉区的下侧。

(五)痛觉是机体受伤害的警报

痛觉(pain)是机体某处受到伤害性刺激时产生的一种不愉快的感觉,通常伴有情绪变化、自主神经反应和防御反射,心理因素很大。痛觉具有保护性作用。

痛觉感受器是游离神经末梢,广泛分布于皮肤、肌肉、关节和内脏等处。各种伤害性刺激只要达到一定的强度都可引起痛觉。研究表明,痛觉感受器是一种化学感受器。当各种刺激达到一定强度造成组织损伤时,会产生一些致痛的化学物质,如K^+、H^+、5-羟色胺、缓激肽、前列腺素等,使游离神经末梢发生去极化,从而引起痛觉。这些致痛物质还参与痛觉的发展,与痛觉过敏有关。痛觉分为躯体痛和内脏痛。

1. 躯体痛　包括体表痛和深部痛。体表痛(即皮肤痛觉)是伤害性刺激作用于皮肤所引起的痛觉,可分为快痛(fast pain)和慢痛(slow pain)两种不同性质的痛觉。快痛是在皮肤受刺激(如刺、割、烧灼、电击等)后很快发生(大约0.1秒内开始)的一种尖锐而定位清楚的"刺痛"。它消失也快,一般不伴有明显的情绪改变。慢痛则是一种定位不太明确的"烧灼痛",一般在刺激0.5~1.0s后开始,延续时间较长,常伴有情绪反应及心血管、呼吸等方面的改变。发生在躯体深部,如骨、关节、骨膜、肌腱、韧带和肌肉等处的痛觉称为深部痛。深部痛一般表现为慢痛,其特点是定位不明确,可伴有恶心、出汗和血压改变等自主神经反应。

痛觉传入通路十分复杂。快痛和慢痛的传入纤维类型不同。快痛主要经特异性投射系统到达大脑皮质的第一、第二感觉区;而慢痛主要投射到扣带回。此外,许多痛觉纤维经非特异性投射系统投射到大脑皮质的广泛区域。

2. 内脏痛　内脏器官受到伤害性刺激时产生的疼痛感觉称为**内脏痛**。与皮肤痛相比,内脏痛具有以下特点:①发生缓慢,持续时间较长,即主要表现为慢痛,常呈渐进性增强,但有时也可迅速转为剧烈疼痛;②定位不准确、定性不清楚,这是内脏痛最为主要的特点,是由于痛觉感受器在内脏的分布要比在躯体稀疏得多;但若病变累及胸膜或腹膜时,由于体腔浆膜壁层受到刺激或骨骼肌痉挛而产生的疼痛,称为**体腔壁痛**(parietal pain),这种疼痛与躯体痛类似,定位较准确;③对机械性牵拉、痉挛、缺血、炎症等刺激敏感,而对切割、烧灼等刺激不敏感;④因通路联系密切,内脏痛特别能引起不愉快的情绪反应,并伴有恶心、呕吐和心血管及呼吸活动改变;⑤常伴有牵涉痛。

某些内脏疾病往往引起体表特定部位发生疼痛或痛觉过敏的现象,称为**牵涉痛**(referred pain)。例如,心肌缺血或梗死时,可出现心前区、左肩和左上臂尺侧疼痛;胆囊炎、胆石症发作时,可出现右肩区疼痛;患阑尾炎时,初期可出现脐周或上腹部疼痛;患胃溃疡和胰腺炎时,可出现左上腹和肩胛间的疼痛;患肾结石时,可出现腹股沟区的疼痛。了解牵涉痛的部位对诊断某些内脏疾病具有重要参考价值。

二、光感受器与视觉

据估计,人从外界获取的信息至少70%来自视觉。与产生**视觉**(vision)直接相关的眼内结构包括折光系统和感光系统。来自外界物体的光线,透过眼的折光系统成像在视网膜上,视网膜上的感光细胞,能将外界光刺激转变成电信号,并进行编码、加工,由视神经传向视觉中枢,再作进一步分析,产生视觉。

(一)眼的折光功能

1. 眼的折光系统与成像　折光系统由角膜、房水、晶状体和玻璃体组成,其中晶状体是最主要的。各部曲率半径和折光率都不同,光线通过这个复杂的折光系统成像在视网膜上。为了便于理解,通常用简化眼(reduced eye)这一等效模型(图5-9)来分析眼的成像情况和进行其他计算。该模型假设眼球的前后径为20mm,内容物为均匀的单球面折光体,折射率为1.333,外界光线入眼球时只在角膜处发生一次折射,角膜的曲率半径为5mm,即节点n到前表面的距离为5mm;节点后15mm为后主焦点,相当于视网膜的位置。此模型和正常安静时的人眼一样,正好能使平行光线聚焦在视网膜上,形成一个清晰倒立缩小的实像。如果物体过小或离眼过远,则在视网膜上成像就过小,难以看清。

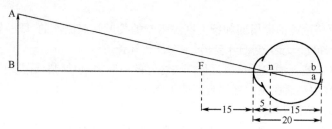

图 5-9　简化眼及其成像情况（单位:mm）

2. 眼的调节　当看远处(6m 以外)物体时,物体发出进入眼内的光线是近乎平行的,不需任何调节就能成像在正常眼的视网膜上;当看近物(6m 以内)时,则从物体发出的进入眼内的光线呈不同程度的辐散,经静息眼折射成像在视网膜之后,物像将是模糊的。正常眼看清近物则需要进行调节,包括晶状体变凸、瞳孔缩小及两眼球会聚三方面。

(1) 晶状体的调节:看远物时,睫状肌处于松弛状态,悬韧带保持一定的紧张度,晶状体受悬韧带的牵引,呈相对扁平状,这时平行光线经折射后恰好成像在视网膜上。而看清近物的过程是一个神经反射性活动。当模糊的视觉形象出现在视觉中枢时,反射性引起动眼神经中副交感神经纤维兴奋,使睫状肌收缩,悬韧带松弛,晶状体靠其自身的弹性向前、向后凸出(前凸明显)。晶状体变凸后使其折光力增大,从而使物像前移,恰能成像在视网膜上。被视物体的距离越近,入眼光线的辐散程度越大,需要睫状肌加强收缩、晶状体更加变凸,才能使物像成像于视网膜上。因此,长时间看近物,易导致视疲劳;而看远物则可得到休息。晶状体的调节能力也是有一定限度的,这主要取决于晶状体的弹性。弹性越好,其调节能力就越强。

晶状体的最大调节能力用近点来表示。**近点**(near point)是指眼在尽最大调节时所能看清物体的最近距离。随着年龄的增长,晶状体自身的弹性逐渐下降,调节能力减弱,近点也随之变远。例如,8 岁左右的儿童近点平均为 8.6cm,20 岁平均约为 10.4cm,而 60 岁时可远移到 83.3cm。由于年龄的原因,看远物时正常,看近物时调节能力降低,这种现象称为**老视**(presbyopia),即通常所说的老花眼。看近物时戴凸透镜能予以矫正。

(2) 瞳孔的调节:瞳孔的大小可调节进入眼内的光量。看近物时,可反射性引起双侧瞳孔缩小,称为**瞳孔近反射**或**瞳孔调节反射**。其意义是减少进入眼内的光量,减少折光系统的球面像差(像呈边缘模糊的现象)和色像差(像的边缘呈色彩模糊的现象),使成像清晰。

瞳孔的大小可随光线的强弱而改变,当光线强时瞳孔缩小,光线弱时瞳孔扩大,称为**瞳孔对光反射**。反射过程如下:当强光照射视网膜时,产生的神经冲动经视神经传到中脑的顶盖前区,换元后到达双侧的动眼神经副核,再沿动眼神经中的副交感纤维传出,使双侧瞳孔括约肌收缩,瞳孔缩小。瞳孔对光反射的效应是双侧的,光照一侧眼时,既可使被照射眼瞳孔缩小(直接对光反射),又可使另一侧眼瞳孔缩小(间接对光反射)。该反射的生理意义在于调节进入眼内的光量,避免视网膜在强光下受到损害;在弱光下增加进入眼内的光量,以产生清晰的视觉。

(3) 视轴会聚:当双眼注视近物时,可反射性引起两眼视轴同时向鼻侧会聚,称为**观轴会聚**,也称**辐辏反射**。其意义在于使双眼看近物时,物像落在双眼视网膜的对称点上,避免发生复视。

3. 眼的折光与调节能力异常　如上所述,正常眼对来自远处物体的平行光线无须调节即能成像于视网膜上;看近处物体时,只要物体离眼的距离不小于近点,通过眼的调节也能在视网膜上形成清晰的物像。这种眼称为**正视眼**。若眼的折光能力异常,或眼球的形态异常,使平行光线不能成像在视网膜上,称为**折光异常**(也称屈光不正或非正视眼)。折光异常包括近视(myopia)、远视(hypermetropia)(图 5-10)和散光(astigmatism)。

(1) 近视:多数由于眼球前后径过长(轴性近视),少数由于折光力过强(屈光性近视),致使平行光线将聚焦在视网膜前面,而在视网膜形成模糊的物像。其特点表现为视远不清,近点移近。长时间近距离视物,可使睫状肌持续紧张收缩,造成眼球由于眼压及眼外肌肉的压迫向后扩张,前后径变长,形成近视。可佩戴合适的凹透镜,予以矫正。

（2）远视：由于眼球前后径过短或折光力过弱引起，这样平行光线将聚焦在视网膜后方。因此，远视眼在视远物时，也得动用眼的调节，才能看清。看近物时物像更后移，需加强调节。其特点表现为不论看远、看近都需要进行调节，故易出现视疲劳；近点变远。可用合适的凸透镜矫正。

（3）散光：正常眼内折光系统的各折光面都是正球面，而多数散光是由于角膜不呈正球面，即角膜表面不同方位的曲率不一致，致使平行光线不能聚焦成单一的焦点，造成物像变形和视物不清。散光可用适当的圆柱形透镜矫正。

（二）眼的感光功能

来自外界物体的光线，经过眼的折光系统在视网膜上形成物像。但这仅是个物理范畴的像，它只有被视网膜上的感光细胞感受，并将其转换为神经纤维上的动作电位，传入视觉中枢，才能形成主观意识上的"像"。

1. 视网膜上的感光换能系统　视网膜结构复杂，存在两种感光细胞，即视锥细胞和视杆细胞，其适宜刺激是波长为 380~760nm 的电磁波。两种感光细胞都与双极神经元构成突触联系，双极细胞再与神经节细胞联系，节细胞的轴突汇合成视神经，视神经集中自视神经乳头（视神经盘）处穿出眼球（图 5-11）。由于视神经乳头处无感光细胞，故没有感光功能，形成生理性盲点。

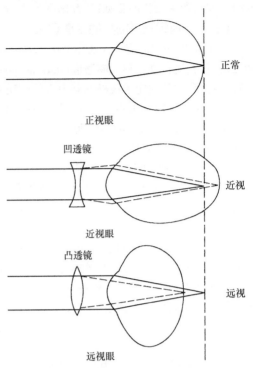

图 5-10　眼的折光异常及其矫正
实线为裸眼成像；虚线为矫正效果

视锥细胞主要分布在视网膜的中心部位，尤其在黄斑的中央凹处仅有视锥细胞，而无视杆细胞。视锥细胞对光的敏感度较低，只在较强光线刺激下才发生反应，能分辨颜色，且有较高的分辨力，视物精确度高，故又称为明视觉系统。某些只在白天活动的动物（如鸡等）视网膜上只有视锥细胞。

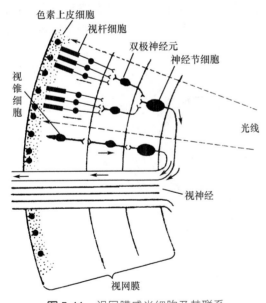

图 5-11　视网膜感光细胞及其联系

视杆细胞主要分布在视网膜周边部位，对光的敏感度较高，能在暗处感受弱光刺激。但对光的分辨力较低，只能看清物体粗略的轮廓，不能分辨颜色，故又称暗视觉系统。自然界中只在夜间活动的动物（如猫头鹰等）视网膜上仅有视杆细胞。

2. 视网膜的光化学反应　视杆细胞内的视色素是视紫红质。视紫红质在光照时能迅速分解为视蛋白和视黄醛，同时放出能量，产生电位变化，引起神经冲动；在亮处分解的视紫红质，在暗处又可重新合成。光线越弱，合成的视紫红质就越多，使视网膜对弱光越敏感；相反，在强光时视紫红质以分解为主，使视杆细胞几乎失去感受光刺激的能力。在视紫红质的分解与再合成过程中，会有一部分视黄醛被消耗，这要依靠吸收食物中的维生素 A 来补充。因此，长期摄入维生素 A 不足，会影响人在暗处时的视力，导致夜盲症。

视锥细胞的感光色素也是由视蛋白和视黄醛结合而成，只是视蛋白的分子结构略有不同。视网膜上有三种不同的视锥细胞，分别含有对红、绿、蓝三种光敏感的视色素。人眼可分辨约 150 种不同的颜色，辨别颜色是视锥细胞的重要功能。有关色觉形成的机制，提出最早也是被许多实验证实的是三原色学说。该学说认为：当一定波长的光线作用于视网膜时，使三种视锥细胞按一定的比例受到刺激，产生不同程度的兴奋，这样的信息传至视觉中枢，就会产生某种颜色的视觉。例如，红、绿、蓝三种视锥细胞兴奋程度的比例为

4：1：0时,产生红色的感觉;三者比例为2：8：1时,产生绿色的感觉等。

（三）与视觉有关的其他生理现象

1. 暗适应和明适应　人从亮处进入暗处,最初看不清任何物体,经过一定时间后,人眼才逐渐恢复在暗处的视力,这种现象称为**暗适应**(dark adaptation)。暗适应实际是人眼在暗处对光的敏感度逐渐提高的过程,该过程主要决定于视杆细胞中视紫红质在暗处再合成的速度。整个过程需25～30分钟。

当人从暗处突然来到亮光处,最初只感到光亮耀眼,不能视物,稍等片刻后才逐渐恢复视觉,这种现象称为**明适应**(light adaptation)。明适应过程较快,约1分钟即可完成。待视紫红质大量分解后,视锥细胞便发挥在亮光下的感光作用。

2. 视野　单眼固定不动正视前方一点时,该眼所能看到的外界范围称为**视野**(visual field)。由于受面部结构的影响,鼻侧和上方视野较小,颞侧和下方视野较大。在同一光照条件下,不同颜色测得的视野也不同,白色视野最大,黄色、蓝色次之,红色再次之,绿色视野最小。临床上检查视野可帮助诊断视网膜和视觉传导通路上的病变。

3. 视力　也称**视敏度**(visual acuity),是指眼对物体微细结构的分辨能力,即分辨物体上两点间最小距离的能力,一般用视角作为衡量**视力**的标准。视角是指物体上两点的光在节点上相交时形成的夹角。眼能分辨物体上两点所形成的视角越小,表示视力越好。视力表就是根据此原理设计的,一般正常人眼能分辨的最小视角大约为1分角。

三、听觉与位置觉

听觉的感觉器官是耳,其适宜刺激是声波。通常人耳能感受的振动频率为20～20 000Hz,其中最敏感的频率为1000～3000Hz。物体振动时发出的声波,通过外耳、中耳传至内耳,经内耳的换能作用,使蜗神经纤维产生神经冲动,再传导至大脑皮质的听觉中枢,产生听觉。

（一）外耳和中耳的传音功能

外耳由耳郭、外耳道和鼓膜组成。耳郭的形状有利于收集声波,还可结合头部的运动来判断声音的方向。外耳道是声波传导的通道,还可对不同波长的声波起不同的共振作用,使其强度增大。鼓膜的形态和结构特点,使其具有较好的频率响应和较小的失真度,且其振动与声波的振动同始同终。中耳由听骨链、鼓室和咽鼓管等结构组成,它们在声波传导过程中起重要作用。听骨链由锤骨、砧骨和镫骨依次连接而成。锤骨柄附着于鼓膜,镫骨底与前庭窗(即卵圆窗)相连,砧骨居中,使三块听小骨构成一个固定角度的杠杆系统(图5-12)。

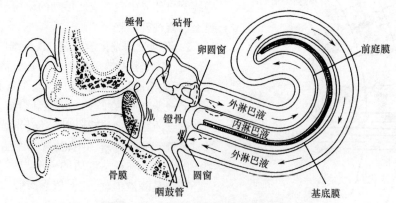

图5-12　人耳结构和声波传导途径
箭头表示声波传导路径

声波由鼓膜经听骨链传至内耳前庭窗时,振动的压强增大,而振幅稍减小。这样既可提高传音效率,又可避免造成内耳的损伤。咽鼓管的主要功能是调节鼓室内的压强,使之与外界大气压保持平衡,这对维持鼓膜的正常位置、形状和振动性能具有重要的意义。

声波传向内耳的途径有两种:气传导和骨传导。声波经外耳道空气传导引起鼓膜振动,再经听骨链和前庭窗传入耳蜗,这种方式称为**气传导**(air conduction)(图5-12外、中耳箭头)。这是声波传导的主要途径。此外,鼓膜的振动也可引起鼓室内空气振动,再经蜗窗(即圆窗)传入耳蜗。但这种气传导在一般情况下并不重要,仅在听骨链运动障碍时,起部分代偿作用。声波直接引起颅骨振动,再引起耳蜗内淋巴的振动,这种传导方式称为**骨传导**(bone conduction)。正常情况下,骨传导的效率比气传导要低很多,故在正常听觉中起的作用很小。

(二)内耳耳蜗的换能作用

内耳又称迷路,包括耳蜗和前庭器官两部分,耳蜗与听觉感受有关,前庭器官则与平衡感觉有关。耳蜗的作用是把传递到它的机械振动转变为蜗神经纤维的神经冲动。

1. 耳蜗的结构特点　耳蜗由 1 条骨质的管道围绕蜗轴盘旋而成,其内被斜行的前庭膜和横行的基底膜分为 3 个腔,分别称为前庭阶、鼓阶和蜗管(图 5-13)。前庭阶和鼓阶内充满外淋巴,两者在耳蜗顶部借蜗孔相交通。在前庭阶底部与前庭窗膜相接,鼓阶底部与蜗窗膜相接。蜗管是一个充满内淋巴的盲管,基底膜上有螺旋器,为听觉感受器。螺旋器上有数行纵向排列的毛细

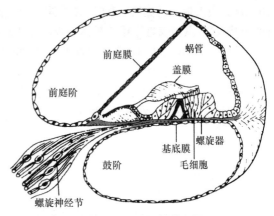

图 5-13　耳蜗管的横断面

胞,每一个毛细胞的顶部都有上百条排列整齐的听毛,其中较长的一些埋植在盖膜的胶胨状物质中,盖膜的内侧与耳蜗轴相连,外侧游离并悬浮在内淋巴中。这样的结构使得毛细胞的顶部与内淋巴相接触,而底部则与外淋巴相接触。毛细胞的底部有丰富的神经末梢。

2. 基底膜的振动和行波学说　当声波不论是从卵圆窗还是蜗窗传入内耳,都可通过外、内淋巴的振动引起基底膜振动。基底膜振动时,使毛细胞和盖膜的相对位置发生变化,于是毛细胞受到刺激,把声波振动转换成耳蜗的微音器电位,其电位变化达到阈电位时便触发动作电位,经蜗神经传入大脑皮质的听觉中枢,产生听觉。

当耳蜗受到声波刺激时,在耳蜗及其附近结构可记录到一种与声波的频率和幅度完全一致的电位变化,称为**微音器电位**(microphonic potential)。微音器电位属局部电位,潜伏期极短,小于 0.1ms,没有不应期,可以总和,并对缺氧和深度麻醉不敏感。实验证明,微音器电位是耳蜗受到声波刺激时,多个毛细胞所产生的感受器电位的复合表现。

观察表明,基底膜的振动是以行(音形)波(travelling wave)的方式进行的,即内淋巴的振动首先引起靠近前庭窗处(即蜗底)的基底膜振动,然后以行波的形式沿基底膜向耳蜗的顶部(即蜗顶)传播。不同频率的声音引起的行波都从蜗底开始,但频率不同的行波传播的远近和最大振幅出现的部位不同,最大振幅出现后行波迅速停止消失。声波频率越低,行波传播越远,最大振幅出现的部位就越靠蜗顶;相反,声波频率越高,行波传播越近,最大振幅出现的部位越靠近蜗底。这样,来自基底膜不同区域的神经冲动传到中枢的不同部位,就可引起不同音调的感觉。这个原理在动物实验和临床研究中也得到了证实,如耳蜗底部受损时主要影响高频听力,而耳蜗顶部受损时主要影响低频听力。

临床上听觉功能障碍常见分型为传音性耳聋、感音神经性耳聋和混合性耳聋三类。

(三)前庭器官的位置觉

前庭器官在结构上属于内耳迷路的一部分,包括半规管 3 个、椭圆囊和球囊。它们是人体对自身运动状态和头部空间位置的感受器,在保持身体平衡、维持正常姿势中起重要作用。

1. 椭圆囊和球囊的功能　椭圆囊和球囊内有囊斑,其功能是感受头在空间的位置和直线变速运动。当头在空间的位置发生改变时,或者当人体做直线变速运动时,由于重力或惯性的作用,都能使耳石膜(位觉砂膜)与毛细胞的相对位置发生改变,再使纤毛出现弯曲倒向一侧,从而使传入神经纤维上发放的冲动改变。这种信息传至中枢,产生关于头部空间位置的感觉和直线变速运动的感觉,并引起姿势反射。

2. 半规管的功能　半规管能感受旋转变速运动。例如,当躯体直立,沿水平方向旋转时,水平半规管感受器受刺激最大。当机体做旋转变速运动时,由于惯性作用内淋巴会滞后或超前于半规管的运动,从而使感受性毛细胞兴奋,冲动经前庭神经传入中枢,产生不同的旋转变速运动的感觉,并引起姿势反射以维持身体平衡。

(四) 前庭反应

当前庭器官受刺激而兴奋时,除引起运动觉和位置觉外,还引起各种姿势反射和内脏功能的改变,这种现象称为**前庭反应**。例如,汽车突然加速时,会引起颈背肌紧张性增强而后仰,车突然减速时则出现相反的情况;当人乘电梯突然上升时,肢体伸肌抑制而屈曲,下降时伸肌紧张加强而伸直。这些都是前庭器官的姿势反射,其意义在于维持机体一定的姿势和保持身体平衡。另外,前庭器官若受到过强或过长时间的刺激,或前庭功能过敏时,常会引起恶心、呕吐、眩晕、皮肤苍白等现象,称为**前庭自主神经反应**,具体表现为晕船、晕车和航空病等。通过锻炼可得到改善。

眼震颤(nystagmus)是指身体在旋转变速运动时出现的眼球不自主的节律性运动,是前庭反应中最特殊的一种反应。临床上可用于判断前庭功能。

四、其他感觉功能

(一) 嗅觉

嗅觉(olfaction)感受器——嗅细胞位于鼻腔上端隐窝的嗅黏膜中。每个嗅细胞的顶部有 6~8 条纤毛,埋于黏液中。呼吸时挥发性有气味的化学物质分子溶于黏液中,对嗅细胞构成刺激。

自然界中能引起嗅觉的有气味物质可达 2 万余种,而人类能明确辨别的有 2000~4000 种。人的嗅觉十分敏感,当空气中含有麝香的浓度为 $0.04\mu g/L$ 时即可嗅出。有些疾病,如感冒、鼻炎等可明显影响人的嗅敏度。人的嗅觉很易发生适宜现象。

(二) 味觉

味觉(gustation)感受器是位于味蕾的味细胞,主要分布于舌背和舌缘的黏膜内。味细胞顶部有纤毛,其适宜刺激是溶于水的化学物质。

众多味道都是由 5 种基本的味觉组合而形成的,即酸、甜、苦、咸和鲜(对谷氨酸钠的味觉)。一个味觉感受器并不只对 1 种基本味觉起反应,而是对这五种基本味觉均有反应,只是反应的程度不同而已。舌的不同部位对不同的味觉刺激的敏感程度不一样,舌尖部对甜味比较敏感,舌两侧对酸味比较敏感,舌两侧的前部对咸味比较敏感,软腭和舌根对苦味比较敏感。食物温度在 20~30℃ 时味觉的敏感度最高。味觉的敏感度随年龄的增长而下降。味觉感受器也是一种快适应感受器。

(三) 皮肤的感觉

皮肤内分布着多种感受器,能产生多种感觉。一般认为皮肤感觉主要有四种,即触压觉、冷觉、温觉和痛觉。前已述及,痛觉是由伤害性刺激引起,感受器为游离神经末梢。

轻微的机械刺激作用于皮肤浅层的触觉感受器可引起**触觉**,而**压觉**是由于较强的机械刺激导致皮肤深部组织变形所引起的感觉。两者性质上类似,可统称为**触压觉**。人体不同部位皮肤的触压觉敏感度有较大的差别,如鼻、口唇、指尖等很敏感,躯干背部等处较迟钝。

冷觉、温觉合称为**温度觉**,分别由冷敏感受器、热敏感受器的兴奋引起。皮肤的温度觉受皮肤的基础温度、温度的变化速度和被刺激皮肤的范围有关。另外,某些化学物质也可引起温度感觉,如在皮肤上涂抹薄荷油会产生清凉感觉。

第 3 节　神经系统对机体活动的调节

运动是人和动物最基本的功能性活动,通常指以骨骼肌的收缩和舒张活动为基础的躯体运动。机体活动还包括受自主神经系统支配的内脏、心血管和腺体的活动。

一、对躯体运动的调控

人类在生活和劳动过程中所进行的各种形式的躯体运动,包括反射运动、随意运动和节律性运动,都是在中枢神经系统的控制下进行的。中枢运动调控系统由三级水平的神经结构组成:大脑皮质联络区、基底神经节和皮质小脑居于最高水平,负责运动的总体策划;运动皮质和脊髓小脑居于中间水平,负责运动的协调、组织和实施;而脑干和脊髓则处于最低水平,负责运动的执行。三个水平的机构通过串行和平行联系,对运动实行灵活多样的控制,并且对神经系统受损后的恢复和代偿具有重要意义。

（一）脊髓是调节躯体运动的最基本中枢

脊髓是躯体运动的最基本反射中枢，脊椎动物可以完成骨骼肌的牵张反射、屈肌反射、对侧伸肌反射、搔扒反射等一些简单的反射活动，这些反射活动是正常机体复杂躯体运动的基础。

1. 脊休克　当脊髓与高位脑中枢突然离断后，断面以下的脊髓会暂时丧失反射活动能力而进入无反应的状态，这种现象称为**脊休克**（spinal shock）。脊休克是暂时现象，其持续时间长短与动物进化水平和个体发育有关，如蛙仅持续数分钟，犬持续数日，人类则需数周至数月。脊休克的产生，不是因脊髓损伤引起，而是由于离断面以下的脊髓突然失去高位中枢的调控，于是出现了一定时间内的无反应状态。恢复反应能力的**脊髓动物**（spinal animal）是研究神经系统调控躯体运动的常用模型。

2. 屈肌反射和对侧伸肌反射　脊髓动物一侧肢体的皮肤遭受伤害性刺激时，同侧肢体的屈肌收缩、伸肌舒张，肢体出现屈曲反应，称为**屈肌反射**（flexor reflex）。屈肌反射的意义在于避免伤害，自我保护。当引起屈肌反射的刺激达到一定强度时，除引起同侧肢体屈曲外，还出现对侧肢体伸肌收缩、屈肌舒张的现象，称为**对侧伸肌反射**（crossed extensor reflex）。该反射有维持姿势和平衡身体的作用。

3. 牵张反射　骨骼肌受到外力牵拉而伸长时，可反射性引起受牵拉的肌肉收缩，称为**牵张反射**（stretch reflex）。牵张反射有腱反射和肌紧张两种类型。

腱反射（tendon reflex）是指快速牵拉肌腱时发生的牵张反射。它表现为被牵拉肌肉快速而明显地缩短，如膝跳反射和跟腱反射。叩击膝部髌骨下方的股四头肌肌腱，可使股四头肌因受牵拉而发生快速的反射性收缩，称为膝跳反射。腱反射是单突触反射，它的**反射时**很短，肌肉的收缩几乎是一次同步性收缩。临床上常采用检查腱反射的方法，来了解神经系统的某些功能状态。

肌紧张（muscle tonus）是缓慢而持续地牵拉肌腱时所引起的牵张反射。它表现为被牵拉的肌肉轻度而持续地收缩，以阻止被拉长。肌紧张的反射弧与腱反射相似，但它为多突触反射，而且不是同步性收缩，是肌肉中的肌纤维交替性收缩产生的，所以不易发生疲劳。肌紧张是维持躯体姿势最基本的反射活动，是姿势反射的基础。

脊髓灰质前角有大量的运动神经元，可分为 α 运动神经元和 γ 运动神经元两类，它们的轴突经前根离开脊髓到达所支配的肌肉。α 运动神经元发出 α 纤维，支配梭外肌收缩。γ 运动神经元轴突构成 γ 纤维，支配梭内肌，并调节肌梭对牵拉刺激的敏感性。α 运动神经元的轴突末梢有许多分支，每一分支支配一个肌细胞。一个 α 运动神经元兴奋时，可引起它支配的所有肌细胞同时兴奋收缩。一个 α 运动神经元及其所支配的全部肌纤维组成了一个功能单位，称**运动单位**（motor unit）。运动单位有大有小，如一个支配四肢肌的 α 运动神经元可支配 2000 多条肌纤维，兴奋时可产生巨大张力；而一个支配眼外肌的 α 运动神经元只支配 6~12 条肌纤维，兴奋时肌肉收缩活动精细灵活。

牵张反射反射弧的显著特点是感受器和效应器都在同一块肌肉中（图 5-14）。肌肉中的感受器是肌梭（muscle spindle）。肌梭呈梭形，外面有一层结缔组织膜，膜内有 6~12 条梭内肌纤维。梭内肌纤维的中间部分是感受装置，两端是收缩成分。肌梭与梭外肌纤维平行排列，呈并联关系，它是长度感受器。当肌肉被拉长时，肌梭感受器兴奋，冲动经肌梭传入纤维传到脊髓中枢，直接或间接地与脊髓前角 α 及 γ 运动神经元构成兴奋性突触联系。α 运动神经元兴奋引起被牵拉的肌肉（梭外肌纤维）收缩，从而完成牵张反射；γ 运动神经元兴奋引起梭内肌纤维收缩，可提高肌梭感受器的敏感性，从而加强牵张反射。

腱器官（tendon organ）是肌肉内另一种感受装置，它分布于肌腱胶原纤维之间，与梭外肌纤维呈串联关系。它能感受肌张力的变化，是一种张力感受器。一般认为，当肌肉受到牵拉时，首先兴奋肌梭而发动牵张反射，引起受牵拉的肌肉收缩；当牵拉力量进一步加大时，则可兴奋腱器官，使牵张反射受到抑制，以避免被牵拉的肌肉受到损伤。

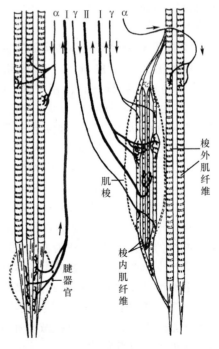

图 5-14　肌梭与腱器官及其神经纤维联系

（二）脑干对肌紧张的调节

脊髓的低级运动中枢经常受到高位中枢的调控,其中脑干在肌紧张的调节中起着重要作用。用电刺激动物脑干网状结构的不同区域,发现其中有加强肌紧张的区域,称为**易化区**;也有抑制肌紧张的区域,称为**抑制区**(图5-15)。易化区范围较大,其活动既有自发的,又受高级中枢的下行性影响,其主要作用是使肌梭的敏感性提高而加强肌紧张和肌运动。抑制区较小,作用相反。

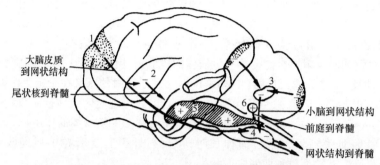

图5-15 猫脑肌紧张易化区和抑制区及其路径
1. 大脑皮质;2. 尾状核;3. 小脑;4. 网状结构抑制区;5. 网状结构易化区;6. 延髓前庭核
+表示易化区 −表示抑制区

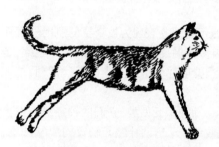

图5-16 去大脑僵直

通常情况下,中枢易化区的活动较强,抑制区的活动较弱,因此在肌紧张的平衡调节中,易化区的活动略占优势,从而维持正常的肌紧张。当二者失衡时,则会出现肌肉紧张亢进或减弱。如果在动物中脑上、下丘之间切断脑干,则易化区活动占优势,使伸肌紧张性亢进,动物会出现四肢伸直、头尾昂起、脊柱挺硬等伸肌过度紧张的现象,称为去大脑僵直(decerebrate rigidity)(图5-16)。人类也可以出现头后仰、上下肢僵硬伸直等类似动物去大脑僵直的现象,这是脑干严重损伤的信号。

（三）小脑对躯体运动的调节

根据小脑的传入、传出纤维联系,可将小脑划分成3个主要的功能部分,即前庭小脑、脊髓小脑和皮质小脑,它们在躯体运动的调节过程中分别发挥着维持身体平衡、调节肌紧张和协调随意运动,以及运动设计等不同的作用。

（四）基底神经节对躯体运动的调节

基底神经节是皮质下一些核团的总称,主要包括尾状核、壳核、苍白球、丘脑底核、中脑的黑质和红核。尾状核、壳核、苍白球统称为纹状体。基底神经节有重要的运动调节功能,它与随意运动的产生和稳定、肌紧张的调节、本体感觉传入信息的处理等都有关系。对基底神经节功能的认识,许多是从基底神经节疾病患者的临床表现和治疗结果进行推测得来的。基底神经节损伤的临床表现可分为两大类:一类是运动过少而肌紧张增强,如帕金森病;另

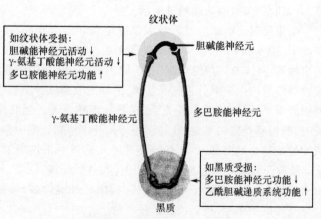

图5-17 黑质-纹状体环路

一类是运动过多而肌紧张降低,如舞蹈病(手足徐动症)等。目前认为,在基底神经节存在着黑质-纹状体反馈环路(图5-17)。黑质的多巴胺递质功能受损,导致纹状体内乙酰胆碱递质系统功能亢进,可导致帕金森病;纹状体内胆碱能和γ-氨基丁酸能神经元的功能减退,使黑质多巴胺能神经元功能相对亢进可导致舞蹈病。

（五）大脑皮质是躯体运动的最高级中枢

大脑皮质是调节、控制躯体运动的最高级中枢。在人类,如果大脑皮质运动区损伤,随意运动将出现严重障碍。

1. 大脑皮质的运动区　人类的**大脑皮质运动区**(cortical motor area)主要在中央前回。中央前回运动区对躯体运动的控制具有以下特点:①交叉性支配,即一侧皮质运动区支配对侧躯体的骨骼肌,但头面部骨骼肌的支配多数是双侧性的(眼裂以下面肌及舌肌主要受对侧皮质控制);②功能定位精细,呈倒置安排,但头面部代表区的内部安排是正立的;③运动代表区的大小与运动的精细程度有关,运动越精细、越复杂的部位,在皮质运动区所占的范围越大(图 5-18)。

除中央前回外,在皮质内侧面还有运动辅助区,它对躯体运动的支配是双侧性的。

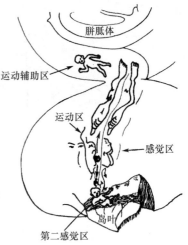

图 5-18　大脑皮质体表感觉区与躯体运动区示意图

案 例 5-1

某体操运动员在一次比赛中不慎摔伤,此后一直出现下半身瘫痪及有关功能障碍。

问题:试利用神经系统的感觉、运动调控知识分析其原因,并提出护理要点。

2. 运动传导通路　大脑皮质对躯体运动的调节是通过其下行的运动传导通路实现的。下行的运动传导通路主要包括皮质脊髓束和皮质核束。此外,上述两个通路发出的侧支和一些直接起源于运动皮质的纤维,经脑干某些核团接替后,形成顶盖脊髓束、网状脊髓束、前庭脊髓束和红核脊髓束,它们也属于下行的运动传导通路。

皮质脊髓束中约 80% 的纤维在延髓锥体交叉到对侧,沿脊髓下行,终止于脊髓前角外侧部的运动神经元,这些纤维组成皮质脊髓侧束,其功能与四肢远端肌肉精细的、技巧性的运动有关;其余约 20% 不交叉,在脊髓同侧下行,组成皮质脊髓前束,其功能与姿势的维持和粗大的运动有关。在人类,随意运动的指令起源于皮质联络区,而皮质脊髓束和皮质核束是主要的执行随意运动的下行通路。

二、对内脏活动的调节

神经系统对内脏活动的调节是通过**自主神经系统**(autonomic nervous system,也称内脏神经系统)实现的。自主神经系统的活动也受大脑皮质和皮质下各中枢的调节,所谓"自主"是相对于明显受主观意识控制的躯体运动而言的。在生理学中,自主神经系统一般仅指支配心血管、内脏、腺体的传出神经部分。

（一）自主神经系统的特征和功能

自主神经按结构和功能的不同,分为交感神经和副交感神经两大部分(图 5-19)。

1. 自主神经的结构特征

(1) 起源:交感神经起源于脊髓胸腰段($T_1 \sim L_3$)侧角,副交感神经起源于脑干副交感神经核和脊髓骶段第 2~4 节相当于侧角的部位。

(2) 节前纤维和节后纤维:自主神经纤维从中枢发出后,绝大多数要在周围神经节内换元后再到达效应器官,故有节前纤维和节后纤维之分。交感神经节位于交感干和椎前节,故其节前纤维短,节后纤维长;而副交感神经节在效应器壁内或附近,故其节前纤维长,节后纤维短。

(3) 分布:交感神经的分布广泛,几乎全身所有内脏器官都受其支配;副交感神经的分布较局限,某些器官不具有副交感神经支配,如皮肤和肌肉内的血管、一般的汗腺、竖毛肌、肾上腺髓质等都只有交感神经支配。

(4) 反应范围:刺激交感神经节前纤维引起的反应比较弥散;刺激副交感神经节前纤维引起的反应则比较局限。

2. 自主神经系统的功能　自主神经系统的功能在于调节心肌、平滑肌和腺体的活动(表 5-2)。

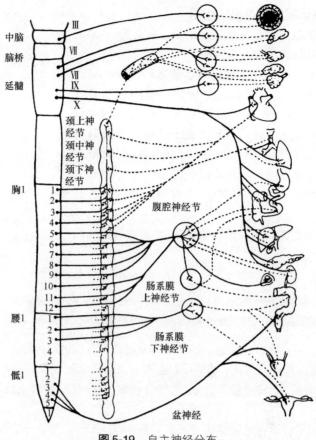

图 5-19 自主神经分布

实线:节前纤维;虚线:节后纤维

表 5-2 自主神经系统的主要功能

器官	交感神经	副交感神经
循环器官	心率加快、心肌收缩力加强,腹腔内脏血管、皮肤血管及分布于唾液腺与外生殖器官的血管均收缩;肌肉血管有的收缩(肾上腺素能),有的舒张(胆碱能)	心率减慢、心房收缩减弱,部分血管(如软脑膜动脉与分布于外生殖器的血管等)舒张
呼吸器官	支气管平滑肌舒张	支气管平滑状肌收缩,促进黏膜腺体分泌
消化器官	抑制胃肠运动,促进括约肌收缩,抑制胆囊活动,促进唾液腺分泌黏稠唾液	促进胃肠运动,促使括约肌舒张,促进胃液、胰液分泌,促进胆囊收缩,促进唾液腺分泌稀薄唾液
泌尿生殖器官	促进肾小管的重吸收,使逼尿肌舒张,括约肌收缩;使妊娠子宫收缩,非妊娠子宫舒张	使逼尿肌收缩,括约肌舒张
眼	使虹膜辐射状肌收缩,瞳孔开大	使虹膜环形肌收缩,瞳孔缩小,促进泪腺分泌
皮肤	竖毛肌收缩,汗腺分泌	
代谢	促进糖原分解,促进肾上腺髓质分泌	促进胰岛素分泌

　　总体上看,交感和副交感神经的活动具有以下几方面的特点。

　　(1)双重神经支配:人体多数器官都接受交感和副交感神经的双重支配,其作用往往是相互拮抗的,如迷走神经对心有抑制作用,而交感神经则具有兴奋性作用;但二者都有促进唾液分泌作用。一般情况下,当交感神经的活动相对增强时,副交感神经的活动则相对减弱。

　　(2)紧张性作用:自主神经对内脏器官发放低频率神经冲动,使效应器经常维持一定的活动状态,这就是紧张性作用。

（3）受效应器所处功能状态的影响：自主神经的外周性作用与效应器本身的功能状态有关。例如，交感神经兴奋可使妊娠子宫收缩，也可抑制非妊娠子宫平滑肌的活动。

（4）对整体生理功能调节的意义：交感神经常以整个系统参加反应。在环境急剧变化（如剧烈肌肉运动、剧痛、失血或寒冷等情况）时，交感神经系统的活动明显加强，同时常伴有肾上腺髓质激素的分泌增多，这一反应称为应急反应。应急反应动员机体储备能量，以适应环境的急剧变化，维持机体内环境的稳态。与交感神经相比，副交感神经系统的活动比较局限，安静时活动较强，且常伴有胰岛素分泌增多。整个系统的活动主要在于保护机体、休整恢复、促进消化、积蓄能量及加强排泄和生殖功能。二者相互协调，使器官和机体的活动保持动态平衡。

（二）自主神经系统的递质及受体

自主神经系统对内脏器官的作用是通过神经末梢释放神经递质实现的，主要为乙酰胆碱（ACh）和去甲肾上腺素（NE）。递质是和相应受体结合而发挥其生理作用的。

以 ACh 为递质的神经纤维称为**胆碱能纤维**（cholinergic fiber）。以 NE 为递质的神经纤维称为**肾上腺素能纤维**（adrenergic fiber）。胆碱能纤维包括所有的自主神经节前纤维、绝大多数副交感神经节后纤维、少数交感神经节后纤维（支配汗腺的和引起骨骼肌血管舒张的）和躯体运动神经（不属于自主神经）。肾上腺素能纤维包括大多数交感神经节后纤维。

除上述两类主要的外周神经递质外，还发现有嘌呤类和肽类递质。在胃肠道的自主神经系统中已发现多种肽类物质。

1. 胆碱能受体　胆碱能受体（cholinergic receptor）是指存在于突触后膜或效应器细胞膜上，能与 ACh 结合而发挥生理作用的特殊蛋白质。胆碱能受体可分为以下两种类型。

毒蕈碱受体：这类受体主要分布于副交感神经节后纤维支配的效应器细胞膜上，因它能与毒蕈（音 xùn，同训）碱结合，产生与 ACh 结合时类似的反应，故称为**毒蕈碱受体**（muscarinic receptor，M 受体）。ACh 与 M 受体结合后，可产生一系列副交感神经末梢兴奋的效应，称为毒蕈碱样作用（M 样作用）。阿托品是 M 受体阻断剂。临床上使用阿托品，可解除胃肠平滑肌痉挛，也可引起心跳加快、唾液和汗液分泌减少等反应。

烟碱受体：这类受体能与烟碱（尼古丁）结合，产生与 ACh 结合时类似的反应，故称为**烟碱受体**（nicotinic receptor，N 受体）。N 受体又分为两个亚型：N_1 及 N_2 受体。N_1 受体位于神经节的突触后膜上，ACh、烟碱等化学物质与 N_1 受体结合后，可引起自主神经节的节后神经元兴奋，六烃季铵主要阻断 N_1 受体的功能。N_2 受体实际上是一种离子通道（N 型 ACh 门控通道），它位于骨骼肌的终板膜上，十烃季铵主要阻断 N_2 受体的功能。筒箭毒可阻断 N_1 和 N_2 受体，故能使肌肉松弛，在临床手术中作为肌松剂使用。

2. 肾上腺素能受体　肾上腺素能受体是指人体内能与儿茶酚胺类物质（包括肾上腺素、NE 和中枢的多巴胺等）相结合的受体，分布于肾上腺素能纤维所支配的效应器细胞膜上，可分为两类。

α 型肾上腺素能受体（**α 受体**）：可分为 α_1 和 α_2 两种。NE 和 E 与 α 受体结合后产生的平滑肌效应主要是兴奋性的，包括血管收缩、子宫收缩、虹膜辐射状肌收缩等。但对小肠为抑制性效应，使小肠平滑肌舒张。酚妥拉明为 α 受体阻断剂。

β 型肾上腺素能受体（**β 受体**）：主要分为 β_1、β_2 两种（还有 β_3 受体）。β_1 受体主要分布于心脏组织中，NE 和 E 与 β_1 受体结合产生的效应是兴奋性的，如心率加快、心肌收缩力增强、脂肪分解代谢加强。β_2 受体分布于支气管、胃、肠、子宫及许多血管平滑肌细胞、睫状肌上，作用是抑制性的。普萘洛尔（心得安）是 β 受体阻断剂，对 β_1、β_2 受体都有阻断作用。阿替洛尔能阻断 β_1 受体，丁氧胺主要阻断 β_2 受体。目前，β 受体阻断剂的研究发展很快，并且在临床上有广泛的应用，可根据病情需要选择合适的受体阻断剂。

α 受体和 β 受体不仅对交感神经末梢释放的 NE 起反应，也能对体内分泌的或从体外注入血中的其他儿茶酚胺类物质起反应，而且不同的物质与受体结合后产生的作用强弱不一。NE 对 α 受体作用强，对 β 受体作用弱；E 对 α 受体和 β 受体作用都强；异丙肾上腺素主要对 β 受体有较强的兴奋作用。

（三）各级中枢对内脏活动的调节

脊髓是某些内脏反射活动的初级中枢，如血管运动、排尿、排便、发汗和勃起反射等。调节这些内脏活动的交感神经及部分副交感神经节前神经元位于脊髓胸腰段或骶段。

脑干具有许多重要的内脏活动中枢。其中延髓有**基本生命中枢**之称,这是因为呼吸运动、心血管活动、胃肠运动和消化腺分泌等基本反射中枢都位于延髓。此外,中脑有瞳孔对光反射中枢,脑桥还有呼吸调整中枢、角膜反射中枢等。

下丘脑是大脑皮质下调节内脏活动的较高级中枢。在下丘脑存在体温调节中枢,能调整机体的产热和散热过程,以保持体温恒定。下丘脑外侧区存在摄食中枢与饱中枢,共同调节人的摄食行为。下丘脑对水的摄入与排出均有影响,控制摄水的区域与上述摄食中枢极为靠近,两者协同调节着水平衡。下丘脑的神经分泌细胞能合成调节腺垂体激素分泌的肽类化学物质,称为下丘脑调节性多肽,促进或抑制某种腺垂体激素的分泌(见第6章)。在下丘脑内存在"假怒"中枢和防御反应区,调节动物的情绪反应。人类下丘脑的疾病也往往伴随着不正常的情绪反应。下丘脑视交叉上核的神经元具有日周期节律活动,这个核团是体内日周期节律活动的控制中心。

大脑皮质新皮质的某些区域和边缘系统与内脏活动有密切的关系。在动物实验中电刺激新皮质,除可引起躯体运动外,也可引起内脏活动的改变,如引起血管收缩、汗腺分泌、呼吸运动、直肠和膀胱活动等的改变。这表明,新皮质具有调节内脏活动的功能,而且其区域分布与躯体运动代表区的分布有一致的部分。

大脑边缘系统(limbic system)是由边缘叶的概念衍生出来的,是边缘叶、额叶的眶回、岛叶前部、颞极,以及杏仁核、下丘脑等的统称。边缘系统的主要功能大致可归纳为:个体保存(如寻食、防御等)和种族保存(如生殖行为),边缘系统是内脏活动的重要中枢,可以调节呼吸、胃肠、瞳孔和膀胱等活动,还与情绪、记忆、食欲、生殖和防御等活动有密切关系。这个结构是神经科学研究的热点之一。

第4节　神经系统的高级功能

人的大脑除了能产生感觉、调节躯体运动和协调内脏活动外,还有一些更为复杂的高级功能,如睡眠、条件反射、语言、思维、学习和记忆、动机与行为等。这些高级功能主要属于大脑皮质的活动。

一、脑电图、睡眠与觉醒

(一)脑电图

大脑皮质的神经元具有电活动。临床上使用脑电图机在头皮表面用双极或单极导联记录并描记到的自发脑电活动波形,称为**脑电图**(electroencephalogram,EEG)。如果将颅骨打开,直接在皮质表面引导的电位变化,称为皮质电图(electrocorticogram,ECoG)。

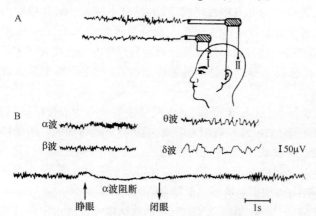

图 5-20　正常脑电图的描记和几种基本波形

A. 脑电图的描记方法:参考电极放置在耳壳(R),由额叶(Ⅰ)电极导出的脑电波振幅低,由枕叶(Ⅱ)导出的脑电波振幅高频率较慢;B. 正常脑电波的基本波形

正常脑电图的波形不规则,一般主要依据频率和波幅的不同,分为4种基本波形(图5-20)。

α波:频率为8~13Hz,波幅为20~100μV。人类α波在清醒、安静、闭眼时出现。α波的波幅常由小逐渐变大,再由大变小,如此反复而形成梭形,每一梭形持续1~2秒。α波在枕叶的脑电图记录中最为显著。睁开眼睛或接受其他刺激时,α波立即消失转而出现β波,这一现象称为α波阻断。当再次安静闭眼时,α波又重现。

β波:频率为14~30Hz,波幅为5~20μV。当受试者睁眼视物或接受其他刺激时即出现β波。一般认为,大脑新皮质在紧张活动状态下出现β波,且在额叶和顶叶比较显著。

θ波:频率为4~7Hz,波幅为100~150μV。成年人一般在困倦时出现。

δ波:频率为0.5~3Hz,波幅为20~200μV。成人在清醒时见不到δ波,但常在睡眠状态下出现,极度疲劳或麻醉状态下也可出现。婴儿常可见到δ波。

人类脑电图在安静时的主要波形可随年龄而发生变化。利用脑电波改变的特点,并结合临床资料,可用来诊断癫痫或探索肿瘤所在的部位。

(二)睡眠与觉醒

睡眠(sleep)和**觉醒**(wakefulness)是哺乳动物最明显的昼夜节律之一。睡眠与觉醒都是机体所必不可少的生理过程。人类觉醒时可以从事各种体力和脑力劳动,睡眠时精力和体力得到休息和恢复。正常人每天睡眠所需的时间依年龄、个体而有所不同。一般成年人每天需 7~9 小时,新生儿需 18~20 小时,儿童的睡眠时间(12~14 小时)要比成年人长,老年人睡眠时间(5~7 小时)较短。

1. 觉醒状态的维持　觉醒状态的维持与脑干网状结构上行激动系统的作用有关。觉醒状态包括脑电觉醒状态和行为觉醒状态两种。脑电觉醒状态指脑电图波形由睡眠时的同步化慢波变为觉醒时的去同步化快波,而行为上不一定呈觉醒状态;行为觉醒状态指动物出现觉醒时的各种行为表现。

2. 睡眠的时相　**慢波睡眠**(slow wave sleep,SWS),脑电波呈同步化慢波,α 波减弱,δ 波占优势。慢波睡眠时出现感觉功能减退、运动反射和肌紧张减弱、血压下降、心率减慢、呼吸减慢、代谢率降低、体温下降、汗腺分泌和胃液分泌增强等自主性神经功能改变。此相睡眠伴生长激素分泌增多,有利于机体生长和体力恢复。**异相睡眠**(paradoxical sleep,PS),脑电波呈与觉醒时相似的去同步化快波,又称**快波睡眠**、**快速眼球运动睡眠**。在此期间各种感觉进一步减退,肌肉近乎完全放松,伴有间断性阵发活动,如眼球快速运动、部分躯体抽动、血压升高或降低、心率加快,呼吸不规则等。此相睡眠时脑内蛋白质合成加快,促进学习和记忆功能,有利于精力恢复。

整个睡眠过程中两个时相交替出现。成人睡眠开始后首先进入慢波睡眠,持续 80~120 分钟后转入异相睡眠,后者维持 20~30 分钟,又转入慢波睡眠。整个睡眠过程中,如此反复转化 4~5 次,越接近睡眠后期,异相睡眠持续时间越长。慢波睡眠和异相睡眠均可直接转为觉醒状态,但在觉醒状态下只能进入慢波睡眠,不能直接进入异相睡眠。在异相睡眠期间,如果将其唤醒,80% 左右的人诉说他正在做梦,所以做梦也是异相睡眠的特征之一。异相睡眠期间会出现间断的阵发性表现,这可能与某些疾病在夜间发作有关,如心绞痛、哮喘、阻塞性肺气肿缺氧发作等。

3. 睡眠发生机制　关于睡眠的产生,较多的人认为是一个主动过程。脑干尾端存在一个睡眠中枢,这一中枢冲动向上传导可作用于大脑皮质,并与上行激动系统的作用相拮抗,从而调节睡眠与觉醒的相互转化。目前认为,慢波睡眠可能与脑干内 5-羟色胺递质系统的活动有关,异相睡眠可能与脑干内 5-羟色胺和 NE 递质系统的活动有关。

二、大脑皮质语言功能

🍁 案例 5-2

患者,男性,65 岁。右利手,半夜突然出现右侧肢体瘫痪,呼之稍能听懂言语,但不能说话。经查,该患者右侧上、下肢肌力 0 级,头颅 CT:左侧大脑半球 2/3 面积梗死;血管,左侧大脑中动脉闭塞。

问题:利用大脑皮质语言功能知识分析患者不能说话的原因。

临床发现,大脑皮质一定区域损伤可引致各种特殊的语言活动功能障碍。①运动性失语症:此症即由中央前回底部前方(运动语言区)损伤引起,患者可以看懂文字,能听懂别人的谈话,但自己却不会说话;②失写症:因损伤额中回后部接近中央前回的手部代表区所致,患者可以听懂别人说话,能看懂文字,自己也会说话,但不会书写;③感觉性失语症:由颞上回后部损伤所致,患者可以讲话与书写,也能看懂文字,但听不懂别人的谈话(患者并非听不到别人发音,而是听不懂谈话的含义);④失读症:角回受损引起,患者的视觉和其他的语言功能均正常,但看不懂文字的含义。由此可见,人类大脑皮质的语言功能具有一定的分区,各区管理语言功能的内涵不同,但各区的活动又是紧密联系的。正常情况下,各区共同活动,以完成复杂的语言功能(图 5-21)。

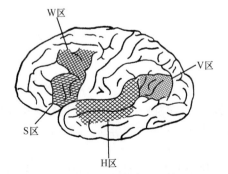

图 5-21　大脑皮质与语言功能有关的主要区域

V 区. 障碍不能认识词义;H 区. 障碍不能听懂话;
S 区. 障碍不能讲话;W 区. 障碍不能写字

语言活动的中枢主要集中在一侧大脑半球,此称为语言中枢的**优势半球**(dominant hemisphere)。临床实践证明,惯用右手的人,其优势半球在左侧,因此一般称左侧半球为优势半球(主要半球),右侧半球为次要半球。人类左侧大脑皮质在语言活动功能上占优势的现象,虽然与一定的遗传因素有关,但主要是在后天生活实践中逐步形成的,这与人类习惯用右手劳动有密切的关系。在运用左手劳动为主的人中,左右两侧半球都有可能成为语言活动的中枢。

一侧优势的现象充分说明人类两侧大脑半球功能是不对称的,动物不具有一侧优势的现象。左侧半球在语言活动功能上占优势,右侧半球在非语词性认识功能(如对空间的辨认、音乐的欣赏分辨等)上占优势。但是,这种优势是相对的,因为左侧半球有一定的非语词性认识功能,而右侧半球也有一定的简单的语词活动功能。

三、学习与记忆

学习(learning)是指通过神经系统接受外界环境信息而获得新行为习惯的过程。**记忆**(memory)是指将学习到的信息或经验在脑内储存和提取再现的神经活动过程。二者关系密切。

外界环境中经常有大量的信息通过感觉不断地传入大脑,但只有1%的信息能较长时间地被储存起来,而大部分被遗忘了。被长期储存的信息是反复作用于大脑、对个体具有重要意义的信息。人类的记忆过程可分为4个阶段:感觉性记忆、第一级记忆、第二级记忆和第三级记忆。感觉性记忆是指人体获得信息后,在脑内感觉区储存的阶段,储存时间不超过1秒,如果不注意和处理就会很快消失。如果经过处理,把那些不连续的、先后进入的信息整合成新的连续的印象,就可以从短暂的感觉性记忆转入第一级记忆。信息在第一级记忆中储存的时间也很短,平均约几秒钟。若经过反复学习和运用(复习训练),信息储存的时间被延长并容易从第一级记忆转入第二级记忆。第二级记忆是一个大而持久的信息储存系统,信息可在这一阶段储存数分钟至数年而不被忘记。有些信息,如自己的名字和日常性的操作手艺等,永不被遗忘,这类记忆属于第三级记忆。感觉性记忆和第一级记忆属于**短时性记忆**,第二级记忆和第三级记忆属于**长时性记忆**(图5-22)。

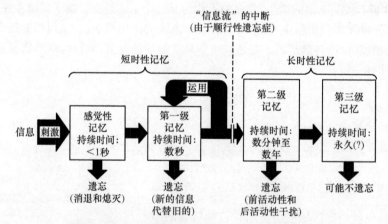

图 5-22　从感觉性记忆到第三级记忆的信息流
图示在每一级记忆内储存的持续时间及遗忘的可能机制。只有一部分的储存材料能够到达最
稳定的记忆之中。复习(运用)使得从第一级记忆转入第二级记忆更为容易

遗忘(amnesia)是指部分或完全失去回忆和再认的能力。遗忘是一种正常的生理现象。遗忘在学习后就开始,最初遗忘的速率很快,以后逐渐减慢。遗忘并不意味着记忆痕迹的消失,因为复习已经遗忘的材料总比学习新的材料容易。遗忘的原因,一是条件刺激久不予强化、久不复习所引起的消退抑制,二是后来信息的干扰。

临床上将疾病状况下发生的遗忘称为记忆障碍,并分为顺行性遗忘症和逆行性遗忘症两类。顺行性遗忘表现为不能保留新近获得的信息,可能是由于信息不能从第一级记忆转入第二级记忆。该症多见于慢性酒精中毒。逆行性遗忘表现为不能回忆脑功能障碍发生之前一段时间内的经历,多见于脑震荡。可能是由于脑内蛋白质合成代谢受到了破坏,第二级记忆发生了紊乱,而第三级记忆却未受影响。

第6章 内分泌-激素调节

内分泌系统是机体重要的信息传递系统,是除神经系统外的又一大调节系统。它通过分泌各种激素,以体液调节的方式参与机体各种生理过程的调节。内分泌系统与神经系统密切联系,相辅相成,共同调节和维持机体的内环境稳态,从而使机体能更好地适应外环境的变化。

一、内分泌生理概述

内分泌系统由内分泌腺和分散存在于某些器官组织中的内分泌细胞组成。人体主要的内分泌腺有垂体、甲状腺、甲状旁腺、肾上腺和松果体等;内分泌组织有胰腺内的胰岛、卵巢内的卵泡和黄体等;散在的内分泌细胞分布更为广泛,如消化道黏膜、心、肺、肾、下丘脑、胎盘等器官组织的某些细胞均具有内分泌功能。**内分泌**(endocrine,internal secretion)是相对于外分泌而言的,指内分泌细胞将所产生的激素不经导管排出而直接进入血液或其他体液,并以体液为媒介对靶细胞产生效应的一种分泌形式。

(一)激素的一般生理功能

激素的生理功能广泛而复杂,其对机体整体的调节作用可归纳为以下几方面:①调节物质代谢和水盐代谢,维持机体内环境的稳定;②促进组织细胞的生长、增殖、分化和成熟,参与细胞凋亡过程等,确保各系统器官的正常生长发育;③促进生殖器官的发育与成熟,调控生殖活动以保证个体生命的绵延和种系的繁衍;④增强机体的抵抗和适应能力。此外,激素还能调节心血管活动、肾脏的排泄,并影响神经系统的发育和活动,还与学习、记忆和行为等有关。

(二)从激素的分类和作用途径归纳出激素的概念

1. 激素的概念　激素需经体液运输到各器官、组织、细胞而发挥作用。这些被激素作用的器官、组织、细胞分别称为靶器官、靶组织和靶细胞。目前认为激素可通过多种方式在体内细胞之间传递信息(图 6-1):①大多数激素经血液运输到远距离的靶组织或靶细胞而发挥作用,称为**远距分泌**(telecrine);②某些激素由组织液扩散作用于邻近细胞而发挥作用,称为**旁分泌**(paracrine);③有的激素分泌出来后又返回作用于分泌该激素的细胞,称为**自分泌**(autocrine);④神经激素由神经细胞分泌,沿神经细胞轴突借轴浆运输到末梢而释放,称为**神经分泌**(neurocrine)。综上所述,**激素**(hormone)是由内分泌腺或器官组织的内分泌细胞分泌的,以体液为媒介,在细胞之间传递调节信息的高效能生物活性物质。

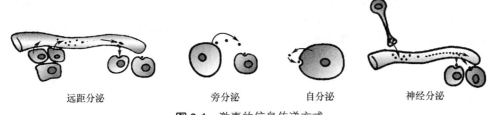

远距分泌　　旁分泌　　自分泌　　神经分泌

图 6-1　激素的信息传递方式

2. 激素的分类　人体的激素种类繁多,来源和性质各异,作用途径及范围也各不相同。通常按其化学性质,可将激素分为含氮类激素和类固醇激素两大类。

含氮类激素:包括蛋白质激素(如胰岛素、甲状旁腺激素、腺垂体激素等)、肽类激素(如下丘脑调节肽、神经垂体激素、降钙素、胃肠激素等)、胺类激素(即氨基酸衍生物,如肾上腺素、去甲肾上腺素、甲状腺激素等)。

类固醇激素:主要包括肾上腺皮质激素和性激素,如糖皮质激素、醛固酮、雌激素、孕激素、雄激素等。

此外,前列腺素属于脂肪酸衍生物。

体内多数激素属于含氮类激素,容易被胃肠道消化酶分解而破坏(甲状腺激素例外),故不宜口服,一一般须注射用药;而类固醇激素不易被消化酶破坏,可口服给药。

(三)激素的作用机制

激素如何将调节信息传递给靶细胞是一个十分复杂的问题。目前已知,激素的化学性质不同,其作用机制也不同。现简要介绍含氮类激素和类固醇激素的作用机制。

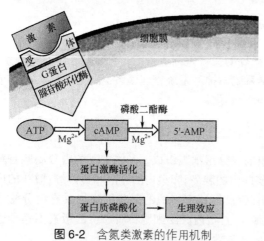

图 6-2 含氮类激素的作用机制
⟹ 变化;⟶ 催化或刺激

1. 含氮类激素的作用机制——第二信使学说 **第二信使学说**是美国生物学家萨瑟兰(Sutherland)于 1965 年提出来的。第 1 章关于跨膜信号转导部分已有介绍,该学说认为含氮类激素是第一信使,经体液运输到靶细胞,与细胞膜上的特异性受体结合后,可激活膜上的鸟苷酸结合蛋白(简称 G 蛋白),继而激活位于膜内侧面的腺苷酸环化酶(AC)等膜内效应器酶,在 Mg^{2+} 参与下,促使胞质内三磷酸腺苷(ATP)转变为环-磷酸腺苷(cAMP)。cAMP 作为第二信使,再激活细胞内的蛋白激酶系统,激活后的蛋白激酶(PKa)催化细胞内多种蛋白质的磷酸化反应,从而引起靶细胞的各种生理效应。cAMP 发挥作用后,即被细胞内磷酸二酯酶降解为 5′-AMP 而失活(图 6-2)。

2. 类固醇激素的作用机制——基因表达学说 类固醇激素是脂溶性的小分子物质,可透过靶细胞膜进入细胞内,与胞质受体结合,形成激素-胞质受体复合物,同时获得穿过核膜的能力,进入核内与核受体结合,形成激素-核受体复合物,此复合物再与染色质的非组蛋白的特异位点结合,启动或抑制 DNA 的转录过程,促进或抑制 mRNA 的形成,诱导或减少蛋白质的合成,加强或减弱细胞原有的生理效应(图 6-3)。

上述含氮类激素与类固醇激素的作用机制并不是绝对分开的。例如,胰岛素除可以作用于细胞膜受体外,也能进入细胞内发挥作用。甲状腺激素可以通过改变膜的通透性而进入细胞核内,通过调节蛋白质合成中的转录过程而发挥作用。

(四)激素的作用特点

1. 激素作用的相对特异性 激素只选择性地对能识别它的靶细胞起作用,这和靶细胞膜或胞质内存在能与该激素发生特异性结合的受体有关,这是内分泌系统实现针对性调节功能的基础。各种激素的作用范围存在很大差异,另外结构相似激素间还会有交叉作用。

2. 激素的信息传递作用 激素所起的作用是传递信息,犹如"信使"的角色。内分泌细胞发布的调节信息

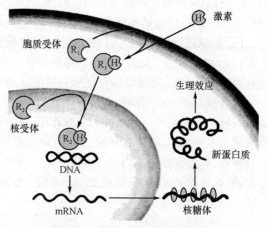

图 6-3 类固醇激素的作用机制

以分泌激素的形式传递给靶细胞,其作用在于启动靶细胞固有的、内在的一系列生物效应,而不直接参与细胞代谢的具体环节。在激素发挥作用的过程中,对靶细胞既不添加新功能,也不提供能量。完成信息传递后,激素即被分解灭活。

3. 激素作用的高效能性 生理状态下,激素在血中的含量甚微,一般在纳摩(nmol/L),甚至皮摩(pmol/L)浓度水平。但其作用显著,如 1mg 的甲状腺激素可使机体增加产热量约 4200kJ。原因是激素与受体结合后,在细胞内发生一系列酶促放大作用,形成一个效能极高的生物放大系统。如果某内分泌腺分泌的激素稍有过量或不足,便可引起机体的代谢或功能异常,这分别称为该内分泌腺功能亢进或减退。

4. 激素间的相互作用 主要表现在以下 4 个方面。①**协同作用**(synergistic effect):如生长激素、肾上腺素、胰高血糖素、糖皮质激素等,通过作用于代谢的不同环节,均可升高血糖,它们在升糖效应上有协同作用;②**拮抗作用**(antagonistic action):如胰岛素能降低血糖,这就与上述激素的升糖作用相拮抗;③**允许作用**(permissive action):指某些激素本身并不能直接对某器官、组织或细胞发生作用,但它的存在却是另一种

激素产生效应的必要条件,这种现象称为激素的允许作用,如糖皮质激素本身对心肌和血管平滑肌并无直接增强收缩的作用,但只有当它存在时儿茶酚胺类激素才能充分发挥调节心血管活动的作用;④竞争作用:化学结构相似的激素可竞争同一受体位点,其竞争能力的大小取决于该激素与受体的亲和性和激素的浓度,如黄体酮与醛固酮受体的亲和性很小,但当黄体酮浓度升高时则与醛固酮竞争同一受体而减弱醛固酮的生理作用。

(五) 激素的代谢

激素在体内不断地失活,并不断地被排出。其作用的有效期长短不一,短的不到1秒,长的可达若干天。所以,一般采用半衰期(即激素活性在血液中消失一半所需的时间)来衡量激素的更新率。大多数激素的半衰期为10~30分钟,只有甲状腺激素可长达数日。激素的清除主要由组织摄取,在肝脏和肾脏灭活后随尿和粪排出。

另外,各种激素发生作用的时间也长短不同。例如,肾上腺素静脉给药迅速即起作用,但维持数分钟就被分解;而甲状腺激素要经过几天才起作用。了解激素作用的这些时间特征,有助于合理采样、准确测定激素浓度和指导临床用药。

(六) 激素分泌的调控

激素的分泌活动受到严密的调控,可因机体的需要适时、适量分泌,及时启动和终止。激素的分泌除有本身的分泌规律外,还受神经和体液的调节。

1. 生物节律性分泌 许多激素具有节律性分泌的特征,短者表现为以分钟或小时计的脉冲式,长者可表现为月、季等周期性波动。例如,腺垂体一些激素表现为脉冲式分泌;糖皮质激素等表现为昼夜节律性分泌;女性月经周期中性激素表现为月周期性分泌;甲状腺激素则存在季节性周期波动。激素分泌的这种节律性受机体生物钟的控制。

2. 体液调节 反馈调节是激素分泌调节的一种普遍规律,其中主要为负反馈调节。

(1) 下丘脑-腺垂体-靶腺功能轴的反馈调节:下丘脑存在肽类神经元,其合成和释放的肽类激素,经垂体门脉系统进入腺垂体,促进或抑制腺垂体激素的分泌,腺垂体分泌的促激素通过血液循环再调节靶腺的生长发育和分泌活动,从而构成下丘脑-腺垂体-靶腺功能轴(图6-4),如下丘脑-腺垂体-甲状腺功能轴等。下丘脑-腺垂体-靶腺功能轴的反馈调节是激素分泌维持稳态的基本调节方式。通常将靶腺分泌的激素对下丘脑和腺垂体产生的反馈作用称为长反馈(通常为抑制作用),将腺垂体分泌的促激素对下丘脑产生的反馈作用称为短反馈,下丘脑肽能神经元活动受其自身调节肽的影响称为超短反馈。通过这种闭合式自动控制电路,能维持血液中各级别激素水平的相对稳定,以适应机体新陈代谢的需要。

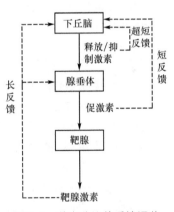

图 6-4 激素分泌的反馈调节

(2) 代谢物的反馈调节:很多激素都参与体内物质代谢过程的调节,而物质代谢引起血液中某些物质的变化又反过来调整相应激素的分泌水平,形成直接的反馈调节。例如,进餐后血糖水平升高可直接刺激胰岛B细胞增加胰岛素分泌,结果使血糖降低;而血糖降低则反过来使胰岛素分泌减少,从而维持血糖水平的相对稳定。

3. 神经调节 下丘脑是神经系统与内分泌系统相互联络的重要枢纽。下丘脑的上行和下行神经联系通路复杂而又广泛,内、外环境各种形式的刺激都可能通过这些神经通路影响下丘脑神经内分泌细胞的分泌活动,使激素分泌与机体的功能需求更加适应。例如,胰岛有神经纤维的支配,夜间睡眠时,迷走神经活动占优势可促进胰岛B细胞分泌胰岛素,有助于机体积蓄能量、休养生息。

总之,体内激素水平维持相对稳定,主要是通过反馈调节实现;激素分泌随内、外环境的变化而变化,则主要是通过神经调节完成。

二、下丘脑和垂体的激素

下丘脑与垂体在结构和功能上密切联系,共同组成下丘脑-垂体系统(图6-5)。垂体按其结构与功能

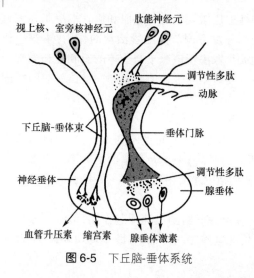

图 6-5 下丘脑-垂体系统

可分为腺垂体和神经垂体。因此,下丘脑-垂体系统也分为下丘脑-腺垂体门脉系统和下丘脑-神经垂体系统。

(一)下丘脑的内分泌功能

下丘脑视上核、室旁核神经元主要合成血管升压素和缩宫素,随下丘脑-垂体束纤维的轴浆运输到神经垂体储存并释放入血。

下丘脑促垂体区小细胞神经元合成和分泌的调节腺垂体功能的肽类激素,称为**下丘脑调节肽**(hypothalamic regulatory peptides,HRP),其经垂体门脉运送到腺垂体,调节腺垂体的内分泌活动。目前常被提及的有 9 种,已确认的 7 种下丘脑调节肽见表6-1。促黑素细胞激素释放因子(MRF)和促黑素细胞激素释放抑制因子(MIF)的化学结构尚未被阐明。

表 6-1　下丘脑调节肽的化学本质及主要作用

名称	英文缩写	化学结构	主要作用
促甲状腺激素释放激素	TRH	3 肽	促进 TSH、PRL 的分泌
促性腺激素释放激素	GnRH	10 肽	促进 LH、FSH 的分泌(以 LH 为主)
促肾上腺皮质激素释放激素	CRH	41 肽	促进 ACTH 的分泌
生长激素释放激素	GHRH	44 肽	促进 GH 的分泌
生长抑素(生长激素释放抑制激素)	GHIH(SS)	14 肽	抑制 GH 及 LH、FSH、TSH、PRL、ACTH 的分泌
催乳素释放因子	PRF	31 肽	促进 PRL 的分泌
催乳素释放抑制因子	PIF	多巴胺	抑制 PRL 的分泌

(二)腺垂体激素的作用及其调控

腺垂体是体内最重要的内分泌腺,能分泌 7 种激素,其中**生长激素**(growth hormone,somatotropin,GH)、**催乳素**(prolactin,PRL)和促黑(素细胞)激素(melanophore stimulating hormone,MSH)直接作用于靶组织和靶细胞;而**促甲状腺激素**(thyroid stimulating hormone,thyrotropin,TSH)、**促肾上腺皮质激素**(adrenocorticotropic hormone,corticotropin,ACTH)、**卵泡刺激素**(follicle stimulating hormone,FSH)和**黄体生成素**(luteinizing hormone,LH),通过分别作用于各自的**靶腺**(target gland),刺激靶腺组织增生、发育,并促进其激素的合成和分泌而发挥作用,统称为促激素。促激素将在各自靶腺部分再作介绍。

1. 生长激素　生长激素是含 191 个氨基酸残基的蛋白质,其半衰期为 6~20 分钟。近年来,人们利用 DNA 重组技术已能人工合成生长激素,并应用于临床。

(1) 生长激素的生理作用

1) 促进生长:GH 的主要作用是促进人体生长发育,能够通过刺激软骨细胞、肌肉细胞和骨细胞蛋白质合成和细胞增生等作用促进骨骼、肌肉和内脏器官的发育,但对脑组织的生长发育并无影响。此外,GH 能诱导肝脏产生胰岛素样生长因子(也称生长介素),间接促进生长发育。

2) 调节物质代谢:GH 促进蛋白质的合成和脂肪的分解,使机体的能量来源由糖代谢向脂肪代谢转移,亦有利于生长发育和组织受损后的修复。生理水平的 GH 可刺激胰岛素的分泌,加强糖的利用;过量的 GH 则抑制外周组织摄取和利用葡萄糖,使血糖升高,可引起垂体性糖尿病。

(2) 生长激素分泌的调节及影响因素:GH 的分泌主要受下丘脑所分泌的 GHRH 和 GHIH 的双重调节,在整体条件下,GHRH 的作用占优势。一般认为,GHRH 是 GH 分泌的经常性调节者,而 GHIH 则在应急情况下 GH 过多时,才显著抑制 GH 的分泌。

营养物质可改变 GH 的分泌。血中氨基酸水平的升高和葡萄糖水平的降低都可促进 GH 分泌。其中,低血糖是最有效的刺激。活动后的 GH 空腹值高于基础值,剧烈运动可引起 GH 更明显的升高。所以,在临床上快速爬楼梯运动已作为筛选儿童 GH 缺乏症的标准试验(GH 兴奋试验)。

睡眠及性别对 GH 分泌也有影响。慢波睡眠相 GH 分泌增加,转入快波睡眠相 CH 分泌减少。因此,慢波睡眠有利于生长和体力恢复。此外,青春期女性 GH 的连续分泌比男性明显,这可能与性激素水平有关。

2. 催乳素　人 PRL 是含 199 个氨基酸残基的蛋白质激素,其半衰期约为 20 分钟。

PRL 的主要作用是促进乳腺生长发育,引起并维持乳腺泌乳。但在女性一生的不同时期,其作用有所不同。在女性青春期乳腺发育中,生长激素、雌激素、孕激素、糖皮质激素、甲状腺激素和 PRL 协同作用;在妊娠期,随着 PRL、雌激素和孕激素分泌增多,使乳腺组织进一步发育,但此时血中雌激素和孕激素水平很高,可抑制 PRL 的泌乳作用,故乳腺已具备泌乳能力但不泌乳;分娩后,血中雌激素和孕激素水平明显降低,PRL 才发挥其始动和维持泌乳的作用。催乳素对性腺还有一定作用,在女性,小剂量催乳素促进排卵和黄体的生成,促进雌激素和孕激素的合成和分泌,大剂量时则有抑制作用。在男性,催乳素可以促进前列腺和精囊的生长,促进睾酮的合成,对生精过程有调节作用。催乳素可能也参与机体的应激反应。

PRL 的分泌受下丘脑释放的催乳素释放因子(PRF)和催乳素释放抑制因子(PIF)的双重调节,平时以 PIF 的抑制作用为主。授乳时,婴儿吸吮乳头,可反射性地促进催乳素的大量分泌。

3. 促黑激素　促黑激素是由 22 个氨基酸残基组成的多肽激素,其半衰期为 10 分钟左右。MSH 的主要作用是刺激黑色素细胞,使细胞内的酪氨酸转变为黑色素,导致皮肤和毛发颜色加深。MSH 的分泌主要受下丘脑释放的 MRF 和 MIF 的双重调节,平时以 MIF 的抑制作用占优势。另外,由于 MSH 和 ACTH 的部分氨基酸相同,所以糖皮质激素对 MSH 分泌有负反馈调节作用。肾上腺功能减退患者皮肤颜色会加深。

(三)神经垂体激素的作用及其调控

神经垂体是下丘脑的延伸结构,不含腺细胞,下丘脑视上核和室旁核等部位大细胞神经元轴突延伸终止于神经垂体,形成下丘脑-垂体束。下丘脑视上核和室旁核等处合成的**血管升压素**(vasopressin,VP)和**缩宫素**(oxytocin,OXT)经长轴突运输终止于神经垂体的末梢内并储存。当下丘脑有神经冲动经下丘脑-垂体束到达神经垂体时,储存的激素释放入血,发挥生理作用。

1. 血管升压素　血管升压素是含 9 个氨基酸残基的环状多肽激素。生理剂量的血管升压素并没有升压作用,只有抗利尿作用。因此,血管升压素称为**抗利尿激素**(antidiuretic hormone,ADH)较为恰当。在大量失血的情况下,血中 ADH 浓度明显升高时,才表现出缩血管作用,这对维持血压有一定的意义。此外,ADH 还具有增强记忆、调制痛觉等作用。ADH 的生理作用及分泌调控详见第 12 章。ADH 表面上看只是调节肾功能,实际上却是参与维持体液和血压的稳态。

2. 缩宫素　缩宫素也是一种含 9 个氨基酸残基的环状多肽激素。其主要作用是促进乳汁排出和刺激子宫收缩,以前者为主。

对乳腺的作用:促进乳腺腺泡周围的肌上皮细胞收缩,使具有泌乳功能的乳腺排乳。哺乳时,婴儿吸吮乳头使母体产生的感觉信息经传入神经传至下丘脑,可反射性地引起神经垂体储存的 OXT 释放入血,促进排乳,称为**射乳反射**(milk ejection reflex)。射乳反射是典型的神经-内分泌反射,在此基础上极易建立条件反射,如母亲看见婴儿或听见婴儿的哭声,即可引起射乳反射。而焦虑、恐惧等情绪变化又可抑制 OXT 分泌,使射乳减少或停止。

对子宫的作用:促进子宫平滑肌收缩,但非妊娠子宫对 OXT 敏感性很低,妊娠晚期的子宫对 OXT 的敏感性明显提高。在分娩过程中,胎儿对子宫、子宫颈和阴道的扩张性刺激可反射性地引起 OXT 分泌增加,促使子宫收缩加强,有利于分娩。OXT 在临床上的应用,主要是诱导分娩(催产)及防止或制止产后出血。

三、甲状腺激素

甲状腺是人体内最大的内分泌腺,重 20g 左右。甲状腺的主要结构是腺泡(也称滤泡),腺泡上皮细胞是甲状腺激素合成和释放的部位,腺泡腔是激素的储存库。**甲状腺激素**(thyroid hormone,TH)主要有两种:一种是**甲状腺素**(又称四碘甲腺原氨酸,T_4),另一种是**三碘甲腺原氨酸**(T_3)。T_4 与 T_3 都具有生物活性,在血液中 T_4 含量占绝大多数,但 T_3 的生理活性较 T_4 强 3~5 倍。临床上可通过测定血液中 T_3、T_4 的含量了解甲状腺的功能。正常人血清 T_4 浓度为 51~142nmol/L,半衰期约为 7 天,T_3 浓度为 1.3~3.4nmol/L,半衰期约为 1 天。

❁ 案例 6-1

患者,女性,28 岁,近段时间出现怕热多汗,食欲亢进,但是身形消瘦明显,常述心跳急快,因体重减轻来院诊治。

体格检查:体温 37℃,脉搏 99 次/分,眼球突出,双侧甲状腺弥漫性对称性肿大。

问题:为协助诊断,检测血液中 T_3、T_4 和 TSH 激素水平,可能会出现何种变化?为什么?

（一）甲状腺激素的合成

碘是合成 TH 不可缺少的原料,主要来源于食物,人每天从食物中摄取碘 $100\sim200\mu g$,其中约 1/3 被甲状腺摄取。TH 的合成过程包括 3 个步骤(图 6-6)。

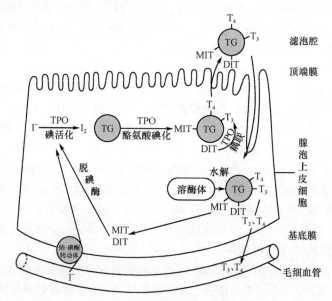

图 6-6　甲状腺激素的合成与分泌

在 TH 的合成过程中,甲状腺腺泡上皮细胞生成的**甲状腺过氧化物酶**(thyroperoxida-se,TPO)起着关键性作用,可以促使 I^- 的活化、酪氨酸碘化及碘化酪氨酸的耦联等。硫脲类药物可抑制 TPO 的活性,是临床上用于治疗甲状腺功能亢进症(甲亢)的常用药物。

1. 腺泡聚碘　甲状腺内 I^- 浓度比血液中 I^- 浓度高 $20\sim25$ 倍,且甲状腺上皮细胞静息电位为 $-50mV$,因此,甲状腺对碘的摄取是逆电-化学梯度的继发性主动转运过程,通过腺泡上皮细胞膜上的钠-碘同向转运体完成的。临床上常采用测定甲状腺摄取放射性碘的能力来检查与判断甲状腺功能。

2. I^- 的活化　摄入腺泡上皮细胞内的 I^-,在 TPO 的催化下氧化为有活性的碘。活化的部位在腺泡上皮细胞顶端质膜与腺泡腔交界处。只有活化的 I_2 才能与酪氨酸结合。

3. 酪氨酸碘化与甲状腺激素的合成　由腺泡上皮细胞合成的**甲状腺球蛋白**(thyroglobulin,TG)含有酪氨酸残基。活性 I 取代酪氨酸残基上氢原子的过程称为酪氨酸碘化。碘化后的酪氨酸先生成一碘酪氨酸残基(MIT)和二碘酪氨酸残基(DIT),2 分子的 DIT 耦联生成 T_4,1 分子的 MIT 和 1 分子的 DIT 耦联生成 T_3。

（二）甲状腺激素的分泌

合成的 T_3、T_4 以与甲状腺球蛋白结合的形式储存于腺泡腔内。当机体受到适宜刺激时,腺泡上皮细胞通过入胞作用将甲状腺球蛋白吞入细胞内,在溶酶体蛋白水解酶的作用下,将 TH 从甲状腺球蛋白分子中水解下来,并迅速入血液。TH 释放入血后,绝大部分以蛋白质结合形式存在,少部分呈游离状态,二者之间可以相互转换,维持动态平衡。但只有游离的甲状腺激素可被细胞摄取而发挥其生理作用。

（三）甲状腺激素的生理作用

TH 作用广泛,几乎对全身各组织细胞均有影响。其主要作用是调节物质代谢与能量代谢,促进机体的生长发育。

1. 对新陈代谢的影响

(1) 能量代谢:TH 能明显地促进能量代谢,提高大多数组织细胞的耗氧量,使产热增加,基础代谢率升高。故测定基础代谢率,有助于了解甲状腺的功能。甲亢患者,产热量增加,基础代谢率升高,表现为怕热多汗;甲状腺功能减退症(甲减)患者,产热量减少,基础代谢率降低,表现为喜热怕冷。

(2) 蛋白质、糖类和脂肪代谢:TH 对三大营养物质的合成与分解代谢均有影响,但可因血液中浓度的不用效应有所差异。

1) 蛋白质代谢:生理浓度的 TH 可促进蛋白质合成,但大剂量的 TH 则促进蛋白质分解,特别是骨骼肌蛋白质。故甲亢时骨骼肌蛋白质分解增加,可出现消瘦和肌无力;甲减时蛋白质合成减少,但组织间隙的黏蛋白增多,可结合大量的正离子和水分子,在皮下形成一种特殊的指压不凹陷的水肿,称为黏液性水肿。

2) 糖代谢:生理浓度的 TH 一方面促进小肠黏膜对糖的吸收,促进糖原分解而使血糖升高;同时又增强外周组织对糖的利用,使血糖降低。因此,在正常情况下,TH 对血糖浓度影响不大。甲亢时,升糖作用强于降糖作用,使患者血糖升高,甚至出现糖尿。

3) 脂肪代谢:TH 既能促进脂肪和胆固醇的合成,又能加速脂肪的动员、分解,促进肝外胆固醇的降解,但总的效应是分解大于合成。故甲亢患者血中胆固醇常低于正常,而甲减者高于正常,易引起动脉粥样硬化。

2. 对生长发育的影响　TH 是促进和维持机体生长发育不可缺少的激素,尤其是对婴儿脑和骨的生长发育影响最大。胚胎期若缺碘而导致 TH 合成不足或出生后甲减的婴幼儿,脑的发育有明显障碍,且出生后数周出现生长发育停滞,表现为智力低下、身材矮小,称为呆小症(即克汀病)。所以,在缺碘的地区,应在妊娠期注意补充碘预防呆小症;治疗呆小症须抓住时机,应在出生后 3~4 个月补充甲状腺激素,过迟则难以奏效。

3. 对机体其他方面的影响

(1) 神经系统:TH 不仅能促进神经系统的发育、成熟,而且对已分化成熟的中枢神经系统也有作用,主要是提高中枢神经系统的兴奋性。因此,甲亢患者常出现烦躁不安、多言多动、喜怒无常、睡眠不好、注意力不易集中等症状;甲减患者则出现言行迟钝、记忆力减退、表情淡漠、少动嗜睡等症状。

(2) 心血管系统:TH 可使心跳加快加强,心排血量及心肌耗氧量增加。故甲亢患者常出现心动过速、心肌肥大,甚至因心肌过度劳累而导致心力衰竭。

(3) 消化和生殖功能:TH 能促进食欲,这与物质氧化消耗有关。对生殖也有明显的影响,甲减女性月经不规则,甚至发生闭经、不育,即使受孕也容易流产。

(四) 甲状腺激素分泌的调节

甲状腺激素的分泌主要受下丘脑-腺垂体-甲状腺功能轴调节。此外,还可进行一定程度的自身调节和神经调节。

1. 下丘脑-腺垂体-甲状腺功能轴　腺垂体分泌的**促甲状腺激素**(TSH)是调节甲状腺功能的主要激素,其主要作用是促进甲状腺腺泡增生,合成并分泌 TH。腺垂体分泌的 TSH 又受下丘脑分泌的促甲状腺激素释放激素(TRH)的调节,TRH 的分泌受环境因素的影响,如寒冷刺激的信息到达中枢后,通过一定的神经联系使 TRH 分泌增多,继而通过 TSH 的作用促进 TH 的分泌(图 6-7),最终产热量增加,利于御寒。

2. 甲状腺激素的反馈调节　血中 T_3、T_4 浓度升高时,可对腺垂体和下丘脑产生抑制作用,引起下丘脑释放 TRH 和腺垂体分泌 TSH 减少,使血中 TH 的分泌也随之减少;反之则增多。这种负反馈作用是体内 T_3、T_4 浓度维持动态平衡的重要机制。

3. 甲状腺的自身调节　甲状腺可根据碘供应的变化而调节自身对碘的摄取及合成 TH 的能力,称为甲状腺的自身调节。这是一种有一定限度的缓慢的调节机制。当碘供应不足时,甲状腺的聚碘作用增强,使 TH 的合成与分泌不致因碘供应不足而减少。反之,碘供应过多时,甲状腺对碘的摄取减少,TH 的合成亦不致过多。

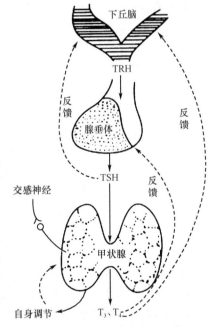

图 6-7　甲状腺激素分泌调节
──→促进作用或分泌活动;----→抑制作用

4. 自主神经对甲状腺活动的影响　甲状腺受自主神经的支配。交感神经兴奋时可促使甲状腺激素合成与分泌增加;副交感神经兴奋时则可能使甲状腺激素的分泌减少。

四、调节钙、磷代谢的激素

甲状旁腺激素、降钙素和钙三醇是体内调节钙、磷代谢的三种主要激素,它们通过对骨、肾和小肠三种

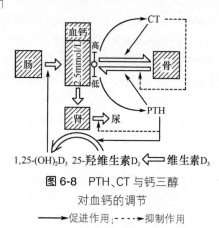

图 6-8　PTH、CT 与钙三醇
对血钙的调节
——→促进作用;----→抑制作用

靶组织的作用,维持血中钙和磷水平的相对稳定(图 6-8)。

(一)甲状旁腺激素

甲状旁腺激素(parathyroid hormone,PTH)是由甲状旁腺主细胞合成和分泌的 84 肽蛋白质。正常人血浆中的 PTH 浓度呈昼夜节律,在 1~5ng/100ml 波动,清晨 6:00 最高,以后逐渐降低,至下午 16:00 达最低,以后又逐渐升高。PTH 的半衰期约 4 分钟,主要在肝灭活,经肾排出。

1. 甲状旁腺激素的生理作用　PTH 是调节血钙浓度的最重要激素,它有升高血钙和降低血磷的作用。如外科手术时不慎将甲状旁腺切除,可引起严重的低血钙性抽搐,应用 PTH 和钙盐可暂时缓解症状。

(1)对骨的作用:持续应用 PTH 可动员骨钙入血,使血钙浓度升高。此作用分为快速效应和延缓效应两个时相。①快速效应:在 PTH 作用数分钟后发生,通过提高骨细胞膜对 Ca^{2+} 的通透性和 Ca^{2+} 泵的活动增强,Ca^{2+} 经主动转运至细胞外液中,使血钙升高;②延缓效应:在 PTH 作用后 12~14 小时出现,主要通过刺激破骨细胞的活动,加速骨组织的溶解,使钙、磷释放入血。因此,PTH 分泌过多可导致骨质疏松。而小剂量、间歇应用 PTH 则表现促进骨形成为主,骨量增加。

(2)对肾的作用:PTH 可促进肾远曲小管和集合管对 Ca^{2+} 的重吸收,减少尿钙排出,使血钙升高;同时,PTH 可抑制近曲小管对 PO_4^{3-} 的重吸收,促进尿磷排出,使血磷降低。

(3)对小肠的作用:PTH 可激活肾的 1,25-羟化酶的活性,使维生素 D_3 转变成有活性的 1,25-二羟维生素 D_3,后者促进小肠对钙的吸收,使血钙升高。

2. 甲状旁腺激素分泌的调节　PTH 的分泌主要受血钙浓度的负反馈调节。血钙浓度降低时,PTH 的分泌增多,持续低血钙可导致甲状旁腺体增生;反之,血钙浓度升高时,则 PTH 分泌减少,长时间高血钙可使甲状旁腺萎缩。这种负反馈调节是人体甲状旁腺激素分泌和血钙浓度维持相对稳定的重要机制。

(二)降钙素

降钙素(calcitonin,CT)是甲状腺腺泡旁细胞(C 细胞)分泌的由 32 个氨基酸残基组成的肽类激素。CT 的主要作用是降低血钙和血磷。CT 可以抑制骨细胞及破骨细胞的骨溶解作用,增加成骨细胞的活性而使钙磷沉积于骨;CT 也可以抑制肾小管对钙、磷、钠、氯的重吸收,使尿钙、尿磷增加。CT 的分泌主要受血钙浓度的调节。血钙升高,CT 分泌增多,反之则分泌减少。

(三)钙三醇

维生素 D_3 是胆固醇的衍生物,也称胆钙化醇,在肝、乳、鱼肝油等食物中含量丰富。体内的维生素 D_3 主要由皮肤中的 7-脱氢胆固醇经日光中的紫外线照射转化而来。维生素 D_3 无生物活性,它需在肝内经 25-羟化酶羟化为 25-羟维生素 D_3,再在肾内进一步羟化成具有活性的 1,25-二羟维生素 D_3[1,25-$(OH)_2D_3$],即**钙三醇**。钙三醇可促进小肠上皮细胞对钙的吸收,使血钙升高,动员骨钙入血和钙在骨中的沉积,是促使骨更新重建的重要因素。若机体缺乏维生素 D_3 或长期缺乏阳光照射,会导致骨质钙化不足,使骨骼生长不良,在儿童可引起佝偻病,在成人可引起骨软化症。

五、肾上腺皮质和髓质激素

肾上腺由皮质和髓质两部分组成,它们合成、分泌的激素种类不同。因此,从功能上和胚胎发育上看,肾上腺皮质和髓质实际上是两个独立的内分泌腺。

(一)肾上腺皮质激素

肾上腺皮质由外向内可分 3 层,即球状带、束状带和网状带。球状带细胞合成和分泌**盐皮质激素**(以醛固酮为代表);束状带细胞分泌**糖皮质激素**(以皮质醇为代表);网状带细胞分泌少量性激素,如脱氢表雄酮。切除动物的双侧肾上腺后,如处理不当,1~2 周动物即可死去。若仅切除肾上腺髓质,则动物可以存活较长时间。说明肾上腺皮质分泌的激素是维持生命所必需的。

醛固酮的生理作用及分泌的调节详见第 12 章"机体排泄与水盐平衡",有关性激素的内容详见第 13 章"生殖功能"章节,这里主要介绍糖皮质激素。

1. 糖皮质激素的生理作用 此类激素最早发现有生糖效应,故称为糖皮质激素。实际上它具有多方面的生理功能。

(1) 对物质代谢的影响

1) 糖代谢:糖皮质激素具有抗胰岛素样的作用,抑制周围组织对糖的摄取和利用(心脏和脑组织除外);同时还有促进糖异生的作用。因此,糖皮质激素分泌过多(或服用此类激素药物过多),可使血糖升高,甚至出现糖尿,故有诱发或加重糖尿病的趋向。

2) 蛋白质代谢:糖皮质激素促进肝外组织,特别是肌肉组织的蛋白质分解,以提供氨基酸给肝脏作为糖异生的原料。糖皮质激素分泌过多时,蛋白质分解增强,可出现肌肉消瘦、骨质疏松、皮肤变薄(以致可见皮下血管分布而呈现紫纹)、创口愈合延迟等现象。

3) 脂肪代谢:糖皮质激素促进脂肪分解,增强脂肪酸在肝内的氧化过程,有利于糖异生。但全身不同部位的脂肪组织对糖皮质激素的敏感性不同。四肢敏感性较高,而面部、肩、颈和躯干部位敏感性较低,却对胰岛素(促进合成脂肪)的敏感性较高。因此,长期大剂量使用糖皮质激素或肾上腺皮质功能亢进的患者,体内脂肪重新分配,产生以面圆、背厚、四肢消瘦、躯干发胖的向心性肥胖,临床上称为库欣综合征。

4) 水盐代谢:糖皮质激素具有较弱的保钠排钾作用,还可通过降低肾小球入球小动脉的阻力增加肾小球血浆流量,促进水的排出。肾上腺皮质功能减退的患者常有水排出障碍,严重时可出现"水中毒"。

(2) 在应激反应中的作用:当机体受到创伤、寒冷、饥饿、疼痛、感染、紧张、惊恐等伤害刺激时,腺垂体释放 ACTH 增加,导致糖皮质激素的分泌也大大增加,并产生一系列反应(详见第7章)。

大量糖皮质激素还有抗炎、抗毒、抗过敏和抗休克等药理作用,这是临床上使用大剂量糖皮质激素治疗多种疾病的依据。

(3) 对其他器官组织的影响:糖皮质激素可刺激骨髓造血,使红细胞和血小板增多;可促使附着在小血管壁的中性粒细胞进入血液,使中性粒细胞增多;能抑制淋巴细胞的 DNA 合成过程,使淋巴细胞减少;可促进单核-吞噬细胞系统吞噬和分解嗜酸性粒细胞,使嗜酸性粒细胞减少。

糖皮质激素能增强血管平滑肌对儿茶酚胺的敏感性,使儿茶酚胺的缩血管作用表现出来(允许作用),有利于提高血管的张力和维持血压。此外,糖皮质激素可降低毛细血管壁的通透性,减少血浆的滤出,有利于维持血容量。

糖皮质激素能增加胃酸和胃蛋白酶原的分泌,使胃黏膜的保护和修复功能减弱。因此,长期大量使用糖皮质激素可诱发或加剧溃疡病,故消化性溃疡病患者不宜服用此类激素。

糖皮质激素有提高中枢神经系统兴奋性的作用。小剂量可引起欣快感,大剂量(如肾上腺皮质功能亢进时)则引起思维不能集中、烦躁不安和失眠等现象。

2. 糖皮质激素分泌的调节 糖皮质激素的分泌包括基础分泌和应激分泌两种形式,其分泌主要受下丘脑-腺垂体-肾上腺皮质功能轴的调节及糖皮质激素的反馈调节,维持血中糖皮质激素的相对稳定和在不同状态下的生理需求。

下丘脑-腺垂体-肾上腺皮质功能轴的调节:下丘脑肽能神经元合成和释放的 CRH,通过垂体门脉系统被运送到腺垂体,促使腺垂体合成和分泌 ACTH,ACTH 可促进肾上腺皮质合成和分泌糖皮质激素(图6-4)。糖皮质激素浓度升高时可通过长反馈作用于下丘脑和腺垂体,抑制 CRH 和 ACTH 的分泌,以维持糖皮质激素分泌的平衡。腺垂体分泌的 ACTH 在血中的浓度达到一定水平时,通过短反馈作用于下丘脑,抑制 CRH 的释放。但在应激状态下,可能因为下丘脑和腺垂体对反馈刺激的敏感性降低,使这些负反馈作用暂时失效,糖皮质激素的分泌大大增加。

长期大量应用外源性糖皮质激素时,通过长反馈抑制 ACTH 的合成和分泌,引起肾上腺皮质功能不足,甚至萎缩。突然停药很危险,故在停药时应逐渐减量,使肾上腺皮质功能逐渐恢复,或用药期间间断给予 ACTH,以防止肾上腺皮质萎缩。

(二)肾上腺髓质激素

肾上腺髓质合成和分泌儿茶酚胺类激素,主要以**肾上腺素**(adrenaline,epinephrine,E)和**去甲肾上腺素**(noradrenaline,NA;norepinephrine,NE)为主。髓质中 E 约占80%,NE 约占20%。血中的 E 主要来自肾上腺髓质,而 NE 除由肾上腺髓质分泌外,主要来自肾上腺素能神经纤维末梢。

1. 肾上腺髓质激素的生理作用 E 与 NE 的生理作用广泛而多样,其主要生理作用将在有关章节中分别介绍,现列简表予以总结(表6-2)。另外,肾上腺髓质激素能促进糖原分解,使血糖升高;能激活脂肪酶,加速脂肪分解;还能增加组织的耗氧量,增强机体产热。E 和 NE 都能提高中枢神经系统的兴奋性,使机体处于警觉状态,并增加反射活动的敏感性,利于机体应付紧急情况。它们在应急反应中可发挥重要作用(参见第 7 章"机体防御功能概述"章节)。

表 6-2 肾上腺素与去甲肾上腺素的主要生理作用比较

靶器官	肾上腺素	去甲肾上腺素
心脏	心率增加,收缩力增强,心排血量增加	离体心脏的心率增加;在体心脏的心率减少(降压反射的效应)
血管	皮肤、胃肠、肾等血管收缩;冠状血管、骨骼肌血管舒张	全身血管广泛收缩
血压	升高(主要因心排血量增加)	显著升高(主要因外周阻力增大)
支气管平滑肌	舒张	稍舒张
妊娠子宫平滑肌	舒张	收缩
代谢	增加	稍增加

2. 肾上腺髓质激素分泌的调节　肾上腺髓质受交感神经节前纤维的支配。交感神经兴奋时,ACh 作用于髓质嗜铬细胞上的 N_1 受体,肾上腺髓质激素分泌增加。实验表明,ACTH 可通过糖皮质激素间接刺激肾上腺髓质,也可直接刺激肾上腺髓质使髓质激素合成增加。当血中儿茶酚胺的浓度增加到一定量时,又可反馈抑制儿茶酚胺的某些合成酶的活性,使儿茶酚胺合成减少,浓度下降。

六、其他内分泌腺和激素

(一)生殖激素

生殖激素是直接参与生殖活动调节的下丘脑促性腺激素释放激素、垂体促性腺激素(gonadotropic hormone,gonadotropin,GTH)、性腺激素和胎盘生殖激素的统称。性腺激素主要有睾丸分泌的雄激素、卵巢分泌的雌激素和孕激素;胎盘生殖激素主要有人绒毛膜促性腺激素(hCG)、雌激素、孕激素和人胎盘催乳素。各种生殖激素的生理作用详见第 13 章"生殖功能"。

睾丸激素的分泌主要受下丘脑-腺垂体-睾丸功能轴的调节,以及睾丸激素对下丘脑-腺垂体的反馈调节;卵巢激素的分泌主要受下丘脑-腺垂体-卵巢功能轴的调节,以及卵巢激素对下丘脑-腺垂体的反馈调节。

(二)胰岛激素

胰岛是位于胰腺中的内分泌组织,是散在于胰腺腺泡之间大小不等的分泌细胞团,像海洋中的一个个小岛,故称胰岛。人胰岛内分泌细胞主要有 A 细胞、B 细胞、D 细胞和 PP 细胞,它们分别产生胰高血糖素、胰岛素、生长抑素和胰多肽(图 6-9)。生长抑素通过旁分泌作用,抑制 A 细胞、B 细胞的分泌。这里只介绍**胰岛素**(insulin)和**胰高血糖素**(glucagon)。

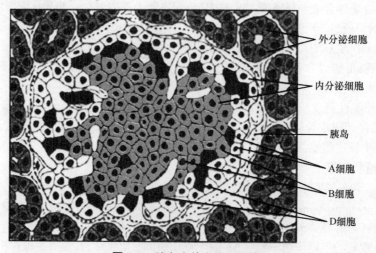

外分泌细胞

内分泌细胞

胰岛

A 细胞

B 细胞

D 细胞

图 6-9　胰岛内的内分泌细胞

1. 胰岛素　是含 51 个氨基酸残基的小分子蛋白质,正常成人空腹时血清浓度约 10μU/ml(或 40ng/100ml),半衰期仅 5~6 分钟,主要在肝灭活,少量在肌肉和肾被灭活。1965 年,中国科学院上海生物化学研究所等单位的科学家首先成功地用人工方法合成了具有全生物活性的结晶牛胰岛素。至今还没有任何药物可以替代胰岛素的作用。

(1) 胰岛素的生理作用:胰岛素是促进合成代谢、维持血糖浓度稳定的主要激素。

1) 对糖代谢:胰岛素一方面促进全身组织对葡萄糖的摄取和利用,加速肝糖原和肌糖原的合成;另一方面抑制糖原分解和糖异生,从而降低血糖。胰岛素分泌不足和(或)靶细胞对其敏感性降低时,血糖升高,超过肾糖阈时尿中将出现糖,称为糖尿病。糖尿病患者使用适量胰岛素,可使血糖维持正常浓度,但如使用过量,则可引起低血糖,乃至发生低血糖性休克。

2) 对脂肪代谢:胰岛素促进脂肪的合成与储存,同时抑制脂肪的分解,使血中游离脂肪酸减少。胰岛素分泌不足时(如糖尿病),可出现脂肪代谢紊乱,使脂肪的储存减少,分解增强,血脂升高,可引起动脉硬化,进而导致心血管和脑血管系统的严重疾患;大量脂肪酸在肝内加速氧化生成大量酮体,导致酮血症和酸中毒。

3) 对蛋白质代谢:胰岛素一方面促进细胞对氨基酸的摄取和蛋白质合成;另一方面抑制蛋白质分解,故对机体的生长发育有促进作用,但需与生长激素共同作用时,才能发挥明显的协同效应。

胰岛素还能促进 K^+ 进入细胞,使血钾降低。

(2) 胰岛素分泌的调节

1) 血糖的作用:血糖浓度是反馈调节胰岛素分泌的最重要因素。它可直接影响胰岛 B 细胞的分泌活动。当血糖浓度升高时,胰岛素分泌增加,从而使血糖减少;反之,血糖浓度降低时则抑制胰岛素的分泌,使血糖增加,从而维持血糖水平的相对稳定。此外,血中脂肪酸、酮体和氨基酸浓度升高也可促进胰岛素分泌。

2) 激素的作用:胰高血糖素可直接作用于相邻的 B 细胞,刺激其分泌胰岛素,也可通过升高血糖浓度而间接刺激胰岛素分泌。胃肠激素(如促胃液素、促胰液素、缩胆囊素和抑胃肽等)对胰岛素的分泌也有一定的促进作用。GH、糖皮质激素、TH 可通过升高血糖浓度而间接促进胰岛素的分泌,E 和 NE 则抑制其分泌。

3) 神经调节:胰岛受迷走神经和交感神经双重支配。迷走神经兴奋时,既可直接促进胰岛素分泌,又可通过刺激胃肠激素的分泌而间接促进胰岛素分泌;交感神经兴奋则抑制其分泌。

2. 胰高血糖素　是含 29 个氨基酸残基的多肽,半衰期为 5~10 分钟,主要在肝内灭活。

胰高血糖素具有很强的促进糖原分解和糖异生的作用,使血糖明显升高。胰高血糖素还可激活脂肪酶,促进脂肪分解,同时又能加强脂肪酸氧化,使血中酮体生成增多。此外,胰高血糖素还能促进蛋白质分解,抑制其合成。

血糖浓度是调节胰高血糖素分泌最重要的因素。血糖浓度降低时,胰高血糖素分泌增加;反之则分泌减少。饥饿可促进胰高血糖素的分泌,这对于维持血糖水平,保证脑的代谢和能量供应具有重要意义。氨基酸可促进胰高血糖素的分泌,这对防止由氨基酸引起的胰岛素分泌所致的低血糖有一定的生理意义。胰岛素可直接作用于胰岛 A 细胞,抑制胰高血糖素的分泌,也可通过降低血糖浓度间接刺激其分泌。此外,胰高血糖素的分泌还受交感神经和迷走神经的调节,前者促进其分泌,后者则抑制其分泌。

(三) 松果体激素

松果体主要分泌吲哚类的**褪黑素**(melatonin,MLT)和 9 肽的**8-精缩宫素**(8-arginine vasotocin,AVT)。MLT 因其能使青蛙皮肤变浅而得名。MLT 对中枢神经系统影响广泛,有镇静、催眠、镇痛、抗惊厥、抗抑郁等作用。MLT 能抑制下丘脑-腺垂体-靶腺功能轴的活动,特别是对性腺轴作用更明显,具有抗生殖、防止性早熟的作用。此外,MLT 还参与机体的免疫调节、生物节律的调整等。AVT 分别可通过抑制下丘脑 GnRH 和垂体 GTH 的合成和释放,抑制生殖系统的活动等。

环境光照是调节 MLT 浓度的重要外部因素,MLT 的分泌具有极典型的"昼低夜高"的周期波动。女性血中 MLT 在月经周期的排卵前夕最低,随后在黄体期逐渐升高,月经来潮前最高,表明女性月经周期的节律与松果体活动的节律有关。

(四) 胸腺素

胸腺既是一个淋巴免疫器官,又兼有内分泌功能。它能分泌多种肽类物质,如**胸腺素**(thymosin)、胸腺生成素(thymopoietin)等。胸腺素的主要作用是使淋巴干细胞成熟并转变为具有免疫功能的 T 淋巴细胞。胸腺素的分泌于儿童期活跃,青春期分泌增多,以后随性腺的活动开始退化,至老年期水平最低。一般认为,免疫缺陷及老年期易患感染性疾病可能与此有关。

(五) 前列腺素

前列腺素(prostaglandin,PG)最先在精液中发现,因误以为其由前列腺分泌而得名。实际上,PG 广泛存在于人和动物体内各组织中。

PG 的作用广泛而复杂,但由于不同的组织细胞存在有不同的 PG 受体,故其发挥的作用不同。例如,由血小板产生的血栓烷 A_2(TXA_2)能使血小板聚集和血管收缩;血管内膜产生的 PGH_2 则抑制血小板聚集并使血管舒张;PGE_2 可明显抑制胃酸分泌,舒张支气管平滑肌,促进肾排 Na^+ 利尿;$PGF_{2\alpha}$ 可收缩支气管平滑肌、溶解卵巢黄体等。

(六) 外激素

动物世界中,昆虫会将某种气味物质分泌到体外,引起同伴的生理和行为反应。这种物质称为**外激素**,又称**信息素**。例如,住在同一宿舍的女学生,或长时间工作、生活在一起的青年女性,原先各不相同的月经周期会逐渐变得“同步”起来。这些可能也是外激素在起作用。目前,关于人类外激素的研究正在进行中。

第7章　机体防御功能概述

绝大多数动物能主动趋利避害、抵御其他生物的侵害并适应不断变化的环境,这有赖于机体防御系统的严密监控与防卫。免疫系统能与神经系统、内分泌系统构成神经-内分泌-免疫网络,实现对机体生理乃至病理活动的精确调节。有关免疫学知识将在病原生物与免疫学课程中学习,本章重点介绍神经-内分泌-免疫网络的功能,使同学们在学习掌握神经、内分泌两大调节系统活动的基础上,了解它们与免疫系统的关系,从而较全面地理解机体的感觉、控制和防御功能。

一、免疫生理初步

免疫(immunity)或称免疫性、免疫力,是机体对异体、异种或自身变性物质的各种反应性。机体免疫系统(immune system)由免疫器官(骨髓、淋巴结、脾和胸腺)、免疫细胞(淋巴细胞和单核-吞噬细胞等)和免疫分子(免疫球蛋白和细胞因子等)构成。免疫系统能够识别并及时清除从外环境入侵的病原体及病原体产生的毒素和内环境中因基因突变而产生的肿瘤细胞,实现免疫防御、免疫监视和免疫自稳功能。在正常情况下,免疫应答的发生可以排除和消灭侵入机体的病原微生物等抗原,起到免疫防御的作用。但在异常情况下,机体对外来抗原反应过高,则出现超敏反应;若反应过低,则表现为免疫缺陷症。免疫细胞会识别和清除体内畸变的异常细胞,起到免疫监视的作用;一旦免疫监视功能失调,则可导致肿瘤发生。免疫自稳指通过自我调控机制来调节免疫应答的程度,使免疫功能在生理范围内保持相对稳定。

机体的免疫分为先天免疫(非特异性免疫)和获得性免疫(特异性免疫)。获得性免疫是个体在其生命过程中主动产生或被动获得的具有特异性的免疫。

(一)非特异性防御

人体对病原体的侵害共有3道防线。皮肤和消化道、呼吸道中的黏膜及其分泌物等构成了人体的第一道防线,主要是身体表面的机械屏障。人体的皮肤能阻止大多数细菌和病毒的通过,皮肤腺体里的脂类物质和汗液中的酸性物质也能够抑制多种微生物的生长。汗液、泪液和唾液都含有破坏细菌细胞壁的蛋白酶。与外部环境相通的消化道和呼吸道也有不同的防御机制。呼吸道黏液可吸附通过鼻腔进入的细菌和脏物并排出体外。胃酸和消化酶等可消灭随食物咽下的多种细菌。

部分侵入到组织或细胞内的病原体还会受到人体内特殊免疫细胞的抵御和攻击,白细胞吞噬作用、抗菌蛋白和炎症反应等内在防御部分构成了人体的第二道防线。在人体及哺乳动物中最重要的一类非特异性防御细胞是白细胞,它们既可存在于血管中,又可迁移到组液中。单核-吞噬细胞、中性粒细胞和自然杀伤细胞(NK)是3种具有非特异性防御作用的白细胞。自然杀伤细胞属淋巴细胞,它们并不直接攻击入侵的微生物,而是通过增加质膜的通透性来杀死受到病毒感染的细胞。在人体中还有一类非特异的抗菌蛋白(如干扰素,interferon)可以直接攻击细菌和病毒,阻碍其复制。当一个正常细胞受到病毒侵染时,可诱导细胞核中干扰素基因的表达,产生的干扰素可以活化相邻细胞表达抗病毒蛋白,这种抗病毒蛋白可阻止病毒在该细胞中的复制和增殖。

炎症反应也是一种非特异性防御现象。首先,破损细胞立即释放组胺和前列腺素等化学示警信号,引起邻近血管扩张并增加血管的渗透性,使流向伤口的血液增多;随后,中性粒细胞和单核-吞噬细胞渗出血管壁,进入到受损伤的组织部位,包围、吞噬入侵的细菌等;最后,造成伤口局部区域的红肿发热等发炎症状。炎症反应的结果使受伤组织减弱或消除细菌的感染,死亡的白细胞、细菌、脂肪一起形成"脓汁"。在更强烈的炎症反应中,白细胞会释放白细胞介素-1(IL-1),它和一种细菌外毒素致热原经过血液输送到脑,共同刺激下丘脑中的神经元,出现发热。体温升高可调动机体的免疫系统,使外周血中白细胞增加,刺激白细胞的吞噬作用,抗体生成活跃,肝解毒能力加强,新陈代谢加快,从而有利于病原体的灭活和局限。但是,体温过高对机体也有伤害作用。

第一道防线和第二道防线对病原体不具有选择性或特异性,因此称为**非特异性防御**(nonspecific defense)。

(二) 特异性防御与抗原识别

从 1796 年英国医生詹纳(Edward Jenner)发现牛痘接种可预防天花,到 19 世纪后期著名的法国科学家巴斯德(Pasteur)实验研究证实弱化的病原体虽失去致病能力,但可以使寄主获得免疫力,揭示了病原体进入人体后会引起相应特异的免疫应答。人体的第三道防线就是由 T 淋巴细胞和 B 淋巴细胞组成的**特异性免疫**(specific immunity),它与前两道防线的非特异性免疫也是互相联系配合的。像牛痘和弱化的病原体,这些可以引起人或动物体内免疫应答的特殊外来物质都称为**抗原**(antigen)。细菌表面通常带有抗原分子,细菌分泌的毒素(蛋白质)也具有抗原性。病毒外壳本身就是抗原。一些外来的细胞或组织器官也会引起人体对它们产生排斥性的免疫应答。例如,人对花粉过敏和器官移植会引起排斥反应等。

抗原进入机体刺激免疫细胞活化、增殖、分化,产生免疫物质并将抗原破坏、清除的整个过程称为免疫应答。免疫应答有体液免疫和细胞免疫两种类型,二者相辅相成。体液免疫是 B 淋巴细胞被抗原刺激,在骨髓等处发育成熟,活化为浆细胞,分泌**抗体**(antibody)与相应抗原特异性结合,激活血浆等处的补体系统,攻击含有相应抗原的细胞。细胞免疫以 T 淋巴细胞(胸腺中发育成熟)介导为主,通过 T 效应细胞和调节细胞及释放淋巴因子直接对抗被病原体感染的细胞和癌细胞;部分 T 细胞和 B 细胞分化成为记忆细胞。

此外,免疫细胞识别抗原后,可形成免疫耐受,不出现应答状态;也可出现病理性应答,如变态反应。机体的免疫功能正常时,所发生的免疫应答可识别、排除异物抗原,对自身物质呈现免疫耐受,是机体的一种保护性反应。若机体的免疫功能不正常,所发生的免疫应答则可导致机体的损伤或生理功能紊乱,从而引起疾病。

(三) 免疫与人体健康

艾滋病是由人类免疫缺陷病毒(HIV)引起的获得性免疫缺陷综合征(AIDS)。HIV 是一种逆转录病毒,可特异性地侵犯 $CD4^+T$ 细胞,使人体细胞免疫功能被破坏,最终导致人体免疫系统处于瘫痪状态,直至威胁到人的生命。艾滋病至今无法治愈,它的传播途径只有性接触、血液传播和母婴传播 3 种。因此,无需恐慌,但应高度重视预防工作。

自身免疫病是一类最常见的免疫性疾病,它们起因于抗体或敏感的淋巴细胞失去了分辨自身与入侵者的能力。例如,风湿性心脏病、类风湿关节炎、风湿热、溶血性贫血、红斑狼疮等都属于自身免疫病。

过敏症是另一类免疫系统失调引起的疾病。一些花粉颗粒上的蛋白、青霉素、蜂毒素、蛇毒素等都可能是引起患者发生过敏反应的过敏源。过敏源导致体内与其针对性的抗体大量增加,体液中组胺等分泌物异常增加,促使毛细血管渗透性增大,体液渗出增加,出现局部红、肿、灼热及流鼻涕、流眼泪、打喷嚏等症状。一些严重的急性过敏反应往往会致命,如青霉素过敏。注射抗组胺药物或使血管收缩的药物(如肾上腺素)可缓解过敏反应。

二、应激与应急反应

当机体受到一系列非特异性刺激(如创伤、饥饿、疼痛、缺氧、寒冷、惊恐及手术等)时,下丘脑-腺垂体-肾上腺皮质轴的活动加强,血液中 ACTH 和糖皮质激素含量升高,引起机体与适应性及耐受性有关的反应称为**应激**(stress)。以前普遍认为应激属非特异性反应,近年来认为也包括特异性反应。糖皮质激素在应激发生过程中的意义在于从多方面调整机体对应激刺激的适应能力和抵抗能力,从而保护自身。糖皮质激素使物质代谢转变为以糖生成为核心,提高血糖浓度。糖皮质激素和盐皮质激素具有允许作用,能增强血管平滑肌对儿茶酚胺的敏感性,来保持血管紧张和维持血压。糖皮质激素可减低毛细血管壁的通透性,盐皮质激素作用于肾脏发挥保钠保水作用,利于血容量的维持。

当机体遭遇特殊紧急情况时,因交感神经-肾上腺髓质系统功能紧急动员引起的适应性反应,称为**应急反应**(emergency reaction,fight-flight reaction)。应急反应可提高中枢神经系统兴奋性,使机体反应灵敏、呼吸加强加快、心跳加快、心排血量增大、血压升高,促进分解代谢,提高基础代谢率,做好"战斗"或"逃跑"的准备。

应急反应与应激有着类似的刺激因子。应激主要是加强机体对伤害刺激的基础耐受能力,而应急反应更偏重于提高机体的警觉性和应变能力。在受到外界刺激时,两种反应往往同时发生,共同维持机体的适应能力。

在此过程,血中儿茶酚胺含量增加,GH、PRL、胰高血糖素、β-内啡肽、ADH 及醛固酮等激素含量也增加。

但是糖皮质激素对几乎所有免疫细胞都有抑制作用;同时,交感-肾上腺髓质系统的激活,儿茶酚胺释放增加,也使吞噬细胞的趋化和吞噬功能受到抑制;外周淋巴细胞增殖能力下降,抗体生成减少。因此,遭受精神和躯体打击产生急性应激时,容易引起感染和肿瘤等疾病。

三、神经-内分泌-免疫网络

神经系统、内分泌系统和免疫系统都以各自独特的方式,在维持内环境稳态方面发挥作用。1982 年 Blalock 等在大量研究的基础上,将三者交叉的领域称为神经免疫内分泌学。1997 年 Besedovsky 提出体内存在免疫-神经-内分泌网络(immuno-neuro-endocrine network)的假说。近 10 余年来,免疫学、神经科学和分子生物学的迅猛发展开辟了研究神经、内分泌、免疫系统相互关系的新领域。

(一) 神经内分泌系统对免疫系统的影响

神经系统通过释放递质的直接途径和通过改变内分泌活动的间接途径两种方式发挥对免疫系统的调节作用。机体所有的免疫器官,包括骨髓、胸腺、脾、淋巴结等都有丰富的胆碱能、肾上腺素能和肽能神经末梢。自主神经系统不仅能调节这些器官中的血管,也能调节免疫细胞的功能。NE 能抑制免疫反应,而 ACh 和脑啡肽能增强免疫反应。下丘脑与免疫系统之间有相互调节的作用,是免疫反应的神经体液调节中枢。电损毁下丘脑前部,则胸腺、脾和淋巴结中的细胞数量减少,血清抗体浓度降低。

内分泌腺的活动在参与调节淋巴细胞的增生、转化、基因表达、蛋白质合成、抗体生成、淋巴因子合成等方面,主要是通过激素直接作用于免疫系统和内分泌细胞产生免疫调节物质作用于免疫系统这两条途径实现。垂体功能低下的动物有免疫障碍,给予外源性 GH 后,其免疫功能可部分恢复。血清中的皮质类固醇含量升高可抑制 IL-1 和肿瘤坏死因子(TNF)的合成和释放。

神经系统通过分泌神经递质和神经肽、内分泌系统通过分泌激素影响着免疫细胞的发育及其对抗原的应答。所有免疫细胞上都有不同的递质及激素的受体,它们是神经内分泌系统调节免疫功能的关键。至今大多数递质和激素的受体已在免疫细胞上发现。已知至少有 20 多种激素和神经递质参与免疫功能的调节。ACTH、糖皮质激素和性激素一般抑制免疫功能,而 TRH、TSH、TH 和 GH、PRL 均有增强免疫功能的作用,二者相拮抗调使机体的免疫功能保持正常。

(二) 免疫系统对神经内分泌系统的影响

免疫系统可通过产生免疫物质、神经活性物质及细胞因子等途径影响神经系统。神经细胞上存在免疫物质的受体,如 IL-1 受体大量分布于海马、小脑、大脑皮质和下丘脑。免疫系统和内分泌系统具有一些共同的激素和受体,免疫细胞有内分泌细胞样功能。免疫系统主要是通过下丘脑-腺垂体-肾上腺皮质来对内分泌系统产生影响。给动物注射绵羊红细胞作为抗原,可使血中肾上腺皮质激素的含量升高而 TH 含量下降。这一机制可能是一种负反馈调控,使免疫反应受到抑制而不至于过度。

胸腺、淋巴细胞、单核-吞噬细胞和一些其他免疫细胞可产生 20 多种神经肽和激素,部分见表 7-1。免疫细胞产生的多肽或蛋白质免疫分子,也被认为是内分泌样物质。

表 7-1　免疫系统产生的神经肽和激素

肽类	细胞或组织来源
促肾上腺皮质激素(ACTH)	淋巴细胞与巨噬细胞
脑啡肽(enkephalin)	辅助性 T 细胞
促甲状腺素(TSH)、绒毛膜促性腺激素(HCG)	T 细胞
生长激素(GH)、催乳素(PRL)	淋巴细胞
血管活性肠肽(VIP)、生长抑素(SS)	单核细胞、肥大细胞、中性粒细胞
精氨酸加压素(AVP)、缩宫素(OXT)	胸腺

免疫细胞在功能活动过程中可产生多种细胞因子(cytokine,CK),如 IL-1、IL-2、干扰素(IFN)、肿瘤坏死因子(TNF)等,多数是由 100 个左右氨基酸残基组成的小分子多肽,通过与靶细胞表面的细胞因子受体

特异结合发挥其生物学效应。细胞因子不但可以调节免疫系统自身的活动,而且可以作用于神经内分泌系统,从而影响机体各系统的功能。例如,干扰素能诱导黑色素合成,增强甲状腺对碘的吸收;白细胞介素可引起发热,促进慢波睡眠,促进下丘脑释放 CRH、脑垂体释放 ACTH 及内啡肽,提高糖皮质激素水平等。

特别需要指出的是,胃肠道壁内有丰富的神经网络,也有丰富的免疫细胞(有人估计达 100 万个/cm²)。它们可以释放单胺类、细胞因子、神经肽等很多相同的介导物质,通过旁分泌途径,相互作用、相互传递信息。

免疫系统不仅是防御系统、调节系统,还能感受到神经系统无法感受到的病毒、细菌、肿瘤的刺激,向神经系统发出不同的信息,体现出免疫系统具有感觉功能,即免疫细胞可能作为机体的另一类感受器。另外,20 世纪 20 年代后还证实免疫反应也可以形成条件反射,称条件免疫反应(conditioned immune response)。

综上所述,免疫、神经、内分泌三大调节系统通过一些共同的介质来交换信息、相互作用,形成一个完整的网络(图 7-1)。这个网络共同完成机体功能活动的高级整合,对机体在生理和病理条件下的免疫功能和维持稳态都有十分重要的意义。虽然它们的关系十分密切,但是通常保持各自功能的特异性。神经内分泌系统同免疫系统之间如何相互联系、相互作用已成为生命科学研究的一个热点。

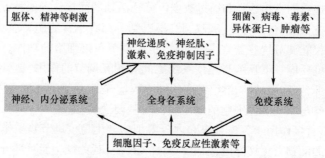

图 7-1　神经内分泌系统和免疫系统之间的相互作用

　　　　　　　→ 刺激;　⇒分泌

第 3 单元　系统器官生理学

第8章 血液与血液循环

心脏、血管和淋巴系统及血液、淋巴液等组成机体的循环系统。血液在心脏舒缩活动等的推动下,沿着心血管系统在全身按一定方向流动,周而复始,称为**血液循环**(blood circulation)。血液循环的主要功能是运输营养物质、O_2 和代谢产物,使机体新陈代谢能不断进行,实现体液调节,维持内环境稳态和实现对机体的防御保护功能。全身或局部的血液循环一旦停止,将导致严重的甚至是不可逆转的损害(大脑皮质为 4~6 分钟,心、肾为 10~20 分钟),直至危及生命。因此,在临床抢救复苏时迅速建立有效的循环是首要的。

第1节 血 液

血液(blood)是心血管中的流体组织,起着沟通人体各部分之间及人体与外环境之间的桥梁作用。血液的功能较多,在维持内环境稳态中起着非常重要的作用。一方面,血液各组成成分的质和量的改变常常引起人体的代谢失常、器官功能紊乱、组织损伤等后果,严重时甚至危及生命;另一方面,很多疾病可导致血液的成分或理化性质发生改变,所以血液检查在临床诊断和治疗过程中具有重要的意义。

一、血液的组成和理化特性

(一)血液的基本组成

血液由**血浆**(plasma)和悬浮其中的**血细胞**(blood cells)组成。

1. 血细胞　可分为红细胞、白细胞和血小板3类。其中红细胞的数量最多,约占血细胞总数的99%;白细胞数量最少,约占血细胞总数的0.1%。通常将一定量的血液与抗凝剂混匀后,置于比容管中,以 3000r/min 的速度离心30分钟,可以观察到管内的血液分为上、下两层,上层浅黄色的液体为血浆,下层红色不透明的沉淀是红细胞,在血浆和红细胞之间有一薄层呈灰白色的沉淀是白细胞和血小板。血细胞在全血中所占的容积百分比称为**血细胞比容**(hematocrit)。正常成年男性的血细胞比容为40%~50%,女性为37%~48%,新生儿约55%。血细胞比容反映了血细胞(主要是红细胞)数量的相对值,贫血患者血细胞比容降低,而烧伤患者、红细胞增多症患者血细胞比容增高。

2. 血浆　是一种含有多种溶质的水溶液,其中水分占91%~92%,蛋白质占6%~8%,其余2%为小分子物质,包括多种电解质、非蛋白含氮化合物(NPN)、葡萄糖、脂类、酮体、乳酸、酶、激素、维生素及 O_2 和 CO_2 等。血浆因含少量胆红素,呈淡黄色。

(1)血浆蛋白:血浆蛋白(plasma protein)包括白蛋白(A)、球蛋白(G)和纤维蛋白原3类。正常成人的血浆蛋白含量为65~85g/L,其中白蛋白为40~48g/L,球蛋白为15~30g/L,纤维蛋白原为2~4g/L,白蛋白与球蛋白的比值(A/G)为1.5~2.5。由于血浆中全部的白蛋白、纤维蛋白原和大多数的球蛋白是在肝脏内合成,所以肝功能异常时A/G可能出现倒置现象。血浆中白蛋白、球蛋白可作为载体运输激素、脂质等一些低分子物质;白蛋白能形成血浆胶体渗透压,调节血管内外的水分布;纤维蛋白原能参与血液凝固过程;球蛋白能参与机体的免疫功能等。

(2)电解质:血浆中电解质含量约占血浆总量的0.9%,其中大部分以离子状态存在。正离子以 Na^+ 为主,还有 K^+、Ca^{2+}、Mg^{2+} 等;负离子以 Cl^- 为主,还有 HCO_3^-、HPO_4^{2-}、SO_4^{2-} 等。电解质能参与血浆晶体渗透压的形成,维持酸碱平衡和神经、肌肉的正常兴奋性。

(二)血液的理化特性

1. 血液的比重　正常人全血的比重为1.050~1.060,血浆的比重为1.025~1.030,其高低分别主要取决于红细胞数量和血浆蛋白的含量。

2. 血液的黏滞性　黏滞性是由于液体内部分子或颗粒之间的摩擦而产生的。以水的黏滞性为1,全血的相对黏滞性则为4~5,血浆的相对黏滞性为1.6~2.4。全血的相对黏滞性主要取决于红细胞的数量,血浆的相对黏滞性主要取决于血浆蛋白的含量。血液的黏滞性是影响血流阻力的重要因素之一。

3. 血液的酸碱度　正常人血浆的 pH 为 7.35~7.45。血浆 pH 的相对稳定,主要依靠血浆中缓冲对的作用。血浆中的缓冲对主要有 $NaHCO_3/H_2CO_3$、蛋白质钠盐/蛋白质和 Na_2HPO_4/NaH_2PO_4,其中最重要的是 $NaHCO_3/H_2CO_3$,二者通常比值为 20/1。一般酸碱物质进入血液后,由于这些缓冲对的作用,可使酸碱物质对血浆 pH 的影响大大减小。此外,肺和肾也不断地排出体内过多的酸和碱,从而使血浆的酸碱度保持相对稳定。

4. 血浆的渗透压　血浆渗透压约为 300mmol/L(770kPa)。渗透压(osmotic pressure)是指溶液中溶质具有的吸引和保留水分子的能力。溶液渗透压的高低取决于溶液中溶质颗粒的数量,而与溶质的种类和颗粒的大小无关。

人体血浆渗透压由**血浆晶体渗透压**和**血浆胶体渗透压**两部分组成。血浆晶体渗透压由小分子晶体物质形成,其数值约为 298.5mmol/L,占血浆渗透压的绝大部分。其中,Na^+ 和 Cl^- 所形成的渗透压占血浆晶体渗透压的 80% 以上。血浆胶体渗透压数值很小,仅为 1.5mmol/L,不足血浆总渗透压的 1%,主要是由血浆蛋白特别是颗粒数目多的小分子白蛋白形成。

正常情况下,血浆渗透压与血细胞内的渗透压相等。如果细胞外液晶体渗透压升高,细胞内的水分在渗透压差的作用下就会渗出,使细胞皱缩、功能丧失;相反,如果细胞外液晶体渗透压降低,细胞就会吸水肿胀,甚至破裂。所以血浆晶体渗透压的相对稳定,对于维持血细胞内外的水平衡,保持血细胞的正常形态和功能具有重要作用。

由于毛细血管通透性较大,允许小分子晶体物质自由通过,血浆晶体渗透压和组织液晶体渗透压相等,而血浆胶体渗透压(1.6mmol/L)高于组织液胶体渗透压(0.8mmol/L)。如果血浆胶体渗透压降低,那么组织液中的水分返回血管的量将减少,引起水肿。因此,血浆胶体渗透压在调节血管内外的水平衡和维持正常血容量中起重要的作用(图 8-1)。

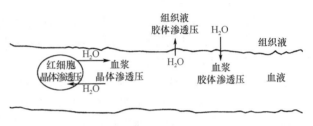

图 8-1　血浆渗透压作用

渗透压与血浆渗透压相等的溶液称为**等渗溶液**(isoosmotic solution),临床上常用的 0.9% NaCl 溶液和 5% 葡萄糖溶液都是等渗溶液。渗透压高于或低于血浆渗透压的溶液分别称为**高渗溶液**或**低渗溶液**。

二、血细胞的概况和生理功能

(一)红细胞

1. 红细胞的形态和数量　**红细胞**(erythrocyte,red blood cell,RBC)是血液中数量最多的细胞。人类成熟的红细胞无核,呈双凹圆碟形,直径 7~8μm,周边最厚处为 2.5μm。我国成年男性红细胞的数量为 $(4.0~5.5)\times10^{12}/L$,女性为 $(3.5~5.0)\times10^{12}/L$。新生儿的红细胞数可达 $(6.0~7.0)\times10^{12}/L$。红细胞内的蛋白质主要是**血红蛋白**(hemoglobin,Hb)。我国成年男性 Hb 含量为 120~160g/L,女性为 110~150g/L。生理情况下,红细胞数量和血红蛋白含量,随年龄、性别、体质条件和生活环境的不同而有一定的差异。若血液中红细胞数量和(或)血红蛋白浓度低于正常,称为**贫血**。

2. 红细胞的生理特性

(1)红细胞的可塑变形性:正常血液循环中的红细胞在外力(血流推力)作用下可发生变形通过比它直径小得多的毛细血管,然后恢复其正常形态。红细胞的表面积与体积的比值越大,则变形能力越大。衰老的红细胞变形能力降低。

(2)红细胞的渗透脆性:红细胞在低渗溶液中发生膨胀、破裂的特性称为**红细胞的渗透脆性**。渗透脆性(osmotic fragility)可用来表示红细胞对低渗溶液的抵抗力。渗透脆性大表示红细胞对低渗溶液的抵抗力小。如果把红细胞置于一系列浓度递减的低渗 NaCl 溶液中,水分将渗入红细胞中,引起红细胞发生膨胀,当 NaCl 溶液的浓度降低至 0.42% 时,部分红细胞开始破裂而发生溶血,称为最小抵抗;当 NaCl 溶液的浓度降低至 0.35% 时,全部红细胞破裂溶血,称为最大抵抗。生理情况下,衰老红细胞对低渗溶液的抵抗力降低,即脆性大;而初成熟的红细胞对低渗溶液的抵抗力大,即脆性小。

(3)红细胞的悬浮稳定性:红细胞能较稳定地悬浮于血浆中不易下沉的特性,称为**红细胞的悬浮稳定**

性。通常以红细胞在第 1 小时末下沉的距离来表示红细胞的沉降速度,称为**红细胞沉降率**(erythrocyte sedimentation rate,ESR),简称为**血沉**。用魏氏法检测红细胞沉降率的正常值,男性为 0~15mm/h,女性为 0~20mm/h。血沉愈快,表示红细胞的悬浮稳定性愈小。红细胞能够稳定地悬浮于血浆中,是由于双凹圆碟形的红细胞具有较大的表面积与体积之比,与血浆产生的摩擦力较大,阻碍红细胞的下沉。ESR 加快,主要是由于血浆成分变化,使红细胞彼此之间能较快地以凹面相贴,形成**红细胞叠连**。叠连的红细胞其总表面积与总体积之比减小,摩擦力相对减小。

3. 红细胞的生理功能   红细胞的主要功能是运输 O_2 和 CO_2,并能缓冲血液的酸碱度,红细胞的这两项功能都是由红细胞内的血红蛋白完成的。当红细胞破裂,血红蛋白逸出,则其携带 O_2 和 CO_2 的功能丧失。

🌿 **案 例 8-1**

患者,女性,工人,40 岁。5 年前开始出现月经量增多,夹有暗红色血块,9~10 天干净,每次需卫生纸 4 包以上,月经周期 28~30 天。因无明显不适,从未就医。6 个月前开始常感头晕、乏力、食欲减退,走路稍快或上楼时感心慌、气短。鼻腔、齿龈、皮肤等无出血现象。2 个月前在该厂医务室查血红蛋白 58g/L,给予硫酸亚铁口服,3 天后因胃内不适、恶心而自行停服,改服中药煎剂 1 个多月,症状无明显好转。近日来医院门诊,检查血红蛋白 60g/L,白细胞计数 $5.7×10^9$/L,血小板计数 $120×10^9$/L,网织红细胞计数 1.0%,血清铁 13.4μmol/L(75μg/dl),总铁结合力 53.7μmol/L(300μg/dl),铁饱和度 25%。发病以来食欲减退、睡眠差、多梦、记忆力减退,有时耳鸣。大、小便正常。

问题:该患者的血常规检查哪些项目不正常? 临床诊断是什么?

4. 红细胞的生成及其调节

(1) 红细胞生成的部位:胚胎时期肝、脾和骨髓均能造血。出生后,红骨髓是主要的造血场所。大剂量放射线和某些药物(如氯霉素、抗癌药)等理化因素可导致红骨髓造血功能障碍,使全血细胞生成减少而引起贫血,称为再生障碍性贫血。

(2) 红细胞生成的原料:在红细胞生成过程中,需要有足够的蛋白质、铁、叶酸和维生素 B_{12}。蛋白质和铁是合成血红蛋白的基本原料,而叶酸和维生素 B_{12} 是促使红细胞成熟的因子。

正常成人每天需要 20~30mg 铁用于红细胞生成,其中 95% 来自于体内铁的再利用,5%(约 1mg)需每天从食物中吸收,再利用的铁主要来自破坏的红细胞。因此铁的摄入不足或吸收障碍,或长期慢性失血导致人体缺铁时,血红蛋白的合成减少,可引起小细胞低色素性贫血,即缺铁性贫血。

正常情况下,食物中的叶酸和维生素 B_{12} 的含量能满足红细胞生成的需要。维生素 B_{12} 的吸收需要胃腺壁细胞产生的内因子参与。叶酸和维生素 B_{12} 缺乏可引起 DNA 的合成减少,幼红细胞分裂增殖减慢,红细胞体积增大,导致巨幼红细胞性贫血,即大细胞性贫血。

(3) 红细胞生成的调节:正常情况下,体内红细胞的数量能保持相对稳定,这主要是受促红细胞生成素和雄激素的调节。**促红细胞生成素**(erythropoietin,EPO)是一种糖蛋白,主要由肾产生。EPO 能加强骨髓的造血功能,使血液中成熟的红细胞数量增加。缺氧可促进 EPO 的合成与分泌,使血浆 EPO 含量增加。正常人从平原进入高原低氧环境后,由于肾分泌 EPO 增多,可使外周血液的红细胞数量、血红蛋白含量增多。目前,临床上已经将重组的人 EPO 应用于促进贫血患者的红细胞生成。雄激素主要作用于肾,促进 EPO 的合成,使骨髓造血功能增强,血液中红细胞数量增多;雄激素还可直接作用于骨髓,使红细胞生成增多。这也可能是成年男性红细胞数多于女性的重要原因之一。

5. 红细胞的寿命与破坏   正常成人红细胞的平均寿命为 120 天。每天约有 0.8% 的衰老红细胞被破坏,其中 90% 是被巨噬细胞吞噬。巨噬细胞吞噬红细胞后,将血红蛋白分解释放出铁、氨基酸和胆红素,其中铁和氨基酸可被再利用,胆红素在肝脏转化后经粪和尿排出。还有 10% 的衰老红细胞在血管内被破坏。

(二)白细胞

1. 白细胞的数量和分类   **白细胞**(leukocyte,white blood cell,WBC)是一类无色有核的血细胞,体积比红细胞大,在血液中一般呈球形。白细胞按其形态差异分为粒细胞和无粒细胞两大类。根据粒细胞胞质中嗜色颗粒特性,可将粒细胞进一步分为中性粒细胞(neutrophil)、嗜酸性粒细胞(eosinophil)和嗜碱性粒细胞(basophil)。无粒细胞包括单核细胞(monocyte)和淋巴细胞(lymphocyte)。安静状态下,正常成人血液中白细胞总量为 $(4.0~10.0)×10^9$/L,其中中性粒细胞占 50%~70%,嗜酸性粒细胞占 0.5%~5%,嗜碱性粒细胞占 0~1%,单核细胞占 3%~8%,淋巴细胞占 20%~40%。

2. 白细胞的生理特性　白细胞具有变形、游走、趋化、吞噬等生理特性,这是白细胞执行防御功能的基础。除淋巴细胞外,所有白细胞都能伸出伪足做变形运动,凭借变形运动,白细胞可以穿过毛细血管壁进入组织中,这一过程称为**白细胞渗出**。白细胞具有向某些化学物质游走的特性,称为**趋化性**(chemotaxis)。能吸引白细胞发生定向运动的化学物质称为趋化因子,如人体细胞的降解产物、抗原-抗体复合物、细菌、毒素等。白细胞游走到细菌等异物周围,能把异物包围起来并吞入细胞内,进而将其消化、杀灭,称为**吞噬作用**(phagocytosis)。

3. 白细胞的生理功能　白细胞在人体的防御反应中起重要作用,是人体防御和免疫系统中的重要组成部分。

(1) 中性粒细胞:是血液中主要的吞噬细胞,它处于机体抵抗微生物病原体,特别是化脓性细菌入侵的第一线。细菌入侵时,中性粒细胞在趋化因子作用下被吸引到炎症部位,把入侵的细菌包围在局部并吞噬消灭,防止细菌在体内扩散。中性粒细胞内含有大量溶酶体酶,能将吞噬的细菌和组织碎片分解。当中性粒细胞吞噬数十个细菌后,其本身即解体,释放出各种溶酶体酶,能溶解周围组织而形成脓液。故当体内发生细菌感染时,血液中的白细胞和中性粒细胞数量会增多。此外,中性粒细胞还可吞噬和清除衰老的红细胞及抗原-抗体复合物。

(2) 单核细胞:在血液中停留 2~3 天后迁入组织中,继续发育成为巨噬细胞,其细胞的体积增大,细胞内溶酶体颗粒增多,具有比中性粒细胞更强的吞噬能力。巨噬细胞能吞噬并杀灭入侵的病原微生物,如病毒、疟原虫、真菌、结核杆菌等;能清除变性的血浆蛋白、衰老和损伤的红细胞、血小板等;能加工和处理抗原,激活淋巴细胞的特异性免疫功能;能识别和杀伤肿瘤细胞;还能分泌多种生物活性物质,如补体、干扰素、白细胞介素等,参与体内的防御机制。

(3) 嗜碱性粒细胞:胞质中存在许多较大的嗜碱性颗粒,颗粒内含肝素、组胺、嗜酸性粒细胞趋化因子 A 和过敏性慢反应物质等多种生物活性物质。在速发型过敏反应中,嗜碱性粒细胞释放组胺、过敏性慢反应物质,使毛细血管壁通透性增高、支气管平滑肌收缩,引起荨麻疹、支气管哮喘等过敏反应症状。

(4) 嗜酸性粒细胞:只有微弱的吞噬能力,对某些抗原-抗体复合物有吞噬作用。因其缺乏蛋白水解酶,基本上无杀菌作用。但嗜酸性粒细胞能限制肥大细胞和嗜碱性粒细胞在过敏反应中的作用;还参与对蠕虫的免疫反应。因此,在机体发生过敏反应和蠕虫感染时,常伴有嗜酸性粒细胞数增多。

(5) 淋巴细胞:淋巴细胞在免疫应答过程中起核心作用。根据细胞生长发育的过程、细胞表面标志物和功能的不同,主要将淋巴细胞分为 T 淋巴细胞和 B 淋巴细胞两大类。在功能上,T 淋巴细胞主要参与细胞免疫,B 淋巴细胞主要参与体液免疫。

4. 白细胞的生成及其调节　白细胞和红细胞一样,都起源于骨髓中的造血干细胞,在骨髓中分化发育成熟后进入血液。但淋巴细胞例外,胚胎时期的淋巴干细胞在中枢淋巴器官内发育成 T 淋巴细胞和 B 淋巴细胞。白细胞在血液中停留时间较短,主要在组织中发挥作用。白细胞的分化和增殖受淋巴细胞、单核-吞噬细胞、内皮细胞等合成和分泌的**造血生长因子**(hematopoietic growth factors, HGFs)调节。

5. 白细胞的寿命与破坏　各种白细胞的寿命长短不一。一般中性粒细胞在循环血液中停留 8h 左右即进入组织,3~4 天后即衰老死亡,或经消化道黏膜从胃肠道排出;若有细菌入侵,粒细胞在吞噬活动中可因释放出的溶酶体酶过多而发生"自我溶解",与被杀灭的细菌和组织碎片一起构成脓液。

(三) 血小板

1. 血小板的形态和数量　**血小板**(thrombocyte, platelet)是骨髓中巨核细胞胞质脱落形成的无核细胞,体积小,呈双面微凸的圆盘状,直径 2~3μm。我国健康成年人,血液中血小板的数量为 $(100~300)\times10^9/L$。正常人血小板计数可有 6%~8% 变动范围,通常午后较清晨高,冬季较春季高,剧烈运动后及妊娠中、晚期升高,静脉血的血小板数量较毛细血管血的高。

血小板进入血液后,只在开始 2 天具有生理功能,但其寿命可达 7~14 天。衰老的血小板在脾、肝、肺等器官被吞噬。

2. 血小板的生理特性　血小板具有黏附、聚集、释放、收缩和吸附等生理特性。

(1) 黏附:血小板黏着于其他物质表面的过程称为**血小板黏附**(platelet adhesion)。当血管内皮细胞受损暴露内膜下的胶原组织时,血小板立即黏附于胶原组织上。在黏附发生过程中,血浆内的血管性血友病因子(vWF)起着中心作用。

(2) 聚集:血小板之间相互黏着的过程称为**血小板聚集**(platelet aggregation)。血小板聚集可分为两个时相:第一时相发生迅速,由受损组织释放的二磷酸腺苷(ADP)引起,为可逆性,聚集后还可解聚;第二时相发生较缓慢,由血小板释放的内源性 ADP 引起,一旦发生后就不能再解聚。

(3)释放:血小板激活后,排出胞内储存物质的过程称为**血小板释放**(platelet release)或血小板分泌。血小板释放的物质主要有 ADP、ATP、5-羟色胺、Ca^{2+}、儿茶酚胺、vWF、血小板因子等活性物质。这些物质可参与凝血和止血的过程。

(4)收缩:血小板中存在着类似肌肉的收缩蛋白系统,在血凝块中血小板通过收缩蛋白的收缩作用,可使血块回缩形成牢固的止血栓。

(5)吸附:血小板能吸附血浆中多种凝血因子于其磷脂表面,使损伤部位的凝血因子浓度增高,有利于血液凝固和生理性止血。

3. 血小板的生理功能

(1)维持血管内皮的完整性:血小板对毛细血管内皮细胞有支持和营养作用。血小板可融入血管内皮细胞,并沉着于血管壁,以填补内皮细胞脱落。当血小板数量减少到 $50×10^9/L$ 以下时,毛细血管的脆性即会增大,会出现皮下瘀点或紫癜,称为血小板减少性紫癜。

(2)参与生理性止血:**生理性止血**(physiological hemostasis)是指当小血管受到损伤,血液从血管内流出,数分钟后出血自行停止的现象。从出血到停止出血的间隔时间称为**出血时间**(bleeding time),正常值为 1~3 分钟。

生理性止血过程主要包括血管收缩、血小板止血栓形成和血液凝固 3 个过程(图 8-2)。①当血管受到损伤时,损伤性刺激使血管反射性收缩;另外胶原纤维的暴露激活血小板释放出缩血管物质,如儿茶酚胺、5-羟色胺等使受损伤的血管进一步收缩,血管口径变小,血流速度减慢,有助于止血。如果损伤不大,可使血管破口封闭。②损伤的血管暴露内膜下的胶原纤维,激活血小板引起黏附、聚集,在血管破损处形成血小板血栓,堵塞破口起到暂时止血作用。③血浆中的凝血系统被激活,迅速出现血液凝固。激活后的血小板通过提供**血小板磷脂**(platelet phospholipil,PL)表面、吸附凝血因子,参与和加速血液凝固过程。并且因血小板内收缩蛋白的收缩作用,使止血栓更加坚固。这 3 个过程既相继发生,又相互重叠。

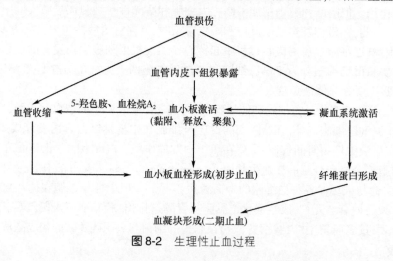

图 8-2 生理性止血过程

三、血液凝固与纤维蛋白溶解

(一)血液凝固

血液由流体状态转变为不能流动的胶冻状凝块的过程称为**血液凝固**(blood coagulation),简称**凝血**。血液凝固的实质是血浆中的可溶性纤维蛋白原转变为不溶性的纤维蛋白的过程。血液从血管中抽出后,如不加抗凝剂会自行凝固。在血液凝固后 1~2 小时,血凝块会发生收缩,并析出淡黄色的液体,这种液体称为**血清**(serum)。血清和血浆的主要区别是血清中缺乏纤维蛋白原和被消耗的某些凝血因子等,但添加了少量在血液凝固过程中由血管内皮细胞和血小板释放的化学物质。

1. 凝血因子 血浆与组织中直接参与血液凝固的物质统称为**凝血因子**(coagulation factor)。其中按国际命名法根据发现的先后顺序用罗马数字编号的有 12 种(表 8-1),即凝血因子 I~XIII(因子 VI 是血清中活化的因子 Va,已不再视为一个独立的凝血因子)。凝血因子 I~IV 习惯称呼名称。此外,还包括前激肽释放酶(PK)、高分子激肽原(HK)和PL等。

表 8-1 按国际命名法编号的凝血因子

编号	同义名	编号	同义名
因子 I	纤维蛋白原	因子 VIII	抗血友病因子(AHF)
因子 II	凝血酶原	因子 IX	血浆凝血激酶(PTC)
因子 III	组织因子(TF)	因子 X	Stuart-Prower 因子
因子 IV	钙离子(Ca^{2+})	因子 XI	血浆凝血激酶前质(PTA)
因子 V	前加速素	因子 XII	接触因子
因子 VII	前转变素	因子 XIII	纤维蛋白稳定因子

凝血因子具有以下特征:①除因子 IV 和 PL 外,其余的都是蛋白质,而且多数是在肝脏中合成,其中因子 II、VII、IX、X 的合成需要维生素 K 的参与;②大部分凝血因子都以无活性的酶原形式存在,必须被激活才具有活性;被激活的因子习惯上在该因子的右下角加一字母"a"(active)来表示,如活化的因子 II 表示为 IIa;③除因子 III 由损伤组织释放外,其他因子均存在于血浆中。

2. **血液凝固过程** 凝血过程是一系列凝血因子被有限水解、逐个激活的过程,形成"瀑布"样连锁反应,最终形成纤维蛋白。凝血过程基本可以分为 3 个阶段:①凝血酶原激活物的形成;②凝血酶原被激活生成凝血酶;③纤维蛋白原转变为纤维蛋白。

根据启动方式和参与的凝血因子的不同,凝血酶原激活物可通过两个途径形成,分别称为内源性凝血途径和外源性凝血途径(图 8-3)。

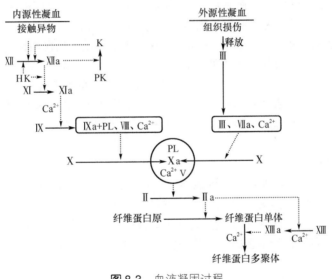

图 8-3 血液凝固过程

⟶变化;----⟶催化

(1)**内源性凝血途径**:参与凝血的凝血因子全部来自于血浆,是由 FXII 与带负电荷的异物表面接触活化而启动的。当 FXII 接触血管内膜受到损伤暴露的胶原纤维,或实验用玻璃、棉纱、白陶土等异物时,即被激活。FXIIa 随即激活 FXI 和 PK,生成 FXIa 和激肽释放酶(K)。K 又可正反馈地再激活 FXII,使 FXIIa 大量形成。上述表面激活过程还需要 HK 的参与,它作为辅助因子促进 FXIIa 对 FXI 和 PK 的激活及 PK 对 FXII 的激活。接下来 FXIIa 激活更多的 FXI。FXIa 形成后在 Ca^{2+} 存在的条件下,将 FIX 激活。FIXa 即与 Ca^{2+}、FVIII 和 PL 结合成 FVIII 复合物,此复合物中 FIXa 是一种蛋白水解酶,能使 FX 激活成 Xa;FVIII 是一个辅助因子,对 FX 的激活起加速作用,使反应速度提高 20 万倍。缺乏 FVIII、IX 和 XI 的患者凝血过程非常缓慢,微小的创伤就可能导致出血不止,分别称为甲、乙、丙型血友病。

(2)**外源性凝血途径**:指血管外的组织因子(FIII)与血液接触启动的凝血过程。组织因子存在于大多数组织细胞中。在组织损伤、血管破裂的情况下，FⅢ释放，与血浆中的FⅦ结合形成**FⅦa-组织因子复合物**，该复合物在Ca^{2+}存在的情况下，可迅速激活FX生成FXa。

由内源性凝血途径和外源性凝血途径所生成的FXa，与FV、PL及Ca^{2+}组成的复合物，称为**凝血酶原激活物**。

凝血酶原（FⅡ）在凝血酶原激活物的作用下激活生成凝血酶（FⅡa）。凝血酶是一种多功能的凝血因子，其主要作用是使纤维蛋白原转变为纤维蛋白，还能激活FV、Ⅷ、Ⅺ和Ⅻ。

纤维蛋白原在凝血酶的催化下，转变成为纤维蛋白单体。同时，凝血酶也激活FⅫ。纤维蛋白单体在FⅫa的作用下转变为多聚体，即不溶性的血纤维。血纤维交织成网，网罗血细胞形成血凝块，堵塞血管破损处，使出血停止。

瀑布理论的修正：目前认为外源性凝血途径在体内生理凝血反应的启动中起关键作用，但因为组织因子途径抑制物（TFPI）的存在，仅能产生少量凝血酶；然后正反馈作用通过"截短的"内源性凝血途径产生大量的凝血酶，完成凝血过程。FⅢ被认为是凝血过程的启动因子。

3. **体内抗凝系统**　正常情况下，血液在血管内总是保持流体状态，不会发生凝血。即使出血，血液凝固反应也只是在血管的破损处发生。其原因之一在于血管内皮细胞表面光滑，不能激活FⅫ和血小板，因而不会触发凝血过程；其二是血流速度很快，即使血浆中有少量凝血因子被激活，也会被血流冲走而稀释，当这些激活的凝血因子被带到肝、脾时，可被巨噬细胞吞噬清除；最重要的是血液中还存在着抑制凝血的抗凝物质。血液中主要的抗凝物质有抗凝血酶Ⅲ、肝素、TFPI和蛋白质C系统等。**肝素**（heparin）是一种酸性黏多糖，主要由肥大细胞和嗜碱性粒细胞产生，尤以心、肝、肺、肌肉等组织中含量最为丰富，生理情况下，血浆中含量甚微。肝素在体内体外均具有很强的抗凝作用。临床上肝素钠被广泛作为抗凝药使用。

4. **血液凝固的加速与延缓**　临床工作中常需要采取各种措施保持血液不凝固或加速血液凝固。

（1）延缓血液凝固或抗凝的方法：常用的抗凝措施，①将血液置于温度较低和管壁光滑的容器中（如玻璃器皿表面涂硅胶或石蜡），可延缓凝血过程；②去除血浆中Ca^{2+}，血液凝固的多个环节中都需要Ca^{2+}参与，通常可用草酸盐、枸橼酸钠作为体外抗凝剂，它们分别可与血浆中Ca^{2+}结合成草酸钙沉淀或不易解离的可溶性络合物，而除去血浆中Ca^{2+}，进而发挥抗凝作用。由于少量的枸橼酸钠进入血液循环不会产生毒性作用，所以临床输血时常用它作抗凝剂来处理血液。

（2）加速血液凝固的方法：如外科手术时常用温热生理盐水纱布等进行压迫止血，这主要是因为纱布是粗糙的异物，可促进血小板黏着，激活血小板及FⅫ；而适当加温可提高酶促反应速度，加快凝血过程。此外，为了预防手术中患者大出血，常在术前注射维生素K，以促进肝脏大量合成凝血酶原等凝血因子，从而起到加速凝血的作用。

（二）纤维蛋白溶解

纤维蛋白或纤维蛋白原被纤维蛋白溶解酶溶解的过程，称为**纤维蛋白溶解**（fibrinolysis），简称**纤溶**。纤溶可使止血过程中形成过多而影响血管通畅的纤维蛋白凝血块溶解，从而保证血管畅通，也有利于受损组织的再生和修复。参与这个活动的有关物质统称为**纤维蛋白溶解系统**，简称纤溶系统，该系统包括纤维蛋白溶解酶原（简称纤溶酶原）、纤维蛋白溶解酶（简称纤溶酶）、纤溶酶原激活物和纤溶抑制物。

纤溶过程可分为纤溶酶原的激活和纤维蛋白（或纤维蛋白原）的降解两个阶段。

1. **纤溶酶原的激活**　**纤溶酶原**是一种血浆球蛋白，主要由肝产生，必须被激活后才能发挥作用。纤溶酶原的激活物包括由小血管内皮细胞合成和释放的血管激活物、广泛存在于各种组织中的组织激活物和血浆激活物三种。组织激活物尤以甲状腺、肺、子宫、前列腺等组织含量较高，因此这些器官在手术时容易发生渗血。经血也因为组织激活物含量较多不易发生凝固。肾脏产生的尿激酶活性很强，有助于防止肾小管中纤维蛋白的沉积，已提取用于临床治疗脑血管血栓。组织激活物的作用主要是在血管外进行纤溶，以利于组织修复和创伤愈合。血浆激活物（如FⅫa和K）就可激活纤溶酶原。这类激活物的作用可能是使凝血与纤溶互相配合并保持平衡状态。

2. **纤维蛋白和纤维蛋白原的降解**　**纤溶酶**是一种活性很强的蛋白水解酶，可使纤维蛋白和纤维蛋白原中的赖氨酸-精氨酸键断开，分解为许多可溶性的小肽，总称为纤维蛋白降解产物，从而使凝血块逐渐溶解消失，被堵塞的血管重新开放。此外，部分纤维蛋白降解产物还有抗凝血的作用。

生理情况下，血液中总有少量纤溶酶生成，但其活性受到某些抑制物的抑制，这些抑制物称为**纤溶抑制物**。纤溶抑制物大体上可分为两类：一类为纤溶酶原激活物的抑制剂，主要由血管内皮细胞产生，对组织激活物有抑制作用;另一类为抗纤溶酶,主要由肝脏产生,和纤溶酶结合后可抑制纤溶酶的活性。

正常情况下,凝血、抗凝和纤溶保持着动态平衡,一方面使血管内流动的血液不易发生凝固;另一方面则使人体在损伤出血时既能有效止血,也不至于发生血栓,从而保持血管的通畅。若此平衡关系被打破,将导致血栓形成或有出血倾向,给人体带来严重的危害。

四、血型与输血原则

(一) 血型

血型(blood group)通常是指红细胞膜上特异性抗原的类型。许多血型抗原不但存在于红细胞上,也存在于白细胞、血小板和一般组织细胞上。因此,广义上的血型包括红细胞血型、白细胞血型和血小板血型等。人类已发现了30个不同的红细胞血型系统,但与临床输血关系最为密切的是**ABO 血型系统**和**Rh 血型系统**。

1. ABO 血型系统　兰斯坦纳(Landsteiner)在1901年发现了人类第一个血型系统——ABO 血型系统,从此揭开了血型的奥秘,使输血成为临床上一种安全有效的治疗手段。后来他还发现了 Rh、MN 等血型系统,被誉为"血型之父",并因此获得了1930年的诺贝尔生理学或医学奖。2001年 WHO 和国际红十字会等决定将他的生日——6月14日定为"世界献血日"。

(1) ABO 血型系统的抗原和抗体:ABO 血型系统的抗原(**凝集原**)存在于红细胞膜的外表面,有 A 抗原和 B 抗原两种。ABO 血型系统的抗体(**凝集素**)存在于血清中,有抗 A 和抗 B 两种。ABO 血型系统的抗体是一种天然抗体,人出生几个月后出现并终身存在,多为 IgM,其相对分子质量大,不能通过胎盘。当抗原和相应的抗体相遇时,就会发生凝集反应。例如,A 抗原和抗 A 抗体相遇时,红细胞彼此就会聚集成一簇簇不规则的细胞团,这种现象称为**红细胞凝集反应**。凝集的红细胞可以堵塞小血管,在补体的作用下,凝集的红细胞可破裂发生溶血。

(2) ABO 血型的分型依据与分型:ABO 血型的分型依据是红细胞膜上所含抗原有无及种类,将血液分为 A、B、AB 和 O 4 种类型。红细胞膜上只含有 A 抗原者称 A 型血,依此类推。ABO 血型系统中各血型抗原和抗体的分布见表8-2。

表8-2　ABO 血型系统的抗原和抗体

血型	红细胞膜上的抗原	血清中的抗体
A	A	抗 B
B	B	抗 A
AB	A 和 B	无
O	无	抗 A 和抗 B

ABO 血型系统还有亚型,其中最重要的亚型是 A 型中的 A_1 型和 A_2 型。A_1 型红细胞膜上含有 A 抗原和 A_1 抗原,A_2 红细胞膜上只含有 A 抗原;A_1 型血的血清中只含有抗 B 抗体,而 A_2 型血的血清中含有抗 B 抗体和抗 A_1 抗体。同样,AB 型血型中也有 A_1B 和 A_2B 两种亚型。我国汉族人口中,A_2 型占 A 型、A_2B 型占 AB 型人群均在1%以下,且其 A 抗原的抗原性弱得多,易被误定为 O 型和 B 型。

(3) ABO 血型系统的血型鉴定:正确鉴定血型是确保输血安全的首要步骤。

2. Rh 血型系统　Rh 血型的抗原物质最初发现于恒河猴(Rhesus monkey)的红细胞上,取其学名的前两个字母,命名为 Rh 抗原。后来发现大多数人的红细胞上也存在 Rh 抗原,因此将此种血型命名为 Rh 血型。

(1) Rh 血型系统的抗原与分型:Rh 血型系统比较复杂,目前已发现四十多种 Rh 抗原,与临床关系密切的是 C、c、D、E 和 e 五种,其中 D 抗原的抗原性最强。医学上通常将红细胞上含有 D 抗原者称为 Rh 阳性;而红细胞上缺乏 D 抗原者称为 Rh 阴性。在我国各族人群中,汉族和其他大部分民族的人 Rh 阳性者约占99%,阴性者只占1%左右。但在有些少数民族中,Rh 阴性者的比例较高,如塔塔尔族为15.8%,苗族为12.3%,布依族和乌孜别克族为8.7%。在这些民族居住的地区,Rh 血型的问题应受到特别重视。

(2) Rh 血型系统的特点及其临床意义:与 ABO 血型不同,人的血清中不存在 Rh 抗原的天然抗体,只有当 Rh 阴性者接受 Rh 阳性的血液后,通过体液免疫才会产生 Rh 抗体。Rh 抗体是一种后天获得的免疫性抗体,主要是 IgG,相对分子质量较小,能通过胎盘。

由于人的血清中不存在天然的 Rh 抗体,Rh 阴性者第一次接受 Rh 阳性的血液后,一般不会因此发生明显的输血反应,但再次输入 Rh 阳性的血液时,就会发生抗原抗体的凝集反应,输入的 Rh 阳性红细胞将被破坏而出现溶血。另外,Rh 阴性的母亲第一次怀有 Rh 阳性的胎儿,分娩时胎盘剥离可使胎儿的红细胞进入母体的血液循环中,刺激母体产生 Rh 抗体。当再次怀有 Rh 阳性的胎儿时,母体的 Rh 抗体可透过胎盘进入胎儿血液循环,使胎儿红细胞发生凝集而溶血,致胎儿死亡或新生儿溶血性贫血。若在头产后及时输注特异性抗 D 免疫球蛋白,可防止 Rh 阴性母亲致敏,预防第二次妊娠时新生儿溶血的发生。

(二)血量与输血原则

血量(blood volume)是指人体内血液总量。正常成人的血量相当于自身体重的 7%～8%,即每千克体重含 70～80ml 血液;男性高于女性,幼儿高于成年人,强壮者高于体弱者。一个体重 60kg 的人,血量为 4.2～4.8L。全身血液的大部分在心血管系统中快速循环流动,称为**循环血量**,小部分血液滞留在肝、脾、肺、腹腔静脉及皮下静脉丛中,流动很慢,称为**储存血量**。储存血量所在处称为**储血库**。在剧烈运动、情绪激动或大量失血等情况下,储存血量可释放出来,补充循环血量,以满足人体的需要。血量的相对恒定,对于维持正常血压和器官血流量是必需的。

失血的危害取决于失血量和失血速度。一般认为,健康人失血量在总血量 10%(约 500ml)以内,机体可通过代偿活动进行补偿,无明显临床症状;还可促进血液更新,激活机体造血功能。这也是国家鼓励一定年龄段健康成人无偿献血的科学依据(《中华人民共和国献血法》1998 年 10 月 1 日施行)。当机体失血量超过 20% 时,机体将难以补偿,出现血压下降。若失血量超过 30%,如不及时进行输血治疗,将危及生命。临床上,输血已经成为治疗某些疾病、抢救伤员生命、保证大手术顺利进行的重要手段。

为了保证输血的安全,避免输血反应,必须遵守输血原则,即必要性原则和在输血过程中避免出现红细胞凝集反应。在准备输血时首先要鉴定 ABO 血型,保证供血者的血型和受血者的血型相合。对于生育年龄的妇女或需要反复输血的患者,还应要求 Rh 血型相合。同型输血安全可靠,而且不受输血量的限制。以往所谓"万能供血者"和"万能受血者"的说法是不可取的。

输血时可因血型不合产生溶血反应,导致休克、弥散性血管内凝血和急性肾功能衰竭,所以临床上输血前,即使已知供血者和受血者是同型血,由于 ABO 血型系统存在着亚型及 Rh 血型等因素,也必须进行交叉配血试验。**交叉配血试验**(cross-match test)是将供血者的红细胞和血清分别与受血者的血清和红细胞混合,观察有无凝集反应的试验。交叉配血试验中供血者的红细胞和受血者的血清相混合的称主侧;受血者的红细胞和供血者的血清相混合的称次侧(图 8-4)。这样既可检验血型鉴定是否有误,又能发现他们的红细胞与血清是否还存在其他的凝集原或凝集素。在进行交叉配血试验时,应在 37℃ 下进行,以保证可能有的凝集反应得以充分显示。

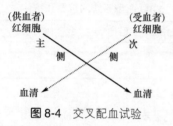

图 8-4　交叉配血试验

如果交叉配血试验的两侧都没有发生凝集反应,即为配血相合,可以输血;如果主侧发生了凝集反应,无论次侧是否发生凝集反应,即为配血不合,不能进行输血;如果主侧没有发生凝集反应,而次侧发生了凝集反应,则为配血基本相合,一般不宜输血,但在紧急情况下必须进行输血时,应慎重处理,少量(<300ml)、缓慢地进行输血,并密切注意观察患者输血过程中的表现,如发现输血反应,立即停止输血。

第 2 节　心 脏 泵 血

心脏是由心肌组织构成的并具有瓣膜结构的空腔器官(图 8-5),是血液循环的动力装置,通过其节律性的收缩和舒张,以及由此而引起的瓣膜的规律性开启和关闭推动血液沿单一方向循环流动,这是其主要功能。除此之外,心脏还是一个重要的内分泌器官,心房肌细胞分泌的心房钠尿肽具有利尿、利钠、舒张血管和降血压作用,并且参与机体水电解质平衡、体液容量和血压的调节。

右心房接受上下腔静脉及冠状静脉中缺乏 O_2 且富含 CO_2 的血液,通过右房室口进入右心室。在右心室壁上有从心肌延伸出来的乳头肌,乳头肌发出的腱索附在三尖瓣(右房室瓣)的瓣尖,可避免三尖瓣翻向右心房。肺动脉开口于右心室,开口处有 3 片半月瓣,称肺动脉瓣。肺动脉瓣允许右心室血液射入肺动脉,而避免血液倒流回右心室。乏氧的静脉血通过肺部的气体交换转变为富含 O_2 的动脉血,由肺静脉运回左心房。左心房与左心室之间的房室瓣称二尖瓣或僧帽瓣,二尖瓣由更加粗壮的腱索和发达的乳头肌牵引在左心室壁上。左心室到主动脉的开口也有 3 片半月瓣,称主动脉瓣,它比肺动脉瓣更大而厚。左心室把富含 O_2 的血液射入主动脉,供应全身(图 8-5B)。为心脏提供营养的冠状动脉开口刚好位于主动脉瓣之上。心脏可以被看作是一个双泵,右心活动推动**肺循环**(pulmonary circulation),左心活动推动**体循环**(systemic circulation)。肺循环和体循环是先后串联关系。据测算,人体安静状态下血液 25 秒可循环全身 1 周。

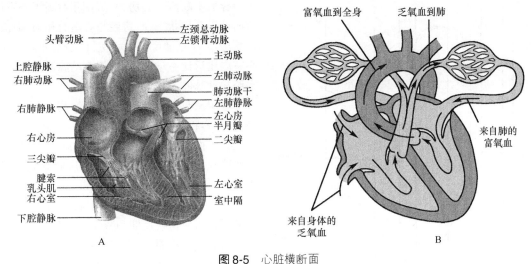

图 8-5　心脏横断面

A. 心房、心室及瓣膜位置；B. 血液在心腔内的流动路径(引自 Sylvia S.Mader,2002)

一、心率与心动周期

心房或心室每收缩和舒张 1 次,构成 1 个机械活动周期,称为**心动周期**(cardiac cycle)。心房与心室的心动周期均包括收缩期和舒张期。由于心室在心脏泵血活动中起主要作用,故心动周期通常是指心室的活动周期而言。

心动周期持续的时间与心率有关,**心率**(heart rate,HR)是指每分钟心跳的次数。正常成年人安静时心率为 60~100 次/分,平均 75 次/分,故每个心动周期持续 0.8 秒。心率随年龄、性别和生理状态不同而异。1 个心动周期中,两心房首先收缩,持续 0.1 秒,继而心房舒张,持续 0.7 秒。当心房收缩时,心室处于舒张期,心房进入舒张期后不久,心室开始收缩,持续 0.3 秒,随后进入舒张期,持续 0.5 秒。心室舒张的前 0.4 秒期间,心房也处于舒张期,这一时期称为全心舒张期(图 8-6)。可见,一次心动周期中,心房和心室各自按一定时程进行舒张与收缩交替的活动,而心房和心室两者的活动又依一定的次序先后进行,左右两侧心房或心室的活动则几乎是同步的。另一方面,无论心房或心室,收缩期均短于舒张期,这有利于静脉血回心及心肌细胞恢复做功能力。如果心率增快,心动周期缩短,收缩期和舒张期均相应缩短,但舒张期缩短比例更大;心肌工作时间相对延长,休息时间相对缩短,这对心脏的充盈和持久活动是不利的。

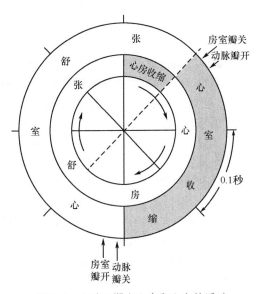

图 8-6　心动周期中心房和心室的活动

二、心脏的泵血过程与机制

了解心脏的泵血功能,需要弄清以下 3 个问题:①血液在心脏内的单方向流动是怎样实现的;②动脉内压强比较高,心脏是怎样将血液射入动脉的;③压强很低的静脉血液是怎样返回心脏的。

左、右心的泵血过程相似,而且几乎是同时进行。现以左心为例说明心室射血和充盈的过程,以便了解心脏泵血的机制。重点从心室压强容积的变化情况、瓣膜的启闭及血流变化情况等三方面来探讨。

左心室的一个心动周期,包括收缩期和舒张期两个时期,每个时期又可分为若干时相,即心室收缩期的等容收缩期、快速射血期和减慢射血期,心室舒张期的等容舒张期、快速充盈期、减慢充盈期和下一个心房收缩期(图 8-7)。通常以心房开始收缩作为描述一个心动周期的起点。

1. 心房收缩期　心房开始收缩之前,心脏正处于全心舒张期。这时,心房和心室内压强都比较低,由

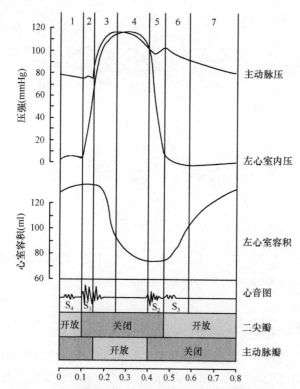

图8-7 心脏射血与充盈过程中压强、容积、瓣膜等的变化
1. 心房收缩期；2. 等容收缩期；3. 快速射血期；4. 减慢射血期；
5. 等容舒张期；6. 快速充盈期；7. 减慢充盈期

于静脉血不断流入心房，心房压相对高于心室压，房室瓣处于开启状态，心房腔与心室腔相通，血液由心房顺房-室压强梯度进入心室，使心室充盈。而此时心室内压远比主动脉压低，故主动脉瓣是关闭的，心室腔与动脉腔不相连通。

心房从与腔静脉连接处的窦房结附近开始收缩，心房容积缩小，内压升高，心房内血液被挤入已经充盈了血液但仍然处于舒张状态的心室，使心室的血液充盈量进一步增加。心房收缩持续约0.1秒，随后进入舒张期。

2. **心室收缩期**　包括等容收缩期和射血期，后者又可分为快速射血期和减慢射血期。

（1）等容收缩期：心室收缩，心室内压强开始升高；当超过房内压时，心室内血液出现由心室向心房返流的倾向，推动房室瓣并使之关闭。这时，室内压尚低于主动脉压，主动脉瓣仍然处于关闭状态，心室成为一个封闭腔。因血液是不可压缩的流体，这时心室肌的强烈收缩导致室内压在0.06秒内急剧升高，直至超过主动脉压致主动脉瓣开启，这段时期称为**等容收缩期**（isovolumic contraction period）。

（2）射血期：等容收缩期末室内压升高超过主动脉压时，高压血流冲开主动脉瓣，射入主动脉。射血期最初的0.1秒内，心室肌仍在做强烈收缩，由心室射入主动脉的血液量很大（约占总射血量的2/3），流速也很快，此时，心室容积明显缩小，室内压继续上升并达峰值，这段时期称**快速射血期**（rapid ejection period）。射血期的后0.15秒，由于心室肌收缩强度减弱，射血速度逐渐减慢，故称为**减慢射血期**（reduced ejection period），这一时期内，心室内压和主动脉压都相应由峰值逐步下降。

近代应用精确的压强测量方法观察到，在射血期的中期或稍后，心室内压已经低于主动脉压，不过此时由于血流惯性作用可以继续射入主动脉。

3. **心室舒张期**　包括等容舒张期和心室充盈期，后者又再细分为快速充盈、减慢充盈和心房收缩充盈3个时期。

（1）等容舒张期：心室肌开始舒张后，室内压下降，主动脉内血液向心室方向返流，推动主动脉瓣关闭；这时室内压仍明显高于心房压，房室瓣仍处于关闭状态，心室又成为封闭腔。心室肌舒张，室心压快速大幅度下降，但容积不变。从主动脉瓣关闭直到室内压下降到低于心房压、房室瓣开启时为止，称为**等容舒张期**（isovolumic relaxation period），持续0.06~0.08秒。

（2）心室充盈期：等容舒张期后，心室继续舒张。当室内压下降到低于心房压时，房室瓣被血液冲开，心房内血液顺着房-室压力梯度被"抽吸"快速进入心室，心室容积增大，这一时期称为**快速充盈期**（rapid filling period）。在心室充盈期开始的这0.11秒，由于心房、心室同时处于舒张状态，房内压低于静脉压，静脉血也将经心房流入心室参与快速充盈。其间进入心室的血液约为总充盈量的2/3。随后，血液以较慢的速度继续流入心室，心室容积进一步增大，称**减慢充盈期**（reduced filling period），历时约0.22秒。

此后进入下一个心动周期，心房开始收缩并向心室射血，称**房缩充盈期**，历时0.1秒。由心房收缩增加的充盈量仅占总充盈量的10%~30%。

从以上对心室充盈和射血过程的描述中，不难理解左心室泵血的机制：心室肌的收缩和舒张造成室内压变化，是导致心房和心室之间及心室和主动脉之间产生压强梯度的根本原因；而压强梯度是推动血液在相应腔室之间流动的主要动力，血液的单方向流动则是在瓣膜活动的配合下实现的。反过来，瓣膜的启闭对于室内压的变化起着重要作用，没有瓣膜的配合，等容收缩期和等容舒张期的室内压大幅度升降是不能完满实现的。

还应注意,一方面,虽然心室充盈主要依靠心室舒张(快速充盈期)来完成,但心房收缩进一步增加心室充盈,使心室舒张末期容积和压强都有一定程度的增加;另一方面,如果心房收缩缺乏,将会导致房内压增加,不利于静脉回流,从而间接影响心室射血。因此可以认为,心房收缩起着初级泵的作用,它对于心脏泵血和血液回流都是有利的。房泵的缺失在静息条件下对心脏泵血功能影响不大;但机体在运动和应急状态下,就可能出现心排血量不足等泵功能的严重损害反应。故当发生心房纤颤时,一般不至于严重影响心室充盈和心室的射血功能;如果发生心室纤颤,心脏泵血活动则立即终止,后果将十分严重。

右侧心脏活动的过程和机制与左侧相同,但肺循环途径短、阻力小,肺动脉压仅为主动脉压的1/6,故右心室开始射血时所面临的对抗压强较低。因此,一个心动周期中,右心室内压变化的幅度比左心室要小得多。

心动周期机械活动变化的7个时期及其主要变化可依据以上图文自行归纳成表。心脏泵血的进一步机制所涉及的心肌细胞生物电现象和生理特性参见第3章。

三、心脏泵功能的评价

心脏泵功能正常或不正常、增强或减弱,这是医疗实践及实验研究工作中经常遇到的问题。因此,用什么样的方法和指标来测量和评定心脏功能,在理论和实践上都十分重要。

心脏在循环系统中所起的主要作用就是泵出血液以适应机体新陈代谢的需要,不言而喻,心脏输出的血液量是衡量心脏功能的基本指标。

1. 每搏输出量和射血分数　1次心跳单侧心室射出的血液量,称为**每搏输出量**(stroke volume),简称**搏出量**。心室舒张末期充盈量最大,称为舒张末期容积。舒张末期容积与收缩末期容积之差,即为搏出量。正常成年人,左心室舒张末期容积约为125ml,收缩末期容积约55ml,搏出量约70ml(60~80ml)。可见,每次心跳,心室内血液并没有全部射出。搏出量占心室舒张末期容积的百分比,称为**射血分数**(ejection fraction)。健康成年人安静时射血分数为55%~65%。在心室功能减退、心室异常扩大的情况下,虽然搏出量与正常人无明显差别,但此时的射血分数已明显下降。因此,射血分数是评价心泵功能较为客观的指标。

2. 心排血量和心指数　单侧心室每分钟射出的血液量,称为**每分输出量**,简称**心排血量**(cardiac output),等于心率与搏出量的乘积。左、右两心室的输出量基本相等。与心率相似,心排血量与机体新陈代谢水平相适应,可因性别、年龄及其他生理情况而不同。例如,健康成年男性静息状态下,心排血量为5L/min(4.5~6.0L/min),女性比同体重男性的心排血量约低10%,青年时期心排血量高于老年时期。心排血量在剧烈运动时可高达25~35L/min,麻醉情况下则可降低到2.5L/min。

心排血量是以个体为单位计算的。身体矮小的人和高大的人的新陈代谢总量不相等,因此用心排血量的绝对值作为指标进行不同个体之间心功能的比较是不全面的。群体调查资料表明,人体静息时的心排血量,并不与体重成正比,而是与体表面积成正比的。以单位体表面积(m^2)计算的心排血量,称为**心指数**(cardiac index);中等身材的成年人体表面积为1.6~1.7m^2,安静和空腹情况下心排血量5~6L/min,故静息心指数为3.0~3.5L/(min·m^2),它可作为比较不同个体心功能的评定指标。年龄在10岁左右时,静息心指数最大,可达4L/(min·m^2)以上,以后随年龄增长而逐渐下降,到80岁时静息心指数接近于2L/(min·m^2)。心指数随运动强度的增加大致成比例地增高。妊娠、情绪激动和进食时,心指数均有不同程度的增高。

3. 心脏泵血功能的储备　健康人心脏泵血功能有相当大的储备力量,心排血量随机体代谢的需要而增加的能力,称为心脏泵血功能储备或**心力储备**(cardiac reserve)。心力储备来自心率变化和搏出量变化两个方面。

心率储备是增加心力储备的主要方式,健康成人剧烈运动时心率可达180次/分。在一定范围内,心率增快可使心排血量增加2~2.5倍;但如果心率增加过快,超过180次/分,心室充盈时间明显缩短,充盈量减少,搏出量可减少到仅有正常时的一半左右,心排血量亦开始下降。反之,如心率太慢,低于40次/分,心排血量亦减少。这是因为心室舒张期过长,心室充盈早已接近限度,再延长心舒时间也不能相应增加充盈量和搏出量。

搏出量的增加;二是心缩期射血量的增加;一是心舒期充盈量的增加。前者称为收缩期储备,后者称为舒张期储备。一般情况下，心室射血期末心室内余血量约为 55ml。当心室做最大程度收缩时，可使心室内余血减少到不足 20ml。一般心室舒张末期容积为 125ml，最大限度可增加到 160ml。

❀案例 8-2

患者，男性，72 岁，患冠心病 20 年。一次在进行输液治疗时，因为性急擅自将输液速度调至 90 滴/分，半小时后出现了胸闷、呼吸困难、心慌的症状。

问题：分析其原因，提出相应对策。

在心率恒定的情况下，心室每次收缩的搏出量取决于心肌纤维缩短的程度和速度。与骨骼肌类似，影响心肌收缩的因素包括前负荷、后负荷和肌肉收缩能力。

前负荷是指肌肉收缩前所承受的负荷，即心室舒张末期容积或压强，它决定着心室肌细胞的**初长度**。心室舒张末期容积是静脉回心血量和心室射血后心室内余血量之和。在一定范围内，前负荷越大，心肌收缩能力也就越强，搏出量和心排血量也就越多，使血液不会在心脏和静脉内蓄积。这种调节被称为**心肌细胞异长自身调节**，也称为 Starling 机制或"心的定律"。超过一定范围后，心肌收缩力反而减弱，搏出量减少。故临床静脉输血输液应严格控制输入量和输入速度。

后负荷对心室而言指大动脉血压。若其他条件不变，动脉血压升高，心室等容收缩期室内压的峰值必然也增高，从而导致等容收缩期延长而射血期相应缩短，射血速度减慢，搏出量减少。反之，动脉血压降低则有利于射血。这是临床对心力衰竭患者使用扩血管药物的依据。但在正常情况下，由于动脉血压突然升高而使搏出量减少时，射血后心室内的剩余血量增多，如果舒张期内从静脉回流的血量不变或没有明显减少，则心室舒张末期容积必然增大。在这种情况下可通过异长自身调节使心肌收缩增强，搏出量增加，从而使心室舒张末期容积逐渐恢复正常。

心肌不依赖于负荷而能改变其力学活动的内在特性，称为**心肌收缩能力**。在同样的前负荷条件下，心肌收缩能力增强，心脏泵血功能明显增强，这种调节与心肌细胞的初长度变化无关，称为**心肌等长调节**。其能力可受神经、体液和药物等的影响。

心力储备在很大程度上反映心的功能状况。经常进行体育锻炼的人，心射血能力增强。运动员的最大心排血量可增大到静息时的 8 倍。不从事体育锻炼或有心脏疾患的人，静息时心排血量与健康人没有明显区别，尚能够满足代谢的需要；但当代谢活动增强时，心排血量却不能相应增加，而出现心慌气短、头晕目眩等现象。慢性心力衰竭患者的心脏出现代偿性心室扩大或心肌肥厚，从而使心排血量恢复到接近正常水平。

四、心音与心电图

（一）心音

心动周期中，心肌收缩、瓣膜启闭、血液加速度和减速度对心血管壁的加压和减压作用，以及形成的涡流等因素引起的机械振动，可通过周围组织传递到胸壁；如果将听诊器放在胸壁某些部位，就可以听到声音，称为**心音**（heart sound）。若用换能器将这些机械振动转换为电信号记录下来，便得到**心音图**（phonocardiogram，PCG，图 8-7）。心音图上一般可观察到 4 个心音波。

第一心音发生在心缩期，是心室开始收缩的标志，在心尖搏动处（左第 5 肋间隙锁骨中线）听得最清楚。其特点是音调较低，持续时间相对较长，为 0.12~0.14 秒。产生第一心音的因素包括房室瓣关闭、主动脉瓣开放、心室射出的血液冲击主动脉根部及大血管扩张形成的血液涡流等产生的振动。其中房室瓣关闭引起的振动是产生第一心音的主要原因。第一心音可以反映心室收缩力量的强弱和房室瓣的功能状态。

第二心音发生在心舒期，是心室开始舒张的标志，分别在主动脉瓣区和肺动脉瓣区听得最清楚。其特点是音调较高，持续时间较短，为 0.08~0.10 秒。它的产生主要是由于心室收缩终止，室内压迅速下降引起的心室壁振动，以及心室舒张时引起主动脉瓣和肺动脉瓣关闭的振动，其中动脉瓣关闭是主要成分。第二心音可以反映动脉血压的高低和动脉瓣的功能状态。

第三心音发生在快速充盈期末，也称舒张早期音。其特点是音调低、时间短，持续 0.06~0.08 秒。它可能是由于心室充盈减慢而引起的心室壁和瓣膜振动产生的。

第四心音是心房收缩时产生的声音，所以又称心房音。在异常有力的心房收缩和左心室壁变硬的情况下,当心房收缩时,血液流入心室引起室壁的振动,则可产生第四心音。

多数情况下只能听到第一和第二心音,在某些健康儿童和青年人也可听到第三心音,40 岁以上的健康人也有可能出现第四心音。心脏某些异常活动可以产生杂音(murmur)或其他异常心音。因此,听取心音对于心脏疾病的诊断有一定的意义。

(二) 体表心电图

在正常人体,由窦房结发出的一次兴奋,按一定的途径和进程,依次传向心房和心室,引起整个心脏的兴奋。这种生物电变化通过心脏周围的导电组织和体液,反映到身体表面,将测量电极放置在体表的一定部位记录出来的心脏电变化曲线,就是临床上使用的**心电图**(electrocardiogram,ECG)。心电图反映心脏兴奋的产生、传导和恢复过程中的生物电变化,而与心脏的机械收缩活动无直接关系。

测量电极安放位置和连线方式(称导联方式)不同,所记录到的心电图在波形上也有所不同。但基本上都包括一个 P 波,一个 QRS 波群和一个 T 波,有时在 T 波后,还出现一个小的 U 波(图 8-8)。

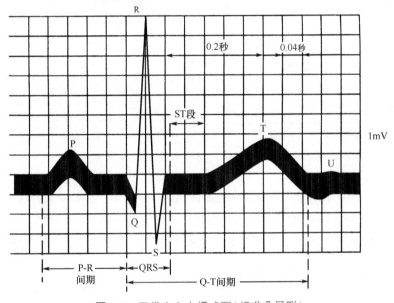

图 8-8　正常人心电模式图(标准 Ⅱ 导联)

P 波反映两心房的去极化过程。P 波的波形小而圆钝,历时 0.08~0.11 秒,波幅不超过 0.25mV。

P-R 间期是指从 P 波起点到 QRS 波起点之间的时程,历时 0.12~0.20 秒。PR 间期代表由窦房结产生的兴奋经由心房、房室交界和房室束到达心室所需要的时间,该时间延长表示房室传导阻滞。

QRS 波群代表两心室去极化过程,也包含了心房复极化过程。正常 QRS 波群历时 0.06~0.10 秒,代表心室肌兴奋扩布所需的时间;各波波幅在不同导联中变化较大。

Q-T 间期指从 QRS 波起点到 T 波终点的时程,代表心室动作电位去极与复极的总时间。

ST 段指从 QRS 波群终点到 T 波起点之间的与基线平齐的线段,它代表心室各部分都处于去极化状态(如动作电位平台期),各部分之间没有电位差存在。

T 波由心室复极化产生,波幅为 0.1~0.8mV。一般不低于 R 波的 1/10。T 波历时 0.05~0.25 秒。T 波的方向与 QRS 波群的主波方向相同。

有时在 T 波后 0.02~0.04 秒还会出现一个低而宽的 U 波。一般推测与浦肯野纤维网的复极化有关,因为它们的动作电位时程比心室肌长,复极化更迟。也有人认为是乳头肌缓慢的复极化作用所产生。

第 3 节　血管生理

生理学中,通常把心脏及其附近的主动脉、大动脉和腔静脉视为循环系统的中心,把其余部分视为循环系统的外周,因此有了"中心静脉压"和"外周阻力"等说法。

血管可分为动脉、毛细血管和静脉三大类。动脉系统把心脏射出的血液输送到全身各处,它的总截面积最小,流速快(大动脉中为40~50cm/s);毛细血管总截面积相当于主动脉的800倍,流速最慢(0.05~0.08cm/s),是物质交换的场所,称为**交换血管**;静脉系统把经过物质交换的血液送回心脏,被称为引流系统,静脉的总截面积相当于同水平动脉的2~4倍,流速中等(平均10cm/s)。循环过程中由于能量的消耗,平均血压呈顺序性递降。血压下降并不均匀,在小动脉(口径<1mm)和微动脉段下降最多。表明血流在此受到的阻力最大,约占总外周阻力的47%。二者富含平滑肌,口径变化大,被称为**阻力血管**(图8-9)。

血流量(即容积速度)是血流线速度与血管截面积的乘积。血流量保持不变时,流速就会与血管截面积大小成反比。当器官动脉、静脉压强差变化不大时,其血流量取决于器官内阻力血管口径。血管中血流阻力 $R=8\eta L/(\pi r^4)$,即血流阻力与血液黏滞系数 η(读音厄塔)、血管长度(L)成正比,而与血管半径(r)的4次方成反比。通常情况下,η 和 L 变化不大,机体主要通过调节血管半径来实现各器官间血流分配。

静息状态下,循环血量的18%处于肺循环中,12%

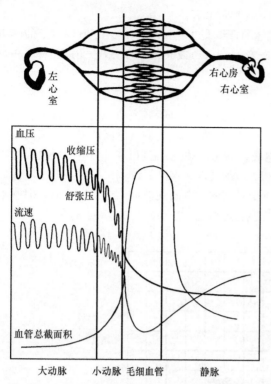

图8-9 血管系统各段的血压、流速和血管总截面积的关系

在心脏内,5%在毛细血管中,体循环各级静脉中的血液高达54%左右。大静脉管壁薄,平时处于部分塌陷状态,横断面成椭圆形,可以动态储存体循环血量的60%~70%,从而调节回心血量,被称为**容量血管**,又称**动力性储血库**。动力性储血库也指肝、脾和肺循环等,这些器官血管收缩使流出血量增多可以弥补全身循环血量的不足。

在体循环,供应各器官的血管相互间成并联关系(图8-10)。以安静状态下心排血量5L/min为例,供应心脏的冠状血管血流量占5%,通过肝固有动脉(营养血管)和门静脉(功能血管)流经肝脏的占30%。肺的血液供应有两条,呼吸性小支气管以上的呼吸道由体循环的支气管动脉供血,是支气管和肺的营养血管;呼吸性小支气管以下由肺循环供血,主要完成气体交换功能。如果将器官血流量相对于各自重量加以比较(如脑占体重2%、血流量占心排血量约15%),更表现出器官间的差异。血流量适应于器官的代谢水平,反映了器官的重要程度。

一、动脉血压与动脉脉搏

血压(blood pressure)是指血管内流动的血液

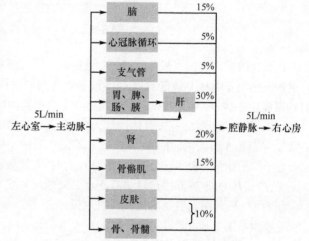

图8-10 体循环各器官血管床并联关系
图中百分数为占心排血量的比例

对于单位面积血管壁的侧压力,即压强。国际单位是帕斯卡($Pa,N/m^2$),常用千帕(kPa)表示;生理学和临床习惯以毫米汞柱(mmHg)为单位(1mmHg=0.1333kPa),并且将标准大气压(760mmHg)设为血压的生理零点。

🍁 案例8-3

患者,男性,70岁。间断胸闷、头晕4年余,加重3天。体检:体温36.5℃,脉搏90次/分,呼吸20次/分,血压160/90mmHg,急性病容,面色红润,气促,双下肢水肿,不能平卧位入睡。冠状动脉造影示三支病变。诊断为冠心病、高血压。服用美托洛尔(β_1受体阻滞剂)、单硝酸异山梨酯片(代谢产生NO,扩张冠状动脉)、卡托普利[血管紧张素转化酶(ACEI)抑制剂]3种药物后症状缓解、血压下降。

问题:1. 影响血压的因素有哪些?

　　2. 双下肢产生水肿的原因是什么?

　　3. 三种药物作用的机制是什么?

(一)动脉血压的形成

血压的形成需三个方面的条件:首先是心血管系统须有血液充盈,可用**循环系统平均充盈压**来表示,反映循环血量与循环系统血容量的相对关系;其次,心脏射血为血液流动提供原始动力;最后,阻力是血压形成的必要条件。在充盈的基础上,向前流动的血液遇到阻力时对血管壁形成侧压力。一般所说的血压系指体循环的**动脉血压**(arterial pressure),它决定了其他部位血管的血压。

左心室的射血是间断性的。在心缩期内,射血量的2/3会暂时留存在主动脉中,约1/3流至外周。主动脉、肺动脉主干及其发出的最大的分支管壁较厚,富含弹性纤维,有明显的可扩张性和弹性,能发挥**弹性储器血管**作用。它们既能在心脏射血时缓冲高压,又能在心舒期释放出弹性势能,使主动脉压仍能维持在80mmHg左右的较高水平,从而使心室的间断射血变为动脉内的连续血流,具有辅助泵血作用(图8-11),甚至可称为第二心脏。

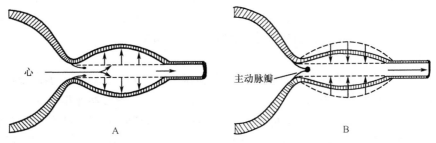

图 8-11　主动脉弹性管壁维持血压与血流的作用

A. 心收缩时;B. 心舒张时

1. 动脉血压的正常值　人通常测量肱动脉的血压。在一个心动周期中,动脉血压的最高值称为**收缩压**(systolic pressure,俗称高压),健康青年人**收缩压**的生理范围是100～120mmHg,主要反映心缩力的大小;最低值称为**舒张压**(diastolic pressure,俗称低压),生理范围是60～80mmHg,主要反映外周阻力的大小;二者的差值称为**脉搏压**(pulse pressure),简称脉压,一般为30～40mmHg,可以反映主动脉管壁的弹性。心动周期中每一瞬间血压的平均数称为**平均动脉压**,由于心缩期远短于心舒期,平均动脉压更接近于舒张压,可以近似地算作舒张压与1/3脉压之和。

血压正常值受到人种、性别、年龄及生理状态的影响。夜间会降低,女性低于男性。从新生儿经满月,长到12岁、17岁,再到60岁,动脉收缩压依次递增,分别为40mmHg、80mmHg、105mmHg、120mmHg、140mmHg。

2. 动脉脉搏　主动脉壁随心脏舒缩产生的振动沿着动脉系统的管壁以弹性压力波的形式传播,形成**动脉脉搏**(arterial pulse),简称**脉搏**。这种振动的传播速度远比血流要快得多,脉搏在主动脉的传播速度最慢,为3～5m/s,在大动脉为7～10m/s,小动脉可达15～35m/s。血管硬化时脉搏的传递速度加快,老年人主动脉传播速度可达10m/s。脉搏传到小动脉和微动脉时大大减弱,到达毛细血管处已经基本消失。在心动周期中右心房的血压波动可逆向传递到大静脉,形成**静脉脉搏**,正常情况下不明显。

动脉脉搏的形成受心血管系统功能状态等影响,所以以检查其节律、频率、幅度、硬度、速度等,有临床诊断价值。中医"四诊"中的"切(音 qiè)脉"通常是在桡动脉处检查脉搏的情况,作为诊断疾病的重要依据。

(二)影响动脉血压的因素

动脉血压是临床监测的重要生命体征之一。血压稳定是推进血液循环和保持各组织、器官得到足够血液灌注的重要条件。凡是与动脉血压形成有关的因素都能影响动脉血压。

1. 心搏量　搏出量增加,射入主动脉血量增加,收缩压明显上升;舒张压也会升高,但升高的幅度没有收缩压的明显;脉压增大。分析血压升降,主要看当时留在血管中的血量是增加还是减少。

2. 心率　当心跳加快时,心输出量增大,使收缩压有所上升;射血间隔缩短,心脏舒张期血液由主动脉流向外周减少,舒张压显著增加,脉压减小。

3. 外周阻力　小血管等紧张性增强引起外周阻力增大时,血液外流受阻,血压会普遍升高。收缩期血压高,外流受阻不如舒张期明显,所以舒张压比收缩压上升更显著,脉压减小。

4. 主动脉和大动脉的弹性储器作用　主动脉和大动脉的弹性好、缓冲作用明显,因此脉压远小于心室内压的波动幅度,也小于小动脉的脉压。老年人血管中胶原纤维逐步替代了弹性纤维和平滑肌,弹性下降,称为动脉硬化。此时,收缩压将升高,而舒张压将下降,脉压明显增大。若同时伴有小动脉硬化时,则外周阻力增加,此时收缩压和舒张压都会升高。

5. 循环血量与循环系统血管容量的比值　正常时二者是相适应的,循环系统平均充盈压变化不大。当失血导致循环血量减少或某种因素引起血管容量增大时,都会造成动脉血压下降,其中尤以收缩压下降更明显。

需要说明的是,上述分析都是假定其他因素不变为前提的。实际生理条件下,相关因素可同时发生改变,血压变化往往是各种因素相互作用的综合结果。在影响动脉血压的各种因素中,心缩力、心率和血管口径三项因素易受自主神经调节和体液调节,是机体维持、调节血压的主要途径。

二、静脉血压与静脉血回心

静脉不仅作为血液流动的通道,而且可发挥动力性储血库作用。肢体静脉的内膜每隔一段就被静脉瓣皱褶隔断,静脉瓣通常存在于分支静脉入口的远心一侧,以阻止静脉血液倒流。哈维最早描述了静脉瓣的作用。非常小的静脉、大静脉、来自脑和肠道的静脉则没有静脉瓣。

（一）静脉血压

当体循环血液经过动脉和毛细血管到达微静脉时,血压下降至 15~20mmHg。右心房作为体循环的终点,血压最低,接近于生理零值。右心房和胸腔内大静脉的血压称为**中心静脉压**(central venous pressure, CVP),正常值为 4~12cmH$_2$O(常用来表示低压的单位,1cmH$_2$O = 98Pa ≈ 0.77mmHg)。CVP 的高低取决于心脏射血能力和静脉回流量之间的相互关系。临床上可用于指导输液:CVP 过低提示静脉回流受阻,血量不足;CVP 进行性升高(>16cmH$_2$O),提示输液过快或心射血功能不全。

（二）压强很低的静脉血如何返回心脏

单位时间内的静脉回心血量取决于外周静脉压和 CVP 的差值大小,以及静脉对血流的阻力。静脉血流阻力小,只占体循环总阻力的 1/10 多,引流畅通。影响静脉回流的因素有以下几点。

1. 静脉系统的压强差　当血量增加或容量血管收缩时,体循环平均充盈压升高,外周静脉压升高,增大了与 CVP 的落差,静脉回流加快。该因素是影响静脉血回心的基础性因素。

2. 心缩力　心脏收缩时把血液射入动脉,舒张时则抽吸静脉血液回心。如果心缩力增大,射血时心室排空较完全,舒张时抽吸力就更大。右侧心力衰竭时,右心房压升高,患者可出现颈静脉怒张、肝充血肿大、下肢水肿等症状;左侧心力衰竭时,左心房压和肺静脉压升高,造成肺淤血和肺水肿。心缩力被认为是影响静脉血回心的最重要因素。

3. 体位　静脉管壁薄,弹性纤维和平滑肌都较少,受血管内血液重力及血管外组织压力(跨壁压)影响远比动脉要大。在人类直立时尤其表现明显,应予以重视。高温下,长久站立,重力作用可使下肢静脉多容纳 500ml 血液,容易引起头晕甚至昏厥;长期卧床患者静脉紧张性低,腹壁、下肢肌肉收缩太弱,突然站立时可因身体低垂部分静脉扩张,容量增大,回心血量过少而发生昏厥。

4. 骨骼肌的挤压作用　人静立时足底压可达 90mmHg,而步行时可降为 25mmHg 以下。肌肉的节律性收缩对于行走于其间的静脉形成挤压,加上有不同部位静脉瓣的配合,推动了血液回心。这样,骨骼肌和静脉瓣一起对静脉回流起到"泵"的作用,称为"肌肉泵"或"静脉泵"(图 8-12)。

5. 呼吸运动　下一章会介绍,随着呼吸运动,胸膜腔内负压也会发生节律性的增大或减小,从而引起胸腔内的大静脉被压迫和扩张,对静脉回流也起到"泵"的作用。吸气使胸内负压降低,有利于体循环静脉血液回心;呼气则相反。但是,呼吸对于

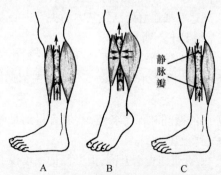

图 8-12　肌肉收缩与静脉回流
A. 静息时;B. 节律性收缩时;C. 节律性舒张时

静脉瓣

肺循环的影响不同,吸气使肺循环血管容积大,储血多,由肺静脉回流到左心房的血液减少。

　　静脉回流受阻时易引发静脉曲张和静脉炎。静脉曲张是浅表静脉出现畸形和无规律的扩张,多发于小腿,发生在肛门附近的叫痔疮。静脉炎是一种更严重的疾病。

三、微循环与淋巴回流

　　微循环(microcirculation)是指从微动脉(arteriole)到微静脉(venule)的一段血液循环,由肉眼无法看到的,口径小于100μm的血管构成。广义的微循环还包括淋巴微循环和组织液的生成与回流。在微循环部分实现血液和组织间的物质和信息交换,是血液循环最根本的功能。

(一)微循环——毛细血管生理

　　1. 典型的微循环由 7 种成分组成　微动脉是小动脉继续分支为管径 20~50μm 的血管,管壁有环行的平滑肌,分布有少量神经,其收缩和舒张可控制血管的血流量,为毛细血管的前阻力血管。后微动脉是微动脉的直接延伸,它的平滑肌变得薄而稀疏,但仍有收缩能力,后微动脉向一至数根真毛细血管供血。真毛细血管从后微动脉垂直分出,起始端通常有 1~2 个平滑肌细胞,形成一个环,即毛细血管前括约肌。它的收缩状态决定进入真毛细血管的血流量。由于毛细血管前括约肌外部结缔组织较少,因此对体液性因素的调节十分敏感。最小的微静脉管径不超过 30μm,管壁没有平滑肌,可进行物质交换;较大的微静脉管壁有平滑肌,在肾上腺素能神经纤维和循环血中缩血管物质(如内皮缩血管肽等)的作用下能发生明显的收缩。微静脉是毛细血管的后阻力血管,它的舒缩状态可影响毛细血管血压,从而影响毛细血管处的液体交换和回心血量(图 8-13)。

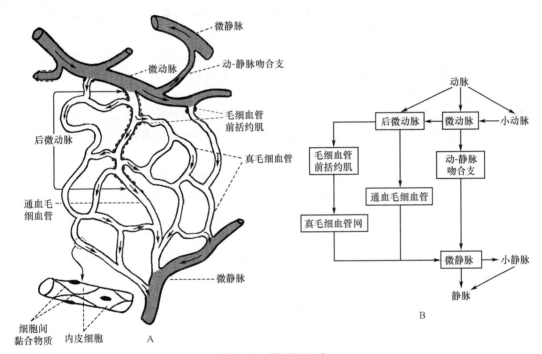

图 8-13　微循环组成

A. 图中灰色的管壁表示平滑肌的分布;B. 微循环模式图

　　2. 血液通过微循环的三种路径

　　(1)动-静脉短路(arteriovenous shunt):由吻合微动脉和微静脉的动-静脉吻合支构成,属非营养通路。动-静脉吻合支管壁结构类似微动脉,有较厚的平滑肌组织。人的手指、足趾、耳郭及肠系膜、肝、脾等处较多,平常处于关闭状态,环境温度升高时大量开放,利于散热。在某些病理状态下,如感染性和中毒性休克时,动-静脉短路开放过度,可加重组织的缺氧状况。

　　(2)直捷通路(thoroughfare channel):也称快道,是指从微动脉经后微动脉和通血毛细血管直接延伸到微静脉的通路。它直而短,经常处于开放状态,血流速度较快,主要功能是使一部分血液快速进入静脉,保证回心血量。骨骼肌组织的微循环中较为多见。

（3）迂回通路（circuitous channel）：又称**营养通路**、慢道，主要由真毛细血管构成，迂回曲折，吻合成网。慢道开关受控于毛细血管前括约肌，开放时可见红细胞呈队列状依次通过。它是微循环中较完整的一条营养性的微血流通道，主要功能是实现血液与组织之间的物质交换。

3. 毛细血管壁的结构和通透性　毛细血管壁由单层内皮细胞构成，外面有基膜包围，总厚度约 0.5μm，有细胞核的部分稍厚。内皮细胞之间有裂隙，是沟通毛细血管内外的孔道（图 8-14）。在不同的器官、组织，毛细血管管壁结构都不尽相同，有紧密连接内皮、连续内皮、有孔内皮和非连续内皮 4 种类型。脑、皮肤、骨骼肌、肺、心脏及胃肠道、肾小球和肝、脾等部位的毛细血管对各种物质的通透性依次变大。

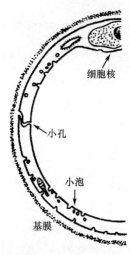

图 8-14　毛细血管壁亚显微结构

4. 毛细血管的数量和交换面积　有估计称，人体全身有 400 亿根毛细血管，全长约 96 000km。假设毛细血管平均半径为 3μm，平均长度为 750μm，则每根毛细血管的表面积约为 14 000μm²，加上有交换功能的微静脉可达 22 000μm²，总有效交换面积将近 1000m²（也有估计超过 6300m²）。不同器官组织中毛细血管的密度有很大差异，在心肌、脑、肝、肾等组织中为 2500~3000 根/mm³；骨骼肌组织为 100~400 根/mm³；而骨、脂肪、结缔组织中密度则较低。

5. 毛细血管血压　血液在流经微循环血管网时血压逐渐降低。毛细血管血压的高低取决于毛细血管前阻力和毛细血管后阻力的比值。二者为 5：1 时，毛细血管平均血压为 20mmHg。比值增大时，血压降低；比值减小时，血压升高。这一过程主要通过微动脉肌源性自身调节来控制。儿茶酚胺类和交感神经可引起前阻力血管收缩，缺氧、酸性代谢产物可引起后阻力血管舒张。

毛细血管血压的显著特点是：搏动消失；各器官、组织间差异较大，如在肾脏高达 45mmHg，而肺部只有 6~7mmHg（组织液生成的有效滤过压为负值，所以肺组织比较"干燥"）。

（二）血浆滤出生成组织液及其回流血管

组织液存在于组织、细胞的间隙中，绝大部分呈胶冻状，不能自由流动，因此不会因重力作用而流至全身的低垂部分，也不能用注射器抽出。组织液凝胶的基质是胶原纤维和透明质酸细丝，不妨碍水及溶质的自由流动。

组织液生成与回流的结构基础是毛细血管的通透性，动力是**有效滤过压**。

有效滤过压=（毛细血管血压+组织液胶体渗透压）-（血浆胶体渗透压+组织液静水压）

如图 8-15 所示，在微循环毛细血管动脉端，有效滤过压为正值，组织液从毛细血管滤出，人一昼夜约产生 24L；到静脉端，主要由于毛细血管血压下降的原因，有效滤过压变为负值，导致动脉端产生的组织液约 90% 重吸收回血管，其余 10% 进入毛细淋巴管，通过淋巴循环最终回收入血。从毛细血管动脉端组织液生成到静脉端组织液回流之间，有效滤过压是一个渐变的过程。

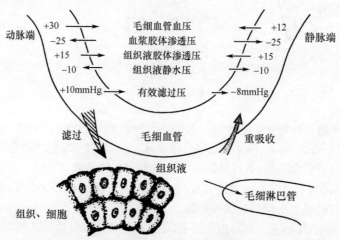

图 8-15　组织液生成与回流

+代表使液体滤出毛细血管的力量；-代表使液体重吸收到毛细血管的力量

正常情况下,组织液生成和重吸收保持着动态平衡,使循环血量和组织液量能维持相对稳定。这种平衡一旦被打破,将导致组织间隙液缺少或潴留,临床上称为脱水或水肿。组织液循环的影响因素主要有4个方面:①毛细血管血压,肌肉运动、炎症时毛细血管血压升高,组织液生成增加;静脉压升高时,也可使组织液生成增加;②血浆胶体渗透压,当血浆蛋白生成减少(如慢性消耗疾病、肝病等)或蛋白排出增加(如肾病)时,均可导致血浆蛋白减少,使血浆胶体渗透压下降,从而使组织液生成增多,甚至发生水肿或腹水;③淋巴回流,由于一部分组织液需经淋巴系统回到血液,当淋巴回流受阻(如丝虫病、肿瘤压迫等)时,可导致局部水肿;④毛细血管通透性,如烧伤、过敏反应等情况下,可使毛细血管通透性增大,血浆蛋白可能漏出,使血浆胶体渗透压下降,而组织液胶体渗透压上升,有效滤过压增大。

(三)跨毛细血管壁的物质交换

以组织液为中介,血液可以为细胞带来营养物质和O_2,带走代谢产物和多余水分。组织液和血液则通过毛细血管壁进行物质交换。

1. 扩散 是血液和组织液之间进行物质交换的最主要方式。血液流经毛细血管时,血浆和组织液的溶质分子有足够的时间通过血管孔隙进行物质交换,而O_2和CO_2可直接通过内皮细胞进行扩散。扩散速率与血管壁有效交换面积、通透性及两侧的物质浓度差成正比,与扩散距离(即毛细血管壁厚度)成反比。

2. 滤过和重吸收 即前面讨论的组织液生成与回流。与扩散相比,滤过和重吸收完成的物质交换仅占很小部分。

3. 吞饮 在毛细血管壁的亚显微结构内皮细胞膜上有时可以见到吞饮小泡,提示较大分子如血浆蛋白可以通过吞饮方式被主动地进行物质交换。

(四)淋巴循环的路径和意义

淋巴系统是组织液向血液回流的一个重要辅助系统。毛细淋巴管以稍膨大的盲端起始于组织间隙,彼此吻合成网,并逐渐汇合成集合淋巴管。全身的淋巴液经淋巴管收集,经过淋巴结,最后由胸导管和右淋巴导管导入左右锁骨下静脉,与上腔静脉会合,进入心脏。集合淋巴管的结构类似于静脉,管壁有平滑肌,管内有瓣膜。淋巴液的回流也类似于静脉回流,肌肉收缩、吸气时胸膜腔内压下降和淋巴液汇入静脉入口处高速血流的抽吸作用等都能促进淋巴液回流。

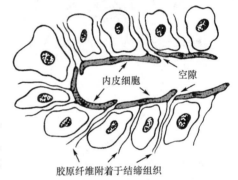

图 8-16 毛细淋巴管盲端结构

1. 淋巴液的生成 在毛细淋巴管盲端,内皮细胞外的基膜很薄,内皮细胞边缘像瓦片般互相覆盖,并可以向管腔内飘动,形成向导管腔开启的单向活瓣(图8-16),甚至血浆蛋白都可以自由进入。组织液和毛细淋巴管内的压力差是淋巴液生成的动力。

2. 淋巴液回流的生理意义 正常成人安静状态下每小时约有120ml淋巴液入血(其中100ml经胸导管,20ml经右淋巴导管)。淋巴液回流具有重要的生理功能:①回收组织液中的蛋白质分子,能消除组织液中不能被毛细血管重吸收的较大分子及组织中的红细胞和细菌等;②对营养物质特别是脂肪的吸收起重要作用,肠道吸收脂肪的80%~90%是通过小肠绒毛的毛细淋巴管(称为中央乳糜管)输送入血液的;③维持循环血量,调节血浆与组织液之间的液体平衡;④发挥淋巴结的防御、屏障作用等。

(五)脑脊液循环

脑脊液存在于脑室系统、脑池和蛛网膜下隙内,由脉络丛分泌,可看作是脑和脊髓的组织液和淋巴。成人脑脊液总量约150ml,每天生成800ml,可见脑脊液更新率较高,存在生成和吸收入血的循环过程。脑脊液的主要功能是在脑、脊髓和颅腔、椎管之间起缓冲、浮力等作用,有保护性意义;此外还作为脑与血液之间进行物质交换的中介。

血液和脑脊液之间存在物质转运的限制,仿佛某种特殊的屏障,称为**血-脑脊液屏障**。其物质基础是无孔的毛细血管和脉络丛细胞中运输各种物质的特殊载体系统。类似的,血液与脑组织之间也存在血-脑屏障,毛细血管紧密连接内皮、基膜和星状胶质细胞的血管周足等结构可能是其形态学基础。它允许葡萄糖、O_2、CO_2和脂溶性物质透入脑组织中,而延缓或阻挡另一些物质通过。血-脑屏障和血-脑脊液屏障的存在,对于保持神经元周围稳定的化学环境和防止血液中有害物质侵入脑内、扰乱脑内神经元的正常功能活动具有重要的生理意义。

第 4 节　心血管活动的调节

如果野外散步时遇到蛇,会吓得心怦怦跳。体育课跑完 1500 米,加快的心率需要一段时间才能逐渐恢复。这些都是神经、体液因素对心血管功能调节的结果。机体的神经和体液机制可对心脏和各部分血管的活动进行调节,以适应各器官组织,特别是脑和心脏的需要,协调全身血流分配。

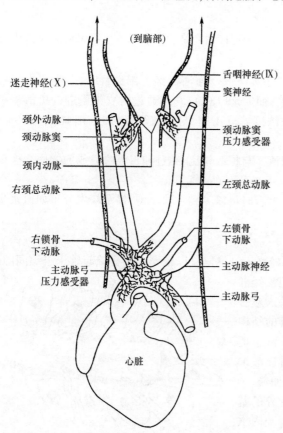

图 8-17　颈动脉窦和主动脉弓压力感受性反射弧

一、降压反射是主要的神经调节

机体对心血管活动的神经调节是通过各种心血管反射实现的。心血管反射一般都能很快完成,以使循环功能快速适应机体状态和环境变化,其中最重要的是降压反射。

(一)降压反射

1. 降压反射的反射弧组成

(1)感受器和传入神经:**降压反射**即颈动脉窦和主动脉弓压力感受性反射。该反射弧的感受器是位于颈动脉窦和主动脉弓血管壁内的压力感受器。传入神经分别是窦神经、舌咽神经和主动脉神经(又称降压神经)、迷走神经(图 8-17)。

(2)反射中枢:在生理学中,将与控制心血管活动有关的神经元集中的部位称为**心血管中枢**(cardiovascular center),它是指分布在从脊髓到大脑皮质各个水平上的系列神经元及其间的复杂联系。它们的活动使整个心血管系统的活动协调一致,并与机体活动相适应。

其基本中枢在延髓。一般认为,延髓心血管中枢至少可包括缩血管区(含心交感紧张中枢)、舒血管区、心抑制区和位于孤束核的传入神经接替站等 4 个部位的神经核团(图 8-18)。前三个核团发出交感神经和副交感神经作为传出神经,支配心脏和血管平滑肌两类效应器的活动改变。这些区域受到传入冲动和所处环境的影响,存在紧张性活动,表现为心迷走神经纤维和交感神经纤维持续的低频放电活动。延髓心血管中枢完好可以完成比较简单、基本的心血管活动的调节,要实现复杂的整合作用,使得循环功能与机体其他功能相互协调则有赖于下丘脑、小脑和大脑等高位心血管中枢的参与。

(3)传出神经和效应器:心肌和血管平滑肌接受自主神经支配。支配心脏的传出神经为心交感神经和心迷走神经。成年人的右侧迷走神经主要分布在窦房结,引起心率减慢,而左侧迷走神经主要分布在房室结,影响传导性。同样,右侧的交感神经主要分布在窦房结,而左侧主要分布在房室结、心房肌和心室肌。交感神经兴奋,节后纤维末梢释放 NE,与心肌细胞膜上的 β_1 受体结合,心脏活动增强(心率加快、传导快、心缩力增加且舒张快速有力,此为正性变时、变传导、变力作用);迷走神经兴奋,节后纤维末梢释放 ACh,与心肌细胞膜上的 M_2 胆碱能受体结合,心脏活动受抑制(负性变时、变传导、变力效应);平常条件下二者均对心脏有作用,而以迷走神经支配占优势。迷走神经对心脏产生经常而持久的作用,使心脏活动

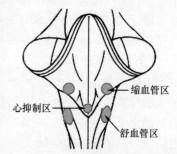

图 8-18　延髓心血管中枢
(腹面观)

的速度和强度限制在一定水平之内的情况,称**迷走紧张**(vagal tone)。长期锻炼可使迷走神经紧张性提高,心率减慢。迷走神经紧张可理解为心力储备的中枢机制。NE 的强心作用可以被普萘洛尔(propranolol)特异

性地阻断。ACh 对心脏活动的抑制作用可以被阿托品特异性阻断。此外,心脏中存在多种肽类神经纤维,可能参与对心肌和冠状血管活动的调节。

除真毛细血管外,血管壁都有平滑肌分布,绝大多数血管平滑肌都受自主神经支配(毛细血管前括约肌除外)。通常把血管平滑肌的舒缩活动,称为**血管运动**。支配它们的神经则被称为血管运动神经纤维。按功能将其分为缩血管神经纤维、舒血管神经纤维两大类。贝尔纳在 1851 年通过研究颈部交感神经对同侧兔耳血管的作用时发现缩血管神经纤维,1854 年研究犬颌下腺的鼓索神经对唾液分泌影响时又首先发现舒血管神经纤维。

缩血管神经纤维都是交感神经纤维。交感神经节后纤维末梢释放 NE,与血管平滑肌的 α 受体结合引起血管收缩,与 β 受体结合则引起舒张。NE 与 α 受体结合力更强。体内几乎所有器官中的血管都受交感缩血管纤维支配,但不同部位血管中缩血管纤维分布的密度不同。皮肤最密,骨骼肌和内脏次之,冠状血管、脑血管较少。同一部位动脉多于静脉,其中微动脉分布最密。这样,当全身性交感神经系统紧张时,皮肤、内脏的血管收缩强烈,器官血流量显著减少;骨骼肌血管收缩则外周阻力明显增加,血压升高。脑和心脏由于局部代谢产物的舒张血管作用,血流量不仅不减少,可能还有增加,从而保证重要器官的活动需要。这一现象称为"移缓济急"。现在则解释为对于某种特定的刺激,不同部分的交感神经的反应方式和程度不同。

多数血管可以由交感神经纤维单一支配实现收缩和舒张。安静状态下,交感缩血管纤维持续发放 1~3 次/秒的低频冲动,维持血管处于一定的收缩状态,称为**交感缩血管紧张**(vasomotor tone)。在此基础上冲动频率可增加至 8~10 次/秒,引起血管进一步收缩;冲动频率也可降低到不足 1 次/秒,但会引起紧张基础上的舒张。

体内有少数血管除接受缩血管纤维支配外,还接受舒血管神经纤维的支配。舒血管神经纤维主要有交感舒血管神经纤维和分布于唾液腺、外生殖器、膀胱、直肠等部位的副交感舒血管神经纤维及脊髓背根舒血管纤维、血管活性肠肽神经元几种,均属局部性作用,引起局部血流增加,对血液循环整体影响不大。

2. 降压反射的反射过程和意义 当动脉血压突然升高(管壁受牵张增强),刺激颈动脉窦和主动脉弓的压力感受器时,通过传入神经的冲动增多,作用于延髓传入神经接替站,进而兴奋心抑制区、抑制缩血管区,引起血管紧张性下降、外周阻力降低及心脏活动减弱,使得血压在升高的水平上回落。当动脉血压突然降低时,通过相似的反射过程可以引起血压回升。该反射通常情况下起调节血压回落效应,故称为降压反射。

颈动脉窦和主动脉弓压力感受性反射属于双向性的负反馈机制,能经常、自动地纠正血压的偏差,避免脉血压发生过分的波动。因此将窦神经和主动脉神经称为"缓冲神经"。降压反射的感受器为牵张感受器,并且只感受迅速变化,对波动性压力敏感,而对缓慢变化容易适应。感受器灵敏范围为 60~180mmHg,在正常平均压力水平 100mmHg 左右最为敏感,纠正偏离能力最强。当动脉血压超出此范围时,机体只能通过其他方式调节血压,如化学感受性反射。

(二)心肺感受器引起的心血管反射

心房、心室和肺循环大血管壁存在机械牵张感受器,称为低压力感受器或容量感受器;同时这些部位的细胞也对前列腺素、缓激肽等化学活性物质和藜芦碱等药物敏感。当它们受到有效刺激时,可产生相应反射效应:交感紧张降低,心迷走紧张加强,血压降低;肾交感紧张明显降低,肾血流量增加,排水、Na^+ 增多;还能抑制 ADH 的释放,使肾排水增多。这些作用共同维持血液和体液的成分和量的稳定。1915 年班布里奇最先描述了输液或输血引起的心率反射性变化,因此**容量感受器反射**又称为班布里奇反射(Bainbridge reflex)。

(三)颈动脉体和主动脉体化学感受性反射

颈动脉体和主动脉体属外周化学感受器,分别位于颈总动脉分叉处和主动脉弓区域。它们周围包绕以毛细血管窦,血液供应十分丰富。当血液缺氧、CO_2 分压过高、pH 降低时,可以刺激这些外周化学感受细胞,其感受信号分别由窦神经和迷走神经传入延髓孤束核,然后使延髓内呼吸神经元和心血管中枢神经元的活动发生改变。

正常情况下,化学感受性反射主要引起呼吸加深加快,只有严重缺氧、窒息、动脉血压过低和酸中毒等情况下才通过使外周血管收缩引起血压升高。

（四）其他反射

1. 躯体感受器引起的心血管反射　用弱至中等强度的低频电脉冲刺激骨骼肌传入神经,常可引起降压效应;而用高强度高频率电刺激皮肤传入神经,则常引起升压效应。

2. 其他内脏感受器引起的心血管反射　扩张肺、胃、肠、膀胱等空腔脏器,挤压睾丸等,常可引起心率减慢和外周血管扩张等效应。

3. 脑缺血反应(brain ischemic response)　指当脑血流量减少时,可引起交感缩血管紧张显著加强,外周血管强烈收缩,动脉血压升高的反应。

二、肾上腺素和去甲肾上腺素是最重要的全身性体液调节因素

影响心血管活动的化学物质,有些是通过血液携带的,可广泛作用于心血管系统;有些则在组织液中形成,主要作用于局部的血管,对局部组织的血流起调节作用。肾上腺素、去甲肾上腺素是最重要的全身性体液调节因素。

（一）肾上腺素和去甲肾上腺素

从化学结构上看,E 和 NE 都属于儿茶酚胺邻苯二酚。血液中的 E 和 NE 主要来源是肾上腺髓质,NE 的另一个来源是交感神经节后纤维末梢释放后扩散入血。

1. 肾上腺素　对 α、β 受体都有强大的激动作用。兴奋心肌细胞上的 β_1 受体,使心输出量增加。对于血管上 α 受体占优势的皮肤、肾、胃肠等器官,E 引起血管收缩;而对于 β_2 受体占优势的,如骨骼肌、肝等器官和冠状血管,小剂量时引起舒张,大剂量时也能结合 α 受体,引起收缩的总效应。临床上将 E 作为强心急救药,静脉注射作用维持时间约为数分钟。

2. 去甲肾上腺素　主要激动 α 受体,对心肌 β_1 受体作用较弱,对血管 β_2 受体几乎无作用。NE 对心脏的直接作用是兴奋,但同时能使全身血管广泛收缩,升高动脉血压,使降压反射活动增强,反射性地使心率减慢。临床上 NE 被用作升血压药。

（二）肾素-血管紧张素-醛固酮系统

肾素-血管紧张素-醛固酮系统(RAAS)中,肾素是由肾近球细胞合成和分泌入血的一种酸性蛋白酶,可将肝脏合成的血管紧张素原水解成十肽的血管紧张素 I(Ang I)。在血浆和组织中,特别是在肺循环血管内皮表面存在有血管紧张素转换酶,它可以把 Ang I 水解为八肽的 Ang II。Ang II 在血浆和组织中的血管紧张素酶 A 的作用下,成为七肽的 Ang III。肾素是这一系列化学反应的限速酶。当各种原因引起肾血流灌注减少时,肾素分泌就会增多。血浆中 Na^+ 浓度降低时,肾素分泌也会增加。

对体内多数组织、细胞来说,Ang I 不具有活性。血管紧张素中最重要的是 Ang II(在血液中 1 分钟被酶解)。血管平滑肌、肾上腺皮质球状带细胞及脑、肾等器官的细胞上存在血管紧张素受体。Ang II 作用于血管平滑肌,可使全身微动脉收缩,动脉血压升高。Ang II 是已知最强的缩血管活性物质之一。Ang II 还可强烈刺激肾上腺皮质合成和释放醛固酮,后者可促进肾小管对 Na^+ 的重吸收,并使细胞外液量增加。Ang III 的缩血管效应仅为 Ang II 的 10%～20%,但刺激肾上腺皮质合成和释放醛固酮的作用较强。在失血、失水时,RAAS 的活动加强,并对在这些状态下循环功能的调节起重要作用。

在动脉血压的长期调节(数小时、数天、数月或更长)中起重要作用的是肾。当体内细胞外液量增多时,血量增多,动脉血压升高,直接导致肾排水和排钠增加,从而使血压恢复到正常水平。体内细胞外液量减少时,发生相反的过程,即肾排水和排钠减少。有人将这种机制称为肾-体液机制(kidney-humoral mechanism),可能是通过 ADH 和 RAAS 实现的。

（三）血管升压素

正常情况下,血浆中血管升压素(即抗利尿激素,ADH)升高首先出现抗利尿效应;只有当其浓度明显高于正常时,才引起血压升高。它是体外最强的缩血管物质之一。它提高降压反射的敏感性,使其纠正偏离正常水平血压的能力增强。在禁水、失水、失血等情况下,ADH 释放增强,对保留体内液体量、维持动脉血压都起重要作用。

（四）局部性体液调节

1. 内皮细胞释放的活性物质　血管内皮细胞数量庞大,能释放前列环素(prostacyclin,也称前列腺素 I_2,PGI_2)、一氧化氮(NO)等舒血管物质和内皮素(endothelin,ET)等缩血管物质。在组织和血管损伤时,内

皮素的释放量明显增加,能有效地减少血液流失。

2. 心房钠尿肽(ANP)　主要为 28 肽形式,可使血管舒张,外周阻力降低;也可使每搏排血量减少,心率减慢,故心排血量减少。ANP 还能分别抑制肾素、Ang Ⅱ、醛固酮和 ADH 的合成和释放,参与机体水盐平衡调节。

3. 组胺　组胺是由组胺酸在脱羧酶的作用下产生的。许多组织,特别是皮肤、肺、肠黏膜的肥大细胞中含有大量的组胺(histamine)。当组织受到损伤或发生炎症和过敏反应时,都可释放组胺。组胺有强烈的舒血管作用,并能引起局部毛细血管和微静脉管壁的通透性增大,造成局部组织水肿。

此外,九肽的缓激肽和十肽的赖氨酰缓激肽(也称胰激肽或血管舒张素)被认为是已知的最强的舒血管物质。这两种激肽类物质可使器官局部血管舒张,毛细血管通透性增加,血流量增加。体内的阿片肽(opioid peptide)有多种。垂体释放的 β-内啡肽可能主要作用于脑内某些核团,使交感神经活动受到抑制,心迷走活动加强。阿片肽也可作用于外周血管壁的阿片受体,引起血管舒张,血压降低。前列腺素中 $PGF_{2\alpha}$ 能引起静脉收缩,PGE_2 则具有强烈的舒血管效应。

三、自身调节——局部血流调节

实验证明,将调节血管活动的外部神经和体液因素都去除,在一定的血压变动范围内,器官、组织的血流量仍能通过局部的调节机制使血流量保持相对恒定。组织调节自身血流量的能力称为自身调节。大流量、小波动的脑循环就是典型例子,自身调节是维持脑组织血液供应稳定的保证。一般认为自身调节包括代谢性自身调节和肌源性自身调节两类。

(一)代谢性自身调节机制

微循环中迂回通路交替开放的机制正是代谢性自身调节(metabolic autoregulation)的过程。安静时骨骼肌中 20% ~ 35% 的真毛细血管开放,以 5 ~ 10 次/分速率交替性收缩和舒张。血液中的 NE、ADH、5-羟色胺较恒定地刺激后微动脉和毛细血管前括约肌平滑肌紧张,在血管周围组织压迫下,引起毛细血管塌陷;而血流暂停处细胞代谢产物 CO_2、H^+、乳酸、腺苷、ATP、K^+ 和组胺等堆积,引起血管平滑肌舒张,恢复灌注。当组织代谢活动显著增强时,将产生大量的代谢产物,温度升高,引起更大比例毛细血管更长时间的开放,器官血流量显著增加,以与代谢需要相适应。

(二)肌源性自身调节机制

心肌异长自身调节就被认为是典型的肌源性自身调节(myogenic autoregulation)机制。安静状态下心肌细胞并未达到最适初长,一定范围内增加的回心血量,扩张了心室腔,被拉长了的心肌纤维更接近最适初长,因此产生更大的心缩力,从而维持收缩末期留在心腔的血液不增多。在肾、脑、心、肝、肠系膜、骨骼肌等器官的毛细血管前阻力血管,血管平滑肌也具有这种扩张-回缩反应。灌注压升高时,管壁平滑肌紧张性增强,动脉血管口径缩小;灌注压下降时,动脉口径扩大,从而维持器官血流量相对稳定。例如,人的体循环平均动脉压在 80~180mmHg 变化时,肾血流量能保持相对恒定;在 60~140mmHg 时,脑血流量能够通过自身调节维持恒定。

第9章 呼 吸

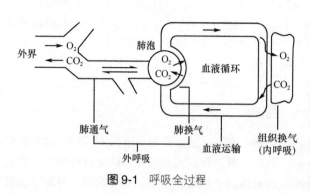

图 9-1 呼吸全过程

机体在新陈代谢过程中,需要不断地从外界环境中摄取 O_2,并排出代谢中产生的 CO_2。机体与外环境之间的气体交换过程称为呼吸(respiration)。整个呼吸过程由四个既相互衔接又同步进行的环节组成(图 9-1):肺通气(pulmonary ventilation)——肺与外环境的气体交换;肺换气(gas exchange in lungs)——肺泡与肺毛细血管之间的气体交换;气体运输(transport of gas)——气体在血液中的运输;组织换气(gas exchange in tissues)——血液与组织细胞之间的气体交换。肺通气和肺换气又合称为外呼吸(external respiration),组织换气又称为内呼吸(internal respiration)。通常所说的呼吸,一般是指外呼吸。

呼吸是人体内最基本的生理活动之一,是通过呼吸和循环两系统协同完成的,其意义在于维持机体内环境中 O_2 和 CO_2 含量的相对稳定,以保证生命活动的正常进行。呼吸过程的任一环节发生障碍,均可引起组织缺 O_2 和 CO_2 蓄积,导致内环境紊乱,从而影响新陈代谢的正常进行,严重时将危及生命。

第1节 肺 通 气

肺与外环境之间的气体交换过程称为肺通气。气体进出肺取决于肺通气的动力和肺通气的阻力的相互作用,只有动力克服阻力,才能实现肺通气。实现肺通气的结构有呼吸道、肺和胸廓等。

一、肺通气的动力

肺通气的直接动力是肺泡与大气之间的压力差。一般情况下,大气压是相对稳定的,因此,气体能否进、出肺主要取决于肺内压的变化。肺位于密闭的胸廓中,通过呼吸道与外界相通。由于肺本身无主动扩张和回缩的能力,肺的扩大或缩小必须依赖于呼吸运动才能实现。由此可见,呼吸运动是肺通气的原动力。

(一)呼吸运动

呼吸肌收缩和舒张引起胸廓节律性扩大与缩小称为呼吸运动,包括吸气运动和呼气运动。参与呼吸运动的肌肉称为呼吸肌。凡是使胸廓扩大,产生吸气运动的肌肉称为吸气肌,主要有膈和肋间外肌;凡是使胸廓缩小,产生呼气运动的肌肉称为呼气肌,主要有肋间内肌和腹壁肌群。此外,斜角肌、胸锁乳突肌等在用力呼吸时也参与呼吸运动,称为辅助吸气肌。

1. 呼吸运动的过程 呼吸运动包括吸气运动和呼气运动。

(1) 吸气运动:当胸廓扩大时,带动肺扩张而使肺容积增大,导致肺内压下降,当肺内压低于大气压时,外界气体进入肺泡,形成吸气运动。平静呼吸时,吸气运动主要由膈肌和肋间外肌等吸气肌收缩引起。膈位于胸、腹腔之间,构成胸腔底部,呈穹隆状向上隆起。当膈收缩时,穹隆部下降,使胸腔上下径增大。肋间外肌收缩时,肋骨前端和胸骨上举,并使肋弓稍外展,胸腔前后径和左右径均增大(图 9-2)。因此,膈肌和肋间外肌收缩共同使胸腔容积增大,产生吸气。用力呼吸时,辅助吸气肌收缩,使胸廓进一步扩大,以吸入更多的气体。由于胸腔呈圆锥形,下部容积比上部容积大得多,因此,膈肌稍下降,就可使胸腔和肺的容积显著增大,膈的舒缩在肺通气中起重要作用。

(2) 呼气运动:当胸廓缩小时,肺回缩而使肺容积减小,导致肺内压升高,当肺内压超过大气压时,肺泡气被排出,则形成呼气运动。平静呼吸时,呼气运动主要是由膈和肋间外肌舒张所引起。膈舒张时,腹腔脏器回位,使膈穹隆上移,胸腔上下径减小,同时肋间外肌舒张,肋骨和胸骨下降,胸腔前后径和左右径均减小,形成呼气(图 9-2)。用力呼吸时,除吸气肌舒张外,还有呼气肌收缩,使胸廓进一步缩小,以呼出更多气体。

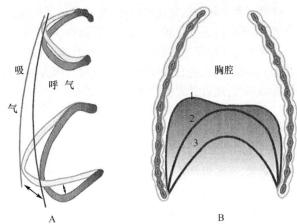

图 9-2 呼吸时肋骨和膈肌的位置变化
A. 呼吸时肋骨位置的变化;B. 呼吸时膈肌位置的变化。
1. 平静呼气;2. 平静吸气;3. 深吸气

2. 呼吸运动类型

(1)按呼吸深度不同:可分为平静呼吸和用力呼吸两种。

1)平静呼吸:是指人体在安静时平稳而均匀的呼吸,频率为 12~18 次/分,其主要特点是吸气是主动的,呼气是被动的。

2)用力呼吸:是指当机体活动增强(如劳动或运动)时加深加快的呼吸,也称深呼吸,其主要特点是吸气和呼气都是主动的。在某些病理情况下,即使用力呼吸,仍不能满足人体需要,患者可出现鼻翼扇动等现象,同时主观上有喘不过气的感觉,临床上称为呼吸困难。

(2)按引起呼吸运动的主要肌群不同:可分为腹式呼吸、胸式呼吸及混合式呼吸 3 种。

1)腹式呼吸:以膈肌舒缩为主引起的呼吸运动,主要表现为腹壁的起伏,如婴儿因胸廓尚不发达,肋骨与脊柱较为垂直且不易提起,常以腹式呼吸为主;当胸廓有病变时,如胸膜炎,因胸廓运动受限,也常呈腹式呼吸。

2)胸式呼吸:以肋间外肌舒缩为主引起的呼吸运动,主要表现为胸部的起伏,如妊娠晚期的妇女,因膈上升且运动受限,常以胸式呼吸为主;腹腔有巨大肿块或严重腹水时,也多呈胸式呼吸。

3)混合式呼吸:正常成人呼吸大多是胸式呼吸和腹式呼吸同时存在,称为混合式呼吸。

(二)肺内压和胸膜腔内压

1. 肺内压　肺泡内的压力称为肺内压(intrapulmonary pressure)。在呼吸运动过程中,肺内压随胸腔容积的变化而变化。平静吸气开始时,肺容积随着胸廓逐渐扩大而相应增加,肺内压逐渐下降,低于大气压 1~2mmHg,空气经呼吸道进入肺泡。随着肺内气体的逐渐增多,肺内压也逐渐升高,至吸气末,肺内压升至与大气压相等,气体在肺与大气之间停止流动。平静呼气开始时,肺容积随着胸廓的逐渐缩小而相应减小,肺内压逐渐升高,高于大气压 1~2mmHg,肺泡内气体经呼吸道排出体外。随着肺泡内气体逐渐减少,肺内压逐渐降低,至呼气末,肺内压与大气压又相等,气体在肺与大气之间又停止流动(图 9-3)。

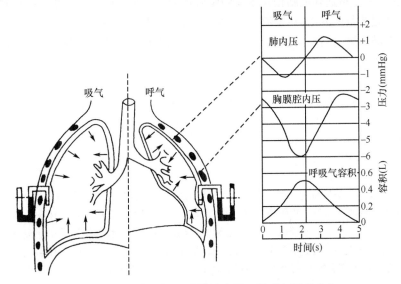

图 9-3 呼吸时肺内压、胸膜腔内压及呼吸气量的变化

呼吸过程中肺内压变化的幅度,与呼吸运动的深浅、缓急和呼吸道通畅程度有关。若呼吸浅而慢,呼吸道通畅,则肺内压变化较小;若呼吸深而快,呼吸道不够通畅,则肺内压变化增大。

在呼吸运动过程中,肺内压的周期性升降,造成肺内压和大气压之间的压力差,是肺通气的直接动力。根据这一原理,在人的自然呼吸停止时,可以用人工方法改变肺内压,建立大气压和肺内压之间的压力差,以维持肺通气,这就是人工呼吸。

2. 胸膜腔内压　胸膜腔是由脏层胸膜和壁层胸膜在肺门处相互移行所形成的密闭的、潜在的腔隙。正常情况下,胸膜腔内没有气体,仅有少量薄层浆液。这层浆液的作用:一是在两层胸膜间起润滑作用,减少呼吸运动时的摩擦;二是浆液分子之间的内聚力使两层胸膜紧贴一起,不易分开,从而使肺能随胸廓的运动而张缩,实现吸气和呼气。胸膜腔内的压力称为胸膜腔内压(intrapleural pressure),可用连接检压计的针头刺入胸膜腔内直接测量(图9-3),也可用测定食管内压来间接了解胸膜腔内的压力。由于胸膜腔内压通常低于大气压,因此习惯上称为胸膜腔负压(视大气压为零),或简称胸内负压。

(1)胸内负压的形成:胸膜腔负压是人在出生后形成的,并随着胸廓和肺的生长发育而逐渐增大。胎儿一出生,立即进行呼吸,肺一旦扩张(第一次吸气后),就不能恢复到原来的状态,即使是最强呼气时,肺泡也不可能完全被压缩,而且出生后的发育期间,胸廓的生长速度比肺快,肺的自然容积小于胸廓容积,因此,肺受胸廓的牵制总是处于被扩张的状态,只是在呼气时被扩张的程度较吸气时小些而已。由于肺是弹性组织,并借呼吸道与大气相通,当它被扩张时,总存在回缩倾向。所以正常情况下,胸膜腔实际上通过胸膜脏层受到两种方向相反的力的影响,即:促使肺泡扩张的肺内压与促使肺泡缩小的肺回缩力。因此胸膜腔内承受的实际压力应为:胸膜腔内压=肺内压-肺回缩力

正常人不论在吸气末或呼气末,气流停止,此时肺内压等于大气压,因而:

$$胸膜腔内压=大气压-肺回缩力$$

若将大气压视为零,则:

$$胸膜腔内压=-肺回缩力$$

可见胸膜腔负压实际上是由肺回缩力所决定的,故其值也随呼吸过程的变化而变化。吸气时,肺扩大,回缩力增大,胸膜腔负压增大;呼气时,肺缩小,回缩力减小,胸膜腔负压也减小。呼吸愈强,胸膜腔负压的变化也愈大。通常在平静呼吸时,吸气末胸膜腔内压为$-10\sim-5$mmHg($-1.330\sim-0.665$kPa);呼气末胸膜腔内压为$-5\sim-3$mmHg($-0.665\sim-0.399$kPa)。最深吸气时,胸膜腔内压可达-30mmHg(-4.0kPa),最大呼气时,胸膜腔内压可减小到约-1mmHg(-0.13kPa)。当声门紧闭用力吸气时,胸膜腔内压可降至-90mmHg(-11.97kPa);而声门紧闭用力呼气时,胸膜腔内压可高于大气压,达到110mmHg(14.63kPa)。

(2)胸内负压的意义:一是通过其牵拉作用,维持肺处于扩张状态;二是在肺与胸廓之间起偶联作用,使肺随胸廓的活动而活动,维持肺的通气功能;三是使胸腔内薄壁器官扩张(如右心房、腔静脉、胸导管等),降低中心静脉压,有利于静脉血和淋巴液的回流。由于胸膜腔的密闭性是胸膜腔负压形成的前提,因此,如果胸膜受损(如胸壁贯通伤或肺损伤累及胸膜脏层时)气体将顺压力差进入胸膜腔而造成气胸。此时,大量的气体使胸膜腔负压减小,甚至消失,肺将因其本身的回缩力而塌陷(肺不张),这时尽管呼吸运动仍在进行,肺却不能随胸廓的运动而张缩,从而影响肺通气功能。严重的气胸不仅影响呼吸功能,也影响循环功能,甚至危及生命。

🌸 案例 9-1

男,70岁。吸烟多年,慢性咳嗽20年,活动后心悸,气促3年。排便时突起气促,胸痛、心悸、出汗3小时入院。

诊断:气胸

问题:1. 维持胸内负压的前提条件是什么?

2. 患者出现症状的原因是什么?

3. 气胸的主要治疗措施是什么?

提示:气胸是指气体进入胸膜腔导致胸腔积气。按病理生理变化可分为闭合性、开放性和张力性3类。由于气体进入胸膜腔,胸膜腔内压力升高,甚至负压变正压,导致肺压缩,轻者患者可无明显症状,重者有呼吸困难、口唇发绀、出冷汗、脉搏加快、颈静脉怒张,甚至呼吸衰竭、意识不清。胸部X线检查可见肺萎缩和胸膜腔积气,纵隔移向健侧,张力性气胸还可见皮下气肿征象。气胸患者应绝对卧床休息,尽量少讲话,减少肺活动。对于呼吸困难明显、肺压缩程度较重的患者,尤其是张力型气胸患者需要排气疗法进行紧急排气。此外还有胸膜粘连术、外科手术治疗等方法。

综上所述,肺与外界大气之间的压力差,是实现肺通气的直接动力,而呼吸肌舒缩引起呼吸运动是肺

通气的原动力。胸膜腔负压的存在,则能保证肺处于扩张状态并随胸廓的运动而张缩,是原动力转化为直接动力的关键。

二、肺通气的阻力

气体在进出肺的过程中,会遇到各种阻止其流动的力,统称为肺通气阻力。肺通气的动力必须克服通气的阻力,才能完成肺通气。肺通气的阻力包括弹性阻力和非弹性阻力。正常情况下,弹性阻力约占总通气阻力 70%,非弹性阻力约占 30%。

(一) 弹性阻力

弹性阻力是弹性体对抗外力引起其变形(或容积变化)的回位力。胸廓和肺都是弹性体,当呼吸运动改变其容积时便会产生弹性阻力。肺弹性阻力与胸廓弹性阻力之和,为呼吸的总弹性阻力。

1. 肺弹性阻力　肺弹性阻力来自两个方面:一是肺泡表面液体层所形成的表面张力,约占肺弹性阻力的 2/3;二是肺弹性纤维的弹性回缩力,约占肺弹性阻力的 1/3。

肺泡是气体交换的场所。在肺泡的内表面覆盖着薄层液体,与肺泡内气体形成液-气界面,产生表面张力。肺泡的表面张力是使肺泡趋向于缩小的力,即肺泡扩张的阻力,会对呼吸带来以下负面影响:①增加吸气阻力,阻碍肺泡扩张。②使相通的大、小肺泡内压不稳定。正常人的肺约有 3 亿个大小不等的肺泡,且彼此连通。根据 Laplace 定律,肺泡回缩压(P)与表面张力(T)成正比,而与肺泡半径(r)成反比,即 $P = 2T/r$。故小肺泡的回缩压大于大肺泡,气体将从小肺泡不断流入大肺泡,结果大肺泡膨胀甚至破裂,而小肺泡萎缩(图 9-4)。③促进肺部组织液生成,使肺泡内液体积聚。肺泡表面张力可使肺泡缩小,肺组织间隙扩大,静水压降低,肺毛细血管有效滤过压增加,促使肺毛细血管内液体渗入肺泡,严重时可形成肺水肿。但正常时这些情况并不会发生,因为肺泡内存在着肺泡表面活性物质(alveolar surfactant)。

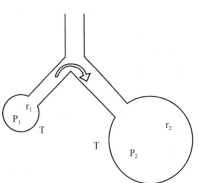

图 9-4　相连通的大小不同的肺泡内气流方向

肺泡表面活性物质由肺泡 II 型细胞合成并分泌,它是一种复杂的脂蛋白混合物,主要成分是二棕榈酰卵磷脂,其可减少液体分子之间的相互吸引,降低肺泡表面张力,减弱表面张力产生的负面影响而具有重要生理意义:①减小吸气阻力,有利于肺的扩张,使吸气省力。②调节大小肺泡内压,维持大小肺泡容积稳定。肺泡大小不同,其表面活性物质的分子密度不同,大肺泡的表面活性物质分子密度较小,分布稀疏,降低肺泡表面张力的作用较弱;而小肺泡的表面活性物质密度较大,分布密集,降低肺泡表面张力的作用较强,这样就使大、小肺泡内的压力趋于稳定,防止大肺泡扩张,小肺泡塌陷。③减少肺部组织液的生成,防止肺泡内液体积聚,有利于肺泡处气体交换。

肺组织含弹性纤维,具有弹性回缩力,这也是构成肺弹性阻力的重要因素之一。当弹性纤维被破坏(如肺气肿)时,弹性阻力减小,呼气末肺内存留的气量增大,导致肺通气效率降低,严重时可出现呼吸困难。

因此,不论是肺弹性阻力增大还是减小,均不利于肺通气。

2. 胸廓弹性阻力　即胸廓的回位力,其方向视胸廓所处的位置而改变。当胸廓处于自然位置(平静吸气末,肺容量约为肺总量的 67%)时,其弹性阻力为零(图 9-5A);当胸廓小于自然位置(平静呼气末)时,胸廓弹性阻力向外,是吸气的动力,呼气的阻力(图 9-5B);当胸廓大于自然位置(深吸气时)时,其弹性阻力向内,是吸气的阻力,呼气的动力(图 9-5C)。在临床上因胸廓弹性阻力增大而使肺通气发生障碍的情况较少见,因此临床意义相对较小。

3. 顺应性(compliance)　是指在外力作用下弹性体的可扩张性。肺和胸廓都是弹性体,其弹性阻力可以用顺应性来表示。顺应性与弹性阻力成反比。即:弹性阻力大,顺应性小,不容易扩张;弹性阻力小,顺应性大,容易扩张。

肺和胸廓的顺应性,通常用单位压力变化所引起的容积变化来衡量,即:

$$顺应性 = \frac{容积变化(\Delta V)}{压力变化(\Delta P)} L/cmH_2O(L/kPa)$$

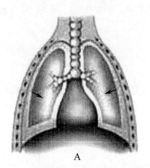 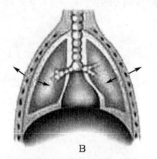 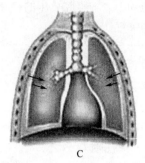

图 9-5 不同情况下肺与胸廓弹性阻力的关系

A. 平静吸气末;B. 平静呼气末;C. 深吸气时

正常人肺顺应性约为 0.2L/cmH$_2$O(2.0L/kPa),胸廓的顺应性也约为 0.2L/cmH$_2$O。肺和胸廓是两个串联的弹性体,所以肺和胸廓的总弹性阻力是两者弹性阻力之和,弹性阻力是顺应性的倒数,因此,肺和胸廓的总顺应性约为 0.1L/cmH$_2$O。在某些病理情况下,如肺充血、肺水肿、肺纤维化等,弹性阻力增大,顺应性减小,肺不易扩张,可致吸气困难;而肺气肿时,因弹性组织被破坏,弹性阻力减小,顺应性增大,肺回缩力减小,多伴呼气困难。

(二)非弹性阻力

非弹性阻力包括惯性阻力、黏滞阻力和呼吸道阻力等。惯性阻力是指气流在发动、变速、换向时因气流惯性所遇到的阻力。在平静呼吸时,由于呼吸频率低,气流速度小,故惯性阻力小,可忽略不计。黏滞阻力是指呼吸时肺及胸廓等组织相对位移产生的摩擦力,占非弹性阻力的 10%~20%。呼吸道阻力是指气体通过呼吸道时,气体分子间及气体分子与气道管壁之间的摩擦力,也称气道阻力,占非弹性阻力的 80%~90%。气道阻力虽然只占呼吸总阻力的 1/3 左右,但气道阻力增加却是引起通气障碍最常见的病因。

影响气道阻力的因素主要有呼吸道口径、气流速度和气流形式。由于气道阻力与气道半径的 4 次方成反比,因此气道口径是影响气道阻力的重要因素。当气道口径减小时,气道阻力显著增大,导致呼吸困难。气道阻力与气体流速成正比关系,气流速度越快,则阻力大;气流速度越慢,阻力越小。气流形式有层流和涡流,层流阻力小,涡流阻力大。

🍁 案 例 9-2

女,68 岁。反复气喘 26 年,再次发作 2 天,突然加重 1 小时伴呼吸困难,不能讲话,躁动不安。患者自 1974 年开始每当闻烟雾、油漆或受凉感冒出现咳嗽、气喘。冬、春季好发,近 2 年加重,每年发作 4~5 次。2 天前因受凉喘息再次发作,1 小时前呼吸困难突然加重,不能讲话。

诊断:支气管哮喘

问题:1. 引起支气管哮喘的主要原因是什么?

2. 根据所学生理学知识,试分析支气管哮喘的主要治疗措施。

提示:

1. 主要原因 ①遗传因素:绝大多数患者是过敏体质,其近亲有哮喘或过敏病史;②环境因素:周围环境中有过敏源,如花粉、螨虫、真菌等,或食用海鲜等,或接触过敏性药物等。

2. 主要治疗措施 ①吸氧;②排痰以通畅呼吸道;③药物缓解支气管痉挛;④严重时进行机械通气治疗或行气管内插管;⑤处理并发症。

主支气管以上的呼吸道(气道口径>2mm),由于总横截面积小,气流速度快,且管道弯曲,容易形成涡流,是产生气道阻力的主要部位,占总气道阻力的 80%~90%。故对某些严重通气不良患者可行气管切开,以减小气道阻力,改善肺通气。主支气管以下的小气道(气道口径<2mm),总横截面积大,气流速度慢,且以层流为主,故阻力小,约占总气道阻力的 10%。呼吸道管壁平滑肌丰富,越到末梢,平滑肌越多。交感神经兴奋、儿茶酚胺等均可引起平滑肌舒张,减小气道阻力。而迷走神经兴奋,组胺、5-羟色胺、缓激肽等,则可引起呼吸道平滑肌收缩,增加气道阻力。若小气道平滑肌收缩时,则其阻力可成为气道阻力的重要成分。由于小气道纤毛减少,气流速度慢,吸入气中尘埃或微生物易沉积而造成损伤,使小气道成为呼吸系统易发生病变的部位之一。

三、肺通气功能的评定指标

肺通气是呼吸过程的一个重要环节,因此,测定肺通气功能是判断呼吸效率、了解肺功能状态的重要指标。通常用肺容积、肺容量和肺通气量作为衡量肺通气功能的指标。

(一) 肺容积和肺容量

1. 肺容积 肺内气体的容积称为肺容积(pulmonary volume)。通常肺容积可分为潮气量、补吸气量、补呼气量和余气量(图9-6)。它们互不重叠,全部相加后等于肺总量(total lung capacity,TLC)。

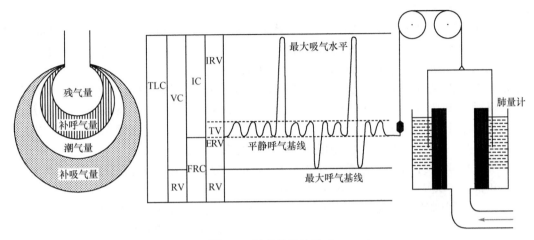

图9-6 肺容量及其组成

(1) 潮气量:每次呼吸时吸入或呼出的气体量称潮气量(tidal volume,TV)。正常成人平静呼吸时为0.4~0.6L,平均约为0.5L。用力呼吸时增大。

(2) 补吸气量:平静吸气末再尽力吸气,所能吸入的气体量称补吸气量(inspiratory reserve volume,IRV)或吸气储备量。正常成人为1.5~2.0L。

(3) 补呼气量:平静呼气末再尽力呼气,所能呼出的气体量称补呼气量(expiratory reserve volume,ERV)或呼气储备量。正常成人为0.9~1.2L。

(4) 余气量:最大呼气末仍留在肺内不能呼出的气体量称余气量(residual volume,RV)。正常成人为1.0~1.5L。

2. 肺容量 肺容积中两项或两项以上的联合气量称为肺容量(lung volume)。包括深吸气量、功能余气量、肺活量和肺总量(图9-6)。

(1) 深吸气量:从平静呼气末做尽力吸气所能吸入的气体量称为深吸气量(inspiratory capacity,IC)。深吸气量是补吸气量与潮气量之和,是衡量最大通气潜力的重要指标。胸廓、胸膜、呼吸肌和肺组织病变,均可使深吸气量减少,最大通气潜力降低。

(2) 功能余气量:平静呼气末肺内所余留的气体量称功能余气量(functional residual capacity,FRC)。它是补呼气量与余气量之和,正常成人约为2.5L。肺气肿患者功能余气量增加,肺实质性病变时则减少。其生理意义是缓冲呼吸过程中肺泡内氧和二氧化碳分压的急剧变化,从而有利于肺换气。

(3) 肺活量及用力呼气:在深吸气后,再尽力呼气,所能呼出的最大气体量称肺活量(vital capacity,VC),它是潮气量、补吸气量和补呼气量三者之和。正常成人男子平均约为3.5L,女子约为2.5L。肺活量的大小能反映一次呼吸时最大通气能力,在一定程度上可作为肺通气功能的指标。

但由于测定肺活量不限制呼气的时间,因此,一些气道狭窄、肺弹性下降、肺通气功能障碍的患者,通过任意延长呼气时间,使测的肺活量仍可在正常范围内。可见,肺活量不能准确地反映肺的通气功能,因此又提出了用力呼气量(forced expiratory volume,FEV)的概念,又称时间肺活量(timed vital capacity,TVC)。

用力呼气量是在一次最大吸气后,再用力尽快呼气,在一定时间内所能呼出的气量。通常用第1、2、3秒末呼出气体量各占其肺活量的百分数表示。正常成人第1、2、3秒末呼出气量分别约为肺活量的80%、96%、99%,其中第1秒用力呼气量最有意义。用力呼气量是衡量肺通气功能一项较理想的指标,如肺组织弹性降低或阻塞性呼吸系统疾病,肺活量可在正常范围,但用力呼气量可显著降低。

（4）肺总量：肺所能容纳的最大气体量称为肺总量。肺总量等于肺活量与余气量之和,其大小因性别、年龄、身材、体位和运动锻炼等情况而异,成年男性平均约为 5000ml,女性约为 3500ml。在限制性肺通气不足时肺总量降低。

（二）肺通气量

肺容积及肺容量中的指标都是测一次吸入或呼出的气量,用来衡量肺的通气功能也不全面,所以又提出了肺通气量的指标。肺通气量是指单位时间内吸入或呼出肺的气体总量,它分为每分通气量和肺泡通气量。

1. 每分通气量和最大通气量

（1）每分通气量：每分钟内吸入或呼出肺的气体量称为每分通气量(minute ventilation volume),其值为潮气量与呼吸频率的乘积。正常成人平静呼吸时,呼吸频率为 12~18 次/分,潮气量为 500ml,则每分通气量为 6.0~9.0L。每分通气量随年龄、性别、身高及活动量的不同而异。

（2）最大通气量：从事重体力劳动或进行剧烈运动时,每分通气量增大,可达 70L 以上。最大限度地做深而快的呼吸,每分钟吸入或呼出的气体量称为最大通气量(maximal voluntary ventilation)。最大通气量能反映单位时间内呼吸器官发挥最大潜力后所能达到的通气量,是估计一个人能运动潜力的常用指标之一。测定最大通气量时,一般只测 15 秒,将所测得值乘以 4 即得每分钟最大通气量。

最大通气量与每分平静通气量之差值占最大通气量的百分数称通气储量百分比,它反映通气功能的储备能力。正常人在 93% 以上,若小于 70%,表明通气贮备功能不良。

$$通气储量百分比 = (最大通气量 - 每分平静通气量)/最大通气量 \times 100\%$$

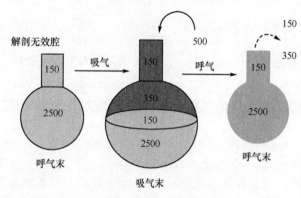

图 9-7　解剖无效腔

2. 无效腔与肺泡通气量

（1）无效腔：从鼻到肺泡无气体交换功能的管腔称为无效腔(dead space),它包括解剖无效腔和肺泡无效腔两部分。从鼻到终末细支气管是气体进出肺的通道,在此处不能与血液进行气体交换,故称解剖无效腔(anatomical dead space)(图 9-7),其容量在正常成年人约为 0.15L。此外,进入肺泡的气体,也不一定都能与肺毛细血管血液进行气体交换,未能与血液进行气体交换的这一部分肺泡容积称肺泡无效腔。解剖无效腔和肺泡无效腔合称为生理无效腔。正常人生理无效腔接近解剖无效腔。

（2）肺泡通气量：每分钟吸入肺泡能与血液进行气体交换的新鲜空气量,称为肺泡通气量(alveolar ventilation volume),也称有效通气量。计算方法为:

$$肺泡通气量 = (潮气量 - 无效腔气量) \times 呼吸频率$$

由于解剖无效腔是个常数,所以肺泡通气量主要受潮气量和呼吸频率的影响,而潮气量和呼吸频率的变化对每分肺通气量与肺泡通气量的影响是不同的。由表 9-1 可知,浅而快的呼吸可降低肺泡通气量,对人体不利,适当深而慢的呼吸,可增大肺泡通气量,从而提高肺通气效能。

表 9-1　不同呼吸形式时的通气量(ml/min)

呼吸形式	每分通气量	肺泡通气量
平静呼吸	500×12=6000	(500-150)×12=4200
浅快呼吸	250×24=6000	(250-150)×24=2400
深慢呼吸	1000×6=6000	(1000-150)×6=5100

第 2 节　气体交换

呼吸气体的交换包括肺换气和组织换气。肺换气是肺泡与肺毛细血管血液之间的气体交换过程,组织换气是血液与组织细胞之间的气体交换过程。

一、气体交换的原理

气体交换是以扩散的方式完成的。气体分子不停地进行着不规则运动产生分压,当不同区域的分压不相等时,气体分子则由分压高处向分压低处发生净转移,这一过程称为扩散。扩散的动力是该气体分压差(ΔP)。单位时间内气体分子扩散的量称为气体扩散速率(diffusion rate,D)。

(一)气体分压差

在混合气体中,某种气体所占有的压力称为该气体的分压(partial pressure),其值与该气体在混合气体中所占的容积百分比成正比。空气中 O_2 的容积百分比为 20.9%,则空气中的氧分压(PO_2)为 760×20.9% = 159mmHg(21.2kPa);空气中 CO_2 的容积百分比为 0.04%,其分压(PCO_2)为 760×0.04% = 0.3mmHg(0.04kPa)。混合气体中各组成气体分子的扩散只与该气体的分压差有关,分压差愈大,扩散速率也愈快。空气、肺泡气、血液、组织中各种气体分压见表 9-2。

表 9-2　海平面空气、肺泡气、血液及组织中各种气体的分压[mmHg(kPa)]

	PO_2	PCO_2	PN_2	H_2O	合计
空气	159(21.2)	0.3(0.04)	597(79.6)	3.7(0.5)	760(101.3)
肺泡气	104(13.9)	40(5.3)	569(75.8)	47(6.3)	760(101.3)
动脉血	100(13.3)	40(5.3)	573(76.4)	47(6.3)	760(101.3)
静脉血	40(13.9)	46(6.1)	573(76.4)	47(6.3)	706(94.1)
组织	30(4.0)	50(6.7)	573(76.4)	47(6.3)	700(93.4)

(二)气体扩散速率

在相同条件下,气体扩散速率和气体分子量的平方根成反比。CO_2 的分子质量为 44,而 O_2 的分子质量为 32,CO_2 和 O_2 的分子质量平方根比值为 1.17,因此,按分子质量计算 O_2 的扩散速率比 CO_2 大。如果扩散发生在气相和液相之间,则扩散速率还与气体在液体中的溶解度成正比。溶解度(S)是指单位分压下溶解于单位容积液体中的气体量。溶解的气体分子从液体中逸出的力称为张力(tension),即液体中的气体分压。O_2 和 CO_2 在血浆中的溶解度分别为 21.1ml/L 和 515.0ml/L。CO_2 的溶解度比 O_2 的溶解度大 24 倍,故按溶解度计算,CO_2 的扩散速率应较 O_2 的扩散速率大得多。

综上所述,气体扩散速率与气体分压差和溶解度成正比,与气体分子质量的平方根成反比,即:

$$D \propto 分压差 × 溶解度 / \sqrt{分子质量}$$

当 O_2 和 CO_2 分压差相同时,CO_2 的扩散速率约为 O_2 的 21 倍。在肺泡与静脉血之间,O_2 的分压差约比 CO_2 分压差大 10 倍(表 9-2),因此,上述几种因素综合影响的结果是 CO_2 扩散速比 O_2 的扩散速率大 2 倍。由于 CO_2 比 O_2 容易扩散,故临床上缺 O_2 比 CO_2 潴留更为常见,呼吸困难的患者常常先出现缺 O_2。

二、气体交换过程及影响因素

(一)肺换气

1. 肺换气过程　如表 9-2 所示,肺泡气的 PO_2(102mmHg)高于静脉血的 PO_2(40mmHg),而肺泡气的 PCO_2(40mmHg)则低于静脉血的 PCO_2(46mmHg),故来自肺动脉的静脉血流经肺毛细血管时,在分压差的推动下,O_2 由肺泡扩散入血液,CO_2 则由静脉血扩散入肺泡,结果使含 O_2 较少、含 CO_2 较多的静脉血变成含 O_2 较多、含 CO_2 较少的动脉血,完成肺换气过程(图 9-8)。O_2 和 CO_2 均为脂溶性物质,经呼吸膜的扩散非常迅速,约 0.3s 即可换气完成。但通常血液流经肺毛细血管的时间约为 0.7s,可见,静脉血流经肺毛细血管时有足够的时间进行气体交换。

2. 影响肺换气的因素　影响肺换气的因素除前述的气体扩散速率外,还受呼吸膜的厚度与面积及通气/血流比值的影响。

(1)呼吸膜的面积和厚度:呼吸膜是肺泡腔与肺毛细血管腔之间的结构,它由六层结构组成:含有表面活性物质的液体层、肺泡上皮细胞层、肺泡上皮基膜层、肺泡与毛细血管之间的间质、毛细血管基膜层、毛细血管内皮细胞层(图 9-9)。气体扩散速率与呼吸膜的厚度成反比,呼吸膜越厚,单位时间交换的气体量越少。正常呼吸膜厚度平均不到 1μm,有的部位仅约 0.2μm,气体易于扩散通过。正常成人呼吸膜面积约 70m²。气体扩散速率与呼吸膜的面积成正比。平静呼吸时,用于气体交换的呼吸膜面积约为 40m²;用力呼吸时,用于气体交换的呼吸膜面积可大大增加。在病理情况下,呼吸膜厚度增加(如肺纤维化、肺水肿等)或呼吸膜面积减小(如肺不张、肺气肿、肺叶切除等)都将导致气体扩散减少,影响肺换气。

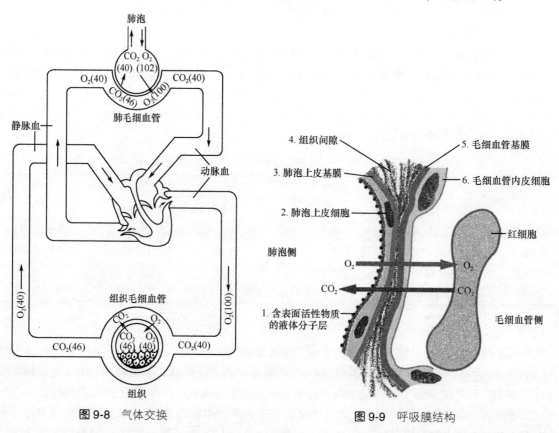

图 9-8 气体交换   图 9-9 呼吸膜结构

(2)通气/血流比值:通气/血流比值(ventilation/perfusion ratio,简称 V/Q 比值)是指每分钟肺泡通气量(V)与每分钟肺血流量(Q)之间的比值。正常成人在安静时 V 约为 4.2L/min,Q 约为 5.0L/min,V/Q=4.2/5.0=0.84。只有适宜的 V/Q 才能完成良好的换气功能。人体活动增强时,肺泡通气量增大,同时肺血流量也相应增加,V/Q 比值仍保持约 0.84。V/Q 比值在 0.84 的情况下,肺泡通气量与肺血流量配合适当,气体交换效率高,肺换气有效进行(图 9-10A)。V/Q 比值增大,说明肺通气过度或肺血流量不足,部分肺泡通气未被利用,相当于增大了肺泡无效腔,气体交换效率降低(图 9-10B)。V/Q 比值减小,说明肺通气不足或肺血流量过多,部分静脉血不能进行充分的气体交换,形成功能性动-静脉短路,同样会降低换气效率(图 9-10C)。由此可见,V/Q 比值大于或小于 0.84,都将使换气效率降低,只有维持在 0.84 才是最适宜,换气效率最高。

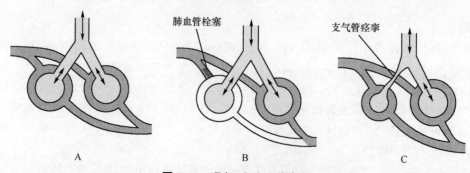

图 9-10 通气/血流比值变化
A. V/Q 正常;B. V/Q 增大;C. V/Q 减小

（二）组织换气

1. 组织换气过程　在组织内,由于细胞代谢不断消耗 O_2,产生 CO_2,故组织内 PO_2（30mmHg 以下）较动脉血的 PO_2（100mmHg）低,PCO_2（50mmHg）则较动脉血的 PCO_2（40mmHg）高（表 9-2）。当动脉血流经组织毛细血管时,在分压差的推动下,O_2 由血液扩散入组织细胞,CO_2 则从组织细胞扩散入血液,结果使动脉血变成了含 O_2 较少、含 CO_2 较多的静脉血,完成组织换气（图 9-8）。

2. 影响组织换气的因素

（1）组织代谢水平:组织换气量与组织代谢水平成正相关。当组织细胞代谢活动增强时,O_2 耗量及 CO_2 产生量均增多,使动脉血与组织间的 O_2 及 CO_2 分压差增大,气体交换增多,同时组织代谢产生的酸性产物,使毛细血管开放增多,血流量大,也有利于气体交换。

（2）组织细胞与毛细血管间的距离:距离越小,换气越充分;距离增大,换气受影响。如组织水肿时,细胞与毛细血管间的距离增大,换气将减少。如果水肿组织间隙压力过高,压迫毛细血管,则气体交换将进一步减少,导致组织缺 O_2。

（3）血流速度:血流速度过快或过慢都将影响交换,使气体交换减少。

第 3 节　气体在血液中的运输

一、气体在血液中运输的主要形式

以血液为媒介,通过血液循环将 O_2 从肺运送到组织,同时将 CO_2 从组织运送到肺的过程,称为气体运输。气体运输是实现肺换气和组织换气的中间环节。O_2 和 CO_2 在血液中的运输形式有物理溶解和化学结合两种,以化学结合形式为主（表 9-3）。物理溶解的气体量虽然很少,但是气体必须先物理溶解再化学结合;结合状态的气体,也必须先解离成溶解状态后才能逸出血液。体内物理溶解的和化学结合的气体处于动态平衡之中。

表 9-3　血液 O_2 和 CO_2 的含量[mmol/L（ml/L 血液）]

	O_2			CO_2		
	物理溶解	化学结合	合计	物理溶解	化学结合	合计
动脉血	0.1(3)	8.9(200)	9.0(203)	1.1(25)	20.7(464)	21.8(489)
静脉血	0.04(1)	6.8(152)	6.8(153)	1.3(29)	22.4(500)	23.7(529)

二、氧气的运输

血浆中 O_2 的溶解度极小,以物理溶解形式存在的 O_2 约占血液总氧量的 1.5%,而以化学结合形式存在的 O_2 约占 98.5%。

（一）氧与血红蛋白的结合

血红蛋白（Hb）是血液运输 O_2 的载体,O_2 能与 Hb 结合形成氧合血红蛋白（HbO_2）。O_2 和 Hb 的结合有以下几个重要特征。

1. 可逆结合,反应快　O_2 和 Hb 结合能力很强,既能迅速结合,但也能迅速解离,是结合还是解离,取决于血液中 PO_2 的高低。当血液流经肺时,肺泡 PO_2 高,O_2 从肺泡扩散入血液,血中 PO_2 升高,O_2 与 Hb 结合,形成氧合血红蛋白;当血液流经组织时,组织处 PO_2 低,O_2 从血液扩散入组织,血液中 PO_2 降低,HbO_2 解离,释放出 O_2 而成为去氧血红蛋白。以上过程可用下式表示:

$$Hb + O_2 \underset{PO_2低（组织）}{\overset{PO_2高（肺）}{\rightleftharpoons}} HbO_2$$

2. 不是氧化,是氧合　O_2 和 Hb 结合时血红蛋白中的 Fe^{2+} 没有发生电荷的转移,故不是氧化反应,而是氧合。

3. 具有饱和性　1 分子 Hb 可以结合 4 分子 O_2,1g Hb 可结合 1.34ml 的 O_2。通常将每升血液中 Hb 所能结合的最大 O_2 量称为 Hb 的氧容量（oxygen capacity）,而 Hb 实际结合的 O_2 量称为 Hb 的氧含量（oxygen

content）。Hb 氧含量与氧容量的百分比称为 Hb 的氧饱和度（oxygen saturation）。通常情况下，血浆中溶解 O_2 极少，可忽略不计，因此 Hb 氧容量、Hb 氧含量、Hb 氧饱和度可分别视为血氧容量、血氧含量、血氧饱和度。氧容量受 Hb 浓度的影响。如血红蛋白的浓度为 150g/L 时，氧容量应为 150×1.34＝201ml/L 血液，但实际上，氧含量并非都能达到最大值，其主要受 PO_2 的影响。正常情况下动脉血氧分压较高，氧含量约为 194ml/L 血液；静脉血氧分压较低，氧含量只有 144ml/L 血液，以此式计算，动脉血氧饱和度约为 98%，静脉血氧饱和度约为 75%。

氧合血红蛋白呈鲜红色，去氧血红蛋白呈紫蓝色。当每升血液中去氧血红蛋白含量达到 50g 以上时，在毛细血管丰富的表浅部位，如口唇、甲床可出现青紫色，称为发绀（cyanosis）。出现发绀常表示机体缺氧，也有例外，如某些严重贫血患者，因其血液中血红蛋白含量大幅减少，人体虽有缺氧，但由于去氧血红蛋白达不到 50g/L 血液，所以也不出现发绀。反之，红细胞增多的人（如高原性红细胞增多症），血液中血红蛋白含量大大增多，人体即使不缺氧，由于去氧血红蛋白可超过 50g/L 血液，也可出现发绀。

此外，由于一氧化碳与血红蛋白的亲和力是 O_2 的 210 倍，因此当一氧化碳中毒时，大量形成一氧化碳血红蛋白（HbCO），使血红蛋白失去与 O_2 结合的能力，也可造成人体缺氧，但此时去氧血红蛋白并不增多，患者可不出现发绀，而是出现一氧化碳血红蛋白特有的樱桃红色。

（二）氧解离曲线及影响因素

1. 氧解离曲线　表示 PO_2 与血氧饱和度关系的曲线称为氧解离曲线（oxygen dissociation curve），简称氧离曲线（图 9-11），即表示在不同的 PO_2 下 Hb 和 O_2 的结合或 HbO_2 的解离情况。在一定 PO_2 范围内，血氧饱和度与 PO_2 成正相关，但并非完全的线性关系，而是呈特殊的 S 形。

（1）曲线上段：相当于 PO_2 为 60～100mmHg 时，此段曲线较为平坦，表示 PO_2 的变化对血氧饱和度影响不大，可认为它是反映 Hb 与 O_2 结合的部分。PO_2 为 100mmHg 时，血氧饱和度约为 98%；当 PO_2 降至 80mmHg 时，血氧饱和度下降很少，为 96%；PO_2 降至 60mmHg 时，血氧饱和度仍可保持在 90%。氧解离曲线的这一特性使生活在高原地区的人或当患呼吸系统疾病时，只要 PO_2 不低于 60mmHg，血氧饱和度就可维持在 90% 以上，从而保证了人体对 O_2 的需要，不致发生明显低氧血症。

（2）曲线中段：相当于 PO_2 在 40～60mmHg 时，此段曲线较陡，是反映 HbO_2 释放 O_2 的部分。PO_2 在 40mmHg 时相当于静脉血的 PO_2，此时氧饱和度为 75%，氧含量为 144ml/L。血液流经组织时，每 1L 血液释放 50 ml O_2，以心输出量 5L 计算，能释放 250 ml O_2，可满足机体安静时的耗氧量。

（3）曲线下段：相当于 PO_2 在 15～40mmHg 时，此段曲线陡直，也是反映 HbO_2 与 O_2 解离的部分。表示在这个范围内，PO_2 稍有下降氧饱和度就明显下降，说明有较多的 O_2 从氧合血红蛋白中解离出来。氧离曲线的这一特点有利于对低氧环境下的组织细胞供 O_2。当活动增强时，组织 O_2 耗量增多，PO_2 可降至 15mmHg，当血液流经这样的组织后，血氧饱和度降至 20% 左右，血氧含量只有 44ml/L 血液，说明每升血液能供给组织约 150ml O_2，为安静时的 3 倍。同时，氧离曲线的这一特点还提示，当动脉血氧分压较低时，只要吸少量的 O_2，就可以明显提高血氧饱和度和血氧含量。这为慢性阻塞性呼吸系统疾病的低氧血症，进行低流量持续吸氧治疗提供了理论基础。

2. 影响氧解离曲线的因素　Hb 与 O_2 的结合或解离受多种因素影响，使氧离曲线位置偏移，即 Hb 与 O_2 的亲和力发生变化。通常用 P_{50} 表示 Hb 与 O_2 的亲和力，是指 Hb 氧饱和度达到 50% 时的 PO_2，正常为 26.5mmHg。P_{50} 增大，曲线右移，表示 Hb 与 O_2 的亲和力下降；P_{50} 减小，曲线左移，表示 Hb 与 O_2 的亲和力增强。

氧离曲线主要受血液中 PCO_2、pH、温度和 2,3-二磷酸甘油酸的影响。血液中 PCO_2 升高，pH 减小，温度升高，氧离曲线右移（图 9-11），即血红蛋白与 O_2 的亲和力降低，O_2 的释放增多；反之，血液中 PCO_2 降低，pH 增大，温度降低，则氧解离曲线左移（图 9-11），血红蛋白与 O_2 的亲和力增加而 O_2 的释放减少。血液中 PCO_2、pH 和温度对氧离曲线的影响，有重要生理意义。例如，人体在剧烈运

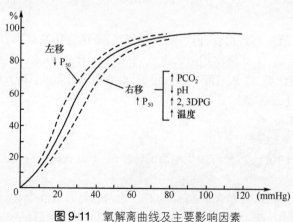

图 9-11　氧解离曲线及主要影响因素

动或劳动时,组织代谢活动增强,CO_2生成量及酸性代谢产物均增多,均可使氧解离曲线右移,HbO_2解离增多,对组织供 O_2 量增多。此外,红细胞在无氧糖酵解中形成的 2,3-二磷酸甘油酸,也能使氧解离曲线右移,有利于人体适应低氧环境。

三、二氧化碳的运输

CO_2 的溶解度虽然比 O_2 大,但每升静脉血液中溶解的 CO_2 也只有 30ml,仅占血液中 CO_2 总量的 5%,其余 95% 是以结合形式运输。血液中 CO_2 的结合形式有两种:一是碳酸氢盐形式,约占 CO_2 总量的 88%;一是氨基甲酸血红蛋白的形式,约占 CO_2 总量的 7%。

(一) 碳酸氢盐形式

碳酸氢盐形成的基本过程如下:组织细胞生成的 CO_2 扩散入血浆,溶解于血浆的 CO_2 迅速扩散入红细胞。红细胞内含有丰富的碳酸酐酶,在碳酸酐酶的催化下,CO_2 迅速与 H_2O 结合形成 H_2CO_3,H_2CO_3 又很快解离成 H^+ 和 HCO_3^-。红细胞膜对负离子如 HCO_3^-、Cl^- 有极高的通透性,细胞内生成的 HCO_3^- 除小部分与细胞内的 K^+ 结合成 $KHCO_3$ 外,大部分扩散入血浆与 Na^+ 结合生成 $NaHCO_3$,与此同时血浆中 Cl^- 则向细胞内转移,以使红细胞内外保持电荷平衡,这种现象称氯转移。红细胞中生成的 HCO_3^- 与血浆中的 Cl^- 的互换,可避免 HCO_3^- 在细胞内堆积,有利于 CO_2 的运输。红细胞

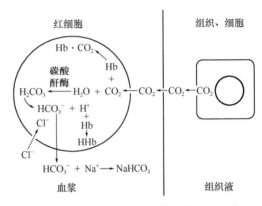

图 9-12　CO_2 以碳酸氢盐形式运输

膜对 H^+ 通透性很小,H^+ 不能随 HCO_3^- 外移,但能迅速与 HbO_2 结合,形成 HHb,同时释放出 O_2(图 9-12)。由此可见,血浆中的 CO_2 最后主要是以 $NaHCO_3$ 形式在血浆中运输。

上述反应是完全可逆的。当静脉血流至肺泡时,肺泡内 CO_2 分压较低,反应向相反方向进行,释放 CO_2,扩散入肺泡,排出体外。

(二) 氨基甲酸血红蛋白形式

进入红细胞中的 CO_2 还有一部分与 Hb 的氨基结合,形成氨基甲酸血红蛋白(HbNHCOOH),又称碳酸血红蛋白。这一反应无须酶的参与,反应迅速,而且是可逆的。该反应主要受氧合作用的影响,HbO_2 与 CO_2 结合能力比 Hb 小,与 Hb 运输 O_2 相伴发生。

在组织处,HbO_2 释放 O_2,再与 CO_2 的结合,形成大量的氨基甲酸血红蛋白;在肺部,Hb 和 O_2 形成 HbO_2,释放 CO_2,扩散入肺泡,排出体外。以上过程可表示为:

$$HbNH_2O_2 + CO_2 \underset{\text{肺}}{\overset{\text{组织}}{\rightleftharpoons}} HbNHCOOH + O_2$$

以氨基甲酸血红蛋白形式运输的 CO_2 量,虽然只占运输总量的 7%,但在肺部排出的 CO_2 总量中,却有约 18% 是从氨基甲酸血红蛋白所释放出来的,可见这种形式的运输对 CO_2 的排出有重要意义。

第 4 节　呼吸运动的调节

呼吸运动是由一种节律性运动,当机体内、外环境变化引起代谢水平发生改变时,呼吸节律也会随之改变,从而使肺通气量与人体代谢水平相适应。呼吸节律的形成及其与人体代谢水平的适应,都是通过神经系统的调节而实现的。

一、中枢神经性调节

(一) 呼吸中枢

呼吸中枢(respiratory center)是指中枢神经系统内与呼吸运动形成和调节有关的神经细胞群,它们广泛分布在大脑皮质、间脑、脑桥、延髓和脊髓等部位,形成各级呼吸中枢。不同部位横切脑干或破坏脑的动物实验表明,脑的各级中枢在呼吸节律的形成和调节中发挥着不同的作用。正常呼吸运动是在各级呼吸

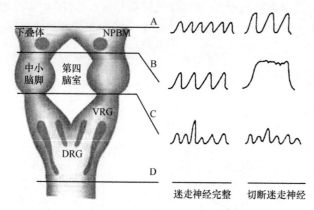

图 9-13　脑干内呼吸核团和在不同平面横断脑干后
呼吸的变化（脑干背侧面）

中枢之间相互协调配合下实现的。

1. 脊髓　在动物实验中观察到,若在延髓和脊髓之间横断,动物的呼吸运动立即停止(图 9-13D),并不再恢复。这表明,虽然脊髓中有支配呼吸肌的运动神经元,但其没有产生呼吸运动的能力,而只是联系上级中枢与呼吸肌之间的中继站。

2. 低位脑干　低位脑干是指脑桥和延髓。通过动物实验中观察到,在不同平面横断脑干,呼吸发生不同变化。若在中脑和脑桥之间(图 9-13A)横断脑干,保留低位脑干(延髓与脑桥)与脊髓联系,呼吸节律无明显变化;若在脑桥上、中部之间(图 9-13B)横断,呼吸变深变慢,如再切断双侧迷走神经,吸气时间大大延长;若再在脑桥和延髓之间(图 9-13C)横断,则出现一种不规则的呼吸节律,即呈喘息样呼吸。于是形成了三级呼吸中枢的假说:延髓有产生呼吸节律的基本中枢,脑桥下部有长吸中枢,脑桥上部有呼吸调整中枢。研究证实了延髓有呼吸基本中枢和脑桥上部有呼吸调整中枢的结论,但未能证实脑桥下部存在长吸中枢。

3. 高位脑　呼吸节律虽形成于延髓,但呼吸运动还受高位脑,如大脑皮质、边缘系统、下丘脑等的影响。人在清醒时能随意改变呼吸频率及深度,如说话、唱歌、读书等发声动作都要呼吸运动的配合,还有呼吸运动条件反射的建立,例如运动员进入比赛场所呼吸的增强,这些都说明大脑皮质参与呼吸运动的调节。大脑皮质控制呼吸运动的下行通路有皮质脊髓束或皮质脑干束,可直接改变呼吸肌运动神经元的活动,也可通过对脑桥和延髓呼吸中枢的作用,改变呼吸节律。

下丘脑、边缘系统是内脏活动的重要中枢,兴奋时可引起呼吸等内脏功能的变化。下丘脑、边缘系统还是心理活动的高级整合部位,因此,呼吸运动与心理活动之间也有着密切的关系。例如,人们在紧张、哭泣、叹息、发怒等心理变化过程中,呼吸频率和深度都会发生明显的变化。在临床上人们还观察到,哮喘患者,越是恐惧、焦虑,发作就越严重,也反映出心理因素对呼吸功能的影响。

总之,中枢神经系统对呼吸的调控,是通过各级呼吸中枢相互协调实现的。延髓呼吸神经元能产生基本呼吸节律,是呼吸的基本中枢所在部位;脑桥呼吸调整中枢使呼吸节律更为完善;大脑皮质能随意控制呼吸运动,使呼吸调节更具有适应性。

(二) 呼吸节律的形成

呼吸肌属骨骼肌,虽受躯体神经支配,无自律性,但呼吸运动是不受意识支配的节律性运动,这种自主的呼吸节律是如何形成的,一直是呼吸生理研究的课题之一。关于呼吸节律的形成机制,目前较为多数人接受的是局部神经元回路反馈控制假说。

该假说认为,在延髓有一个中枢吸气活动发生器和由多种呼吸神经元构成的吸气切断机制。当中枢吸气活动发生器自发地兴奋时,其冲动沿轴突传出至脊髓吸气运动神经元,引起吸气动作。与此同时,发生器的兴奋也可通过 3 条途径使吸气切断机制兴奋(图 9-14),即:①加强脑桥呼吸调整中枢的活动;②增加肺牵张感受器传入冲动;③直接兴奋吸气切断机制。当吸气切断机制被激活后,以负反馈形式,终止中枢吸气活动发生器的活动,从而使吸气转为呼气。

此假说解释了平静呼吸时,吸气相向呼气相转换的可能机制,但是关于中枢吸气活动发生器的自发兴奋的机制、呼气相又是如何转换为吸气相及用力呼吸时,呼气又是如何由被动转为主动的等,都知之甚少。

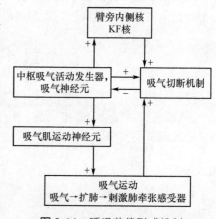

图 9-14　呼吸节律形成机制

二、呼吸的反射性调节

(一) 化学感受性反射

动脉血或脑脊液中 PCO_2、PO_2 和 H^+ 浓度的变化,通过化学感受器,反射性地引起呼吸运动改变,称为化学感受性反射,其对维持血液 PO_2、PCO_2 及 H^+ 水平具有十分重要的作用。

1. 化学感受器　根据参与呼吸运动调节的化学感受器所在部位的不同,可将其分为外周化学感受器和中枢化学感受器。

(1) 外周化学感受器:是指颈动脉体和主动脉体,它们能感受血液中 PO_2、PCO_2 和 H^+ 浓度的变化。当血液中 PCO_2、H^+ 浓度升高、PO_2 下降,都可刺激外周化学感受器,产生兴奋,兴奋经窦神经和主动脉神经传入延髓呼吸中枢,反射性引起呼吸加强。在呼吸调节中颈动脉体的作用大于主动脉体。

(2) 中枢化学感受器:位于延髓腹外侧浅表部位。与外周化学感受器不同的是中枢化学感受器对脑脊液和局部细胞外液中 H^+ 浓度的改变极为敏感,而对动脉血 PO_2 的变化不敏感。

2. PCO_2、PO_2 和 H^+ 浓度变化对呼吸的影响

(1) CO_2 对呼吸的影响:CO_2 是呼吸的生理性刺激物,是调节呼吸最重要的体液因素,血液中维持一定浓度的 CO_2,是进行正常呼吸活动的必要条件。人在过度通气时可发生呼吸暂停,这是由于 CO_2 排出过多,血液中 CO_2 浓度降低,以致对呼吸中枢刺激减弱所致。适当增加吸入气中 CO_2 浓度,可使呼吸增强、肺通气量增多(图 9-15)。如当吸入气中 CO_2 含量由正常的 0.04% 增加到 1% 时,呼吸开始加深;吸入气中 CO_2 含量增加到 4% 时,呼吸频率也增加,每分通气量增加 1 倍。但吸入气中 CO_2 含量超过 7% 时,肺通气量的增大已不足以将 CO_2 完全清除,血液中 PCO_2 将明显升高,可出现头晕、头痛等症状;若超过 15%~20%,呼吸抑制,肺通气量将显著降低,可出现惊厥、昏迷,甚至呼吸停止。

CO_2 兴奋呼吸的作用是通过刺激中枢化学感受器和外周化学感受器两条途径实现的,以前者为主。实验表明,血液中 PCO_2 升高时,通过中枢化学感受器引起的通气增强约占总效应的 80%。由于血液中的 CO_2 能迅速通过血-脑屏障,在碳酸酐酶作用下与 H_2O 结合成 H_2CO_3,继而解离出 H^+,中枢化学感受器对 H^+ 非常敏感,因此,血中 PCO_2 升高,是通过 H^+ 的作用使中枢化学感受器兴奋的。

(2) 低氧对呼吸的影响:动脉血中 PO_2 降低(低氧)也可以使呼吸增强、肺通气量增多(图 9-15),但当血液中 PO_2 降低到 60mmHg(8.0kPa)以下时才有明显效应。实验证明,低氧对呼吸的兴奋作用是通过外周化学感受器实现的。低氧对呼吸中枢的直接作用是抑制的。在轻、中度低氧的情况下,来自外周化学感受器的传入冲动,对呼吸中枢的兴奋作用,在一定程度上能抵消低氧对呼吸中枢的抑制作用,使呼吸中枢兴奋,呼吸加强,肺通气量增加。但严重低氧,来自外周化学感受器的兴奋作用不足以抵消低 O_2 对中枢的抑制作用时,将出现呼吸抑制。

在临床上,低氧对呼吸的兴奋作用有重要意义。一些严重的慢性呼吸功能障碍的患者,既有低氧,又有 CO_2 潴留。由于血中长期保持高浓度的 CO_2,呼吸中枢对 CO_2 刺激的敏感性已降低,此时,低氧刺激外固化学感受器是维持呼吸中枢兴奋性的重要因素。对这种患者不宜快速给氧,而应采取低浓度持续给氧,以免突然解除低氧刺激作用,导致呼吸抑制。

(3) H^+ 对呼吸的影响:当血液中 H^+ 浓度升高时,血浆 pH 减小,呼吸加强,肺通气量增大;反之,则 pH 增大,呼吸抑制,肺通气量减少(图 9-15)。由于 H^+ 不易通过血-脑屏障,因此,血液中 H^+ 对呼吸的影响主要是通过外周化学感受器而实现的。

综上所述,当血液 PCO_2 升高、PO_2 降低、H^+ 浓度升高时,分别都有兴奋呼吸作用,尤以 PCO_2 兴奋作用显著(图 9-15)。但在整体情况下,往往是以上三种因素同时存在,结果对呼吸的刺激作用既可因相互总和而加大,也可因相互抵消而减弱。例如,当血液 PCO_2 增高时,血液 H^+ 浓度也会增多,两者共同作用使兴奋呼吸的作用大大增强;当血中 H^+ 浓度增加时,呼吸增强,肺通气量增大,CO_2 排出增多,血中 PCO_2 下降,从而抵消一部分 H^+ 兴奋呼吸的作用;血液 PO_2 下降时,也可因肺通气量增加,使 CO_2 排出过多,结果血中 PCO_2 和 H^+ 浓度降低,使低氧对呼吸的兴奋作用大为减弱。因此在临床上,必须对各种因素引起的呼吸变化作全面分析,找出主要矛盾,予以恰当处理,才能获得良好的效果。图 9-16 显示了一种因素改变时,另外两种因素如不加以控制所出现的肺通气率的变化。

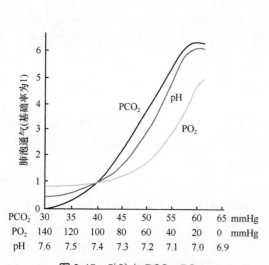

图 9-15 动脉血 PCO_2、PO_2、
pH 改变对肺泡通气率的影响
（仅改变一种体液因素而保持另两种因素于正常水平）

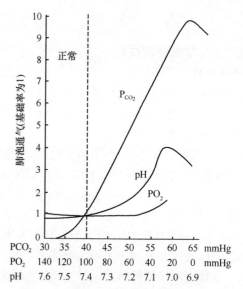

图 9-16 动脉血 PCO_2 升高、PO_2 降低、
pH 降低对肺泡通气率的影响

（二）机械感受性反射

1. 肺牵张反射　肺扩张或缩小而引起呼吸的反射性变化称肺为牵张反射（图 9-17），又称黑-伯反射。肺牵张反射包括肺扩张引起吸气抑制和肺缩小引起吸气的两种反射。

肺牵张感受器主要分布在支气管和细支气管的平滑肌层，对牵拉刺激敏感，且适应慢。吸气时，肺扩张，当肺内气体量达到一定容积时，牵拉支气管和细支气管，使感受器兴奋，冲动经迷走神经传入延髓，通过吸气切断机制使吸气神经元抑制，结果吸气停止，转为呼气。呼气时，肺缩小，牵张感受器的放电频率降低，经迷走神经传入的冲动减少，对延髓吸气神经元的抑制解除，吸气神经元兴奋，转为吸气。可见肺牵张感受性反射，是外周感受器受刺激引起的对中枢吸气神经元的负反馈调节，其意义是阻止吸气过深过长，促使吸气转为呼气，与脑桥呼吸调整中枢共同调节着呼吸频率与深度。

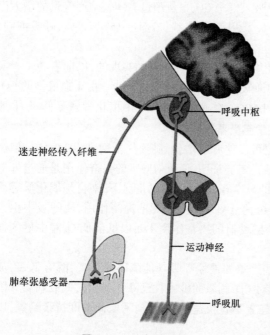

图 9-17 肺牵张反射

肺牵张反射有明显的种属差异。在动物（尤其是兔）这一反射较明显。如切断动物双侧迷走神经，将出现深而慢的呼吸。人类呼吸中枢对迷走传入冲动有较高阈值。在人类，新生儿的这一反射较为明显，而成人只有在深吸气时（潮气量超过 0.8L）才能引起肺牵张反射。所以成人在平静呼吸时，肺牵张反射一般不参与呼吸运动调节。在病理情况下，如肺炎、肺水肿等，由于肺顺应性降低，肺不易扩张，吸气时对牵张感受器的刺激作用增强，传入冲动增多，可引起这一反射，使呼吸变浅变快。

2. 呼吸肌的本体感受性反射　由呼吸肌本体感受器传入冲动而引起呼吸运动变化的反射称呼吸肌本体感受性反射。此反射的感受器是肌梭，位于骨骼肌内部。当肌肉受牵拉时，肌梭受刺激而兴奋，其冲动经后根传入脊髓，反射性地引起受牵拉的肌肉收缩（详见第 5 章神经系统）。在平静呼吸时，这一反射活动不明显。运动或呼吸阻力增大时，肌梭受到较强的刺激，可反射性地引起呼吸肌收缩加强，其意义在于随着呼吸肌负荷的增加而相应地加强呼吸运动，这在克服气道阻力上起重要作用。

(三) 防御性呼吸反射

呼吸道黏膜受刺激时,引起的一些对人体有保护作用的呼吸反射,称为防御性呼吸反射,主要有咳嗽反射和喷嚏反射。

1. 咳嗽反射　是常见的重要防御反射。它的感受器位于喉、气管和支气管的黏膜,能接受机械的或化学的刺激,兴奋经迷走神经传入延髓,从而引发一系列协调且有次序的反射效应。咳嗽时先深吸气,继之声门关闭,随后呼吸肌强烈收缩,肺内压迅速升高,然后声门突然打开,气体快速由肺内冲出,同时将肺及呼吸道内异物或分泌物排出。正常的咳嗽反射对呼吸道有清洁作用,但剧烈或频繁的咳嗽对人体不利。

2. 喷嚏反射　因鼻黏膜受刺激而引起,传入神经为三叉神经,其动作与咳嗽反射类似,不同的是腭(悬雍)垂下降,舌压向软腭,使肺内气体从鼻腔冲出,可以清除鼻腔中的异物。

第10章 消化和吸收

第1节 概 述

一、消化和吸收的概念

人体在新陈代谢过程中,不仅要通过呼吸从外界获得足够的氧气,而且还必须不断地摄取各种营养物质,从而为机体提供各种生命活动所需的物质和能量。来自于食物的营养物质包括蛋白质、脂肪、糖类、无机盐、维生素和水,其中蛋白质、脂肪和糖类都是结构复杂的大分子物质,它们必须在消化道内分解成结构简单的、可溶性的小分子物质,如氨基酸、脂肪酸、甘油和葡萄糖等,才能被机体吸收和利用,而无机盐、维生素和水则不需要分解就可直接被吸收利用。食物在消化道内被分解成可被吸收的小分子物质的过程,称为消化(digestion)。食物经消化后形成的小分子物质及水、无机盐和维生素通过消化道黏膜上皮细胞进入血液和淋巴的过程,称为吸收(absorption)。消化和吸收是两个相辅相成、紧密联系的过程。

消化的方式有两种:一种是机械性消化(mechanical digestion),即通过消化道肌肉的舒缩活动,将食物磨碎,同时与消化液充分混合,并将食物不断地向消化道远端推送的过程;另一种是化学性消化(chemical digestion),即由消化腺分泌的消化液将食物中的大分子物质分解成可被吸收的小分子物质的过程。主要的消化液有唾液、胃液、胰液、胆汁和小肠液等。消化液中含有对蛋白质、脂类和糖进行化学分解的各种消化酶。机械性消化和化学性消化是同时进行的,二者紧密结合、相互促进,共同完成对各种食物的消化。

二、消化道平滑肌的生理特性

消化道中,除了口腔、咽、食管上段的肌肉和肛门外括约肌是骨骼肌外,其余部分均由平滑肌组成。消化道平滑肌除了具有肌肉组织的共同特性,同时还有它自身的特点。

(一)消化道平滑肌的一般生理特性

1. 兴奋性低、舒缩缓慢 消化道平滑肌的兴奋性较骨骼肌和心肌低,其收缩的潜伏期、收缩期和舒张期均很长,而且变异很大。这可使食物在消化道内停留较长的时间,以便被充分消化和吸收。

2. 具有紧张性 消化道平滑肌经常保持一种微弱的持续收缩状态,称为紧张性。紧张性使消化道管腔内经常保持一定的基础压力,并使胃、肠等维持一定的形状和位置。消化道的各种运动都是在此基础上进行的。

3. 富有伸展性 消化道平滑肌能适应实际的需要而作较大的伸展。这一特性具有重要意义,它可以使中空的消化器官(尤其是胃)容纳大量的食物而不发生明显的压力改变。

4. 自动节律性 消化道平滑肌在离体后置于适宜的环境中,仍能进行节律性舒缩,但与心肌相比其节律缓慢且不规则。

5. 对化学、温度变化和牵张刺激敏感 消化道平滑肌对电刺激不敏感,但对化学、温度变化和牵张刺激则特别敏感。例如,微量的乙酰胆碱、温度升高或牵拉均能引起其明显收缩。

(二)消化道平滑肌的电生理特性

消化道平滑肌的电活动要比骨骼肌复杂得多,其主要有3种电变化,即静息电位、慢波和动作电位。

1. 静息电位 消化道平滑肌的静息电位为$-60 \sim -50\text{mV}$,其特点是电位较低,而且不稳定,波动较大。静息电位主要由K^+外流形成,此外还与Na^+、Cl^-、Ca^{2+}及生电性钠泵的活动有关。

2. 慢波 消化道平滑肌在静息电位基础上自动产生节律性的电位波动,其频率较慢,称为慢波(slow wave),又称基本电节律(basic electrical rhythm,BER)。慢波的幅度为$5 \sim 15\text{mV}$,持续几秒至十几秒。慢波的频率随所在消化道部位的不同而异,在人类,胃的慢波频率为3次/分,十二指肠为$11 \sim 12$次/分,回肠末端为 8~9 次/分。慢波起源于消化道的纵行肌和环行肌之间的 Cajal 间质细胞。慢波本身不能引起肌肉收缩。

3. 动作电位　在慢波的基础上,当慢波去极化达到阈电位(约-40mV)时,便可产生动作电位。每一次动作电位的持续时间为 10~20 毫秒,其上升支主要是大量 Ca^{2+} 内流引起的,而下降支则主要是由 K^+ 外流引起的。

慢波、动作电位和平滑肌收缩三者之间是紧密联系的。在慢波去极化的基础上产生动作电位,由动作电位再引起平滑肌收缩,动作电位频率较高时引起的平滑肌收缩也较强(图 10-1)。因此,慢波是平滑肌收缩的起步电位,是决定肌肉收缩频率、传播方向和速度的控制波。

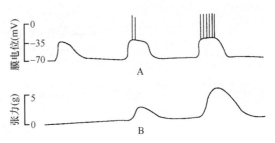

图 10-1　消化道平滑肌的电活动

A. 细胞内电极记录的慢波,在第 2、3 个慢波的基础上出现数目不同动作电位;B. 同步记录的肌肉收缩曲线,收缩波只出现在有动作电位时,动作电位数目越多,收缩幅度越大

三、胃肠道的神经支配及其作用

支配消化道的神经有内在神经系统和外来神经系统两大部分,它们相互协调,共同调节胃肠的功能。

(一)内在神经系统

消化道的内在神经系统又称肠神经系统,分布在食管中段至肛门的绝大部分消化道壁内,故也称壁内神经丛,包括位于黏膜层和环形肌之间的黏膜下神经丛(麦氏神经丛)和位于环行肌和纵行肌之间的肌间神经丛(欧式神经丛)。内在神经系统中含有感觉神经元、中间神经元和运动神经元,通过纤维联系,将消化道壁内的各种感受器、效应器和壁内神经元联系在一起,成为一个复杂的网络整合系统,可独立完成局部反射活动(图 10-2)。但在整体内,壁内神经丛的活动受外来神经的调节。内在神经系统在调节胃肠运动和分泌及胃肠血流中起重要作用。

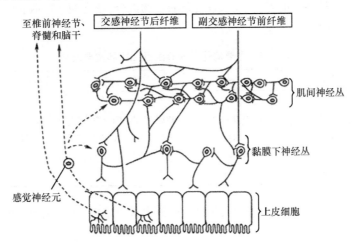

图 10-2　消化道壁内神经丛与外来神经的联系

(二)外来神经系统

消化道除口腔、咽、食管上段的肌肉及肛门外括约肌受躯体神经支配外,其余受自主神经(包括交感神经和副交感神经)系统的支配,其中副交感神经对消化功能的影响更大(图 10-3)。

1. 交感神经　交感神经从脊髓胸腰段侧角发出,其节前纤维在相应的神经节内更换神经元后,节后纤维分布到唾液腺、胃、小肠、结肠、肝、胆囊和胰腺。一般来说,交感神经兴奋时,节后纤维末梢释放去甲肾上腺素,引起消化道运动减弱,消化液分泌减少,而消化道括约肌则收缩。

2. 副交感神经　副交感神经主要包括迷走神经和盆神经。迷走神经起自延髓的迷走神经背核,支配食管下段、胃、小肠、结肠右 2/3、肝、胆囊和胰腺。盆神经起自脊髓骶段,支配远端结肠和直肠。副交感神经的节前纤维进入胃肠组织后,与壁内神经丛的神经元发生联系,节后纤维分布至消化道平滑肌和腺体。副交感神经兴奋时,除少数纤维外,大多数节后纤维释放乙酰胆碱,使消化道运动增强,消化液分泌增多,而消化道括约肌松弛。

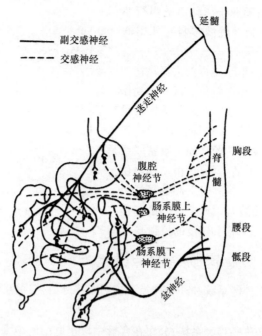

图 10-3　胃肠道自主神经支配

四、消化腺的分泌功能

　　成人每日由各种消化腺分泌的消化液总量可达 6~8L,主要成分为水、无机盐和多种有机物,其中最重要的是多种消化酶(表 10-1)。消化液的主要作用有:①稀释并溶解食物,以利于消化和吸收;②改变消化道内的 pH,使之适应消化酶活性的需要;③水解复杂的食物成分,使之便于吸收;④保护消化道黏膜,防止机械、化学和生物因素的损伤。

表 10-1　主要消化液的分泌量、pH 和主要成分

消化液	分泌量(L/d)	pH	主要成分
唾液	1.0~1.5	6.6~7.1	唾液淀粉酶、黏液
胃液	1.5~2.5	0.9~1.5	盐酸、胃蛋白酶(原)、内因子、黏液
胰液	1.0~2.0	7.8~8.4	碳酸氢盐、胰淀粉酶、胰脂肪酶、胰蛋白酶(原)、糜蛋白酶(原)
胆汁	0.8~1.0	6.8~7.4	胆盐、胆固醇、胆色素
小肠液	1.0~3.0	7.6	肠激酶、黏液

　　消化液的分泌是腺细胞的主动活动过程,包括从血液中摄取原料、在细胞内合成分泌物及将分泌物由细胞排出等一系列复杂的过程。

五、消化道的内分泌功能

　　消化道不仅是消化器官,而且还是目前已知体内最大的内分泌器官。由消化道的内分泌细胞合成并分泌的激素,统称为胃肠激素(gut hormone)。这类激素在化学结构上都属于肽类物质,因此又称为胃肠肽。迄今已明确的胃肠肽三十余种,其中最主要的有促胃液素(gastrin)、促胰液素(secretin)、缩胆囊素(cholecystokinin,CCK)和抑胃肽(gastric inhibitory peptide,GIP)等(表 10-2)。

表 10-2　主要胃肠激素的分泌细胞和分布部位

胃肠激素	分泌细胞	分布部位
促胃液素	G 细胞	胃窦、十二指肠
促胰液素	S 细胞	小肠上部
缩胆囊素	I 细胞	小肠上部
抑胃肽	K 细胞	小肠上部

(一)胃肠激素的生理作用

胃肠激素绝大多数通过血液循环到达靶细胞发挥作用,其生理作用主要表现在以下 3 个方面:①调节消化腺的分泌和消化道的运动;②调节其他激素的释放,例如抑胃肽有促进胰岛素分泌的作用;③营养作用,指一些胃肠激素具有促进消化道组织生长和代谢的作用。现将促胃液素、促胰液素、缩胆囊素、抑胃肽的主要生理作用及引起分泌的主要因素归纳于表 10-3。

表 10-3　三种胃肠激素的主要生理作用及引起分泌的主要因素

胃肠激素	引起分泌的主要因素	主要生理作用
促胃液素	迷走神经兴奋、蛋白质消化产物	促进胃液(以胃酸和胃蛋白酶原为主)、胰液、胆汁分泌,加强胃肠运动和胆囊收缩,促进消化道黏膜生长
促胰液素	盐酸、蛋白质消化产物、脂肪酸	促进胰液(以分泌 H_2O 和 HCO_3^- 为主)、胆汁、小肠液分泌,加强胆囊收缩,抑制胃肠运动和胃液分泌
缩胆囊素	蛋白质消化产物、脂肪酸、盐酸、脂肪	促进胃液、胰液(以消化酶为主)、胆汁、小肠液分泌,加强胃肠运动和胆囊收缩
抑胃肽	脂肪、葡萄糖、氨基酸	抑制胃肠运动和胃液分泌,促进胰岛素释放

(二)脑-肠肽

研究发现,许多胃肠肽既存在于消化道内,也存在于中枢神经系统内,这些双重分布的肽总称为脑-肠肽(brain-gut peptides)。迄今已被确认的脑-肠肽至少有二十余种,如促胃液素、缩胆囊素、生长抑素、P 物质等。脑-肠肽概念的提出,揭示了神经系统和消化系统之间存在着密切的内在联系。

第 2 节　口腔内消化

人体的消化过程是从口腔开始的。食物在口腔内停留的时间很短,一般为 15~20 秒。在这里,食物经过咀嚼而被磨碎,并与唾液充分混合后形成食团以便于吞咽。食物中的淀粉部分被分解为麦芽糖。

一、咀嚼与吞咽

(一)咀嚼

咀嚼是由咀嚼肌群有顺序地收缩所完成的复杂的反射性动作,其主要作用是:①切碎、研磨和搅拌食物,使之与唾液充分混合形成食团,便于吞咽;②使食物与唾液淀粉酶充分接触,利于对淀粉的化学性消化;③反射性地引起胃肠、胰、肝和胆囊等消化器官的活动,为食物的进一步消化做好准备。

(二)吞咽

吞咽是指食团由口腔经咽和食管进入胃的过程,它是一种复杂的受意识支配的反射动作。根据食团在吞咽时所经过的部位不同,可将吞咽动作分为 3 期。①第一期:食团由口腔进入咽。这是在大脑皮质控制下进行的随意动作,主要依靠舌的翻卷运动将食团推向咽部。②第二期:食团由咽进入食管上端。这是通过食团刺激软腭所引起的一系列快速反射动作。此期呼吸被反射性抑制。③第三期:食团由食管下行至胃。这是由食管肌肉的顺序收缩来完成的。食管肌肉的顺序收缩又称蠕动(peristalsis),它是一种向前推进的波形运动。食团的下端是一舒张波,上端是一收缩波,于是食团很自然地被推送而向前方运动(图 10-4)。蠕动是消化道平滑肌的基本运动形式之一。吞咽反射的基本中枢在延髓。第二、三期都是不随意反射活动。因此,当吞咽中枢受损时,可导致吞咽功能障碍。

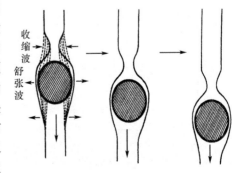

图 10-4　食管蠕动

二、唾液及其作用

唾液(saliva)是口腔内 3 对大唾液腺(腮腺、下颌下腺和舌下腺)及众多散在的小唾液腺分泌的混合液。

（一）唾液的性质、成分和作用

唾液是无色、无味、近中性(pH 6.6~7.1)的低渗液体,正常成人每日分泌量为 1.0~1.5L。唾液中的水分约占 99%;有机物主要是黏蛋白、唾液淀粉酶、免疫球蛋白、溶菌酶、激肽释放酶等;无机物主要有 Na^+、K^+、Ca^{2+}、Cl^-、HCO_3^- 等。此外,唾液中还有一定量的气体,如 O_2、N_2 和 CO_2。

唾液具有多种生理作用:①湿润口腔,利于吞咽和说话;②溶解食物,易于引起味觉;③清洁和保护口腔,如清除食物残渣、冲淡有害物质及杀菌作用等;④唾液淀粉酶可将食物中的淀粉分解成麦芽糖,故含淀粉多的食物在口腔中咀嚼时有甜味;⑤具有排泄作用,可使进入体内的某些异物(如汞、铅)随唾液排出。

（二）唾液分泌的调节

唾液分泌的调节完全是神经反射性调节,包括条件反射和非条件反射。在进食之前,食物的形状、颜色、气味和进食环境的刺激所引起的唾液分泌属于条件反射性分泌,"望梅止渴"就是一个典型例子。在进食过程中,食物对口腔黏膜的机械性和化学性刺激所引起的唾液分泌属于非条件反射性分泌。唾液分泌的初级中枢在延髓,高级中枢在下丘脑、大脑皮质等处。支配唾液腺的传出神经包括副交感神经(在第Ⅶ、Ⅸ对脑神经中)和交感神经,以前者的作用为主。副交感神经兴奋时引起量多而稀薄的唾液分泌,这一作用是通过末梢释放乙酰胆碱实现的。交感神经兴奋时也可引起唾液的分泌,但以下颌下腺分泌为主,分泌的唾液量少而黏稠。

第3节 胃内消化

胃是消化道中最膨大的部分,通常可以分为胃底、胃体和胃窦三部分。成人胃容量一般为 1~2L。食物入胃后即受到胃液的化学性消化和胃运动的机械性消化,使食物被胃液水解和胃运动所研磨,形成食糜。然后,食糜少量而间歇性地通过幽门排入十二指肠。

一、胃液及其作用

（一）胃液的性质、成分和作用

纯净的胃液是一种无色透明的酸性液体,pH 为 0.9~1.5。正常成人每日分泌量 1.5~2.5L。胃液中除含有大量水分外,主要成分有盐酸、胃蛋白酶原、内因子和黏液等。

1. 盐酸 盐酸又称为胃酸,由泌酸腺中的壁细胞所分泌。胃液中盐酸的排出量通常以单位时间内分泌的毫摩数表示。正常人空腹时,盐酸排出量为 0~5 mmol/h,称为基础酸排出量。在食物或药物(如组胺)的刺激下,盐酸排出量明显增加,其最大排出量可达 20~25 mmol/h。

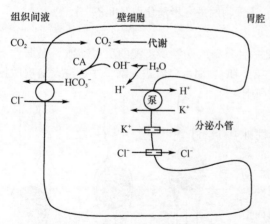

图 10-5　壁细胞分泌盐酸的基本过程
CA. 碳酸酐酶

（1）盐酸分泌的机制:胃液中 H^+ 的最大浓度可达 150 mmol/L,比血浆中的 H^+ 浓度高约 300 万倍。显然,壁细胞分泌盐酸是逆浓度梯度进行的,需要消耗能量。壁细胞中的 H^+ 来源于胞质内水的解离,生成 H^+ 和 OH^-。H^+ 被壁细胞顶端膜上的 H^+-K^+ 依赖式 ATP 酶(质子泵)主动转运到分泌小管腔内,留在胞质内的 OH^- 在碳酸酐酶的催化下,与细胞代谢产生的和从血浆中摄取的 CO_2 反应生成 HCO_3^-。HCO_3^- 通过壁细胞基底侧膜上的 Cl^--HCO_3^- 逆向转运体,与来自血浆中的 Cl^- 进行交换。Cl^- 再通过壁细胞顶端膜上的 Cl^- 通道进入分泌小管腔内,与小管内的 H^+ 形成 HCl(图 10-5)。

（2）盐酸的主要作用:①能杀灭随食物进入胃内的细菌;②使食物中的蛋白质变性而易于分解;③激活胃蛋白酶原,使之转变为有活性的胃蛋白酶,并为其提供适宜的酸性环境;④盐酸进入小肠后,可间接促进胰液、胆汁和小肠液的分泌;⑤盐酸在小肠内所造成的酸性环境有利于小肠对钙和铁的吸收。盐酸分泌过少或缺乏时,可引起腹胀、腹泻等消化不良症状;盐酸分泌过多又可能对胃和十二指肠黏膜产生侵蚀作用,成为消化性溃疡的病因之一。

2. 胃蛋白酶原 胃蛋白酶原主要由泌酸腺中的主细胞所合成,并以无活性的酶原形式储存在细胞内。在盐酸的作用下或在 pH<5.0 的酸性环境中,无活性的胃蛋白酶原可转变为有活性的胃蛋白酶(最适 pH 为 2.0~3.5)。已激活的胃蛋白酶也可以促进上述转变(自身激活)。胃蛋白酶可水解食物中的蛋白质,生成䏡、胨和少量多肽及氨基酸。此外,胃蛋白酶还有凝乳作用,有助于乳汁的消化。

3. 内因子 内因子(intrinsic factor)是壁细胞分泌的一种糖蛋白。它能与维生素 B_{12} 结合,形成内因子-维生素 B_{12} 复合物,保护维生素 B_{12} 不被小肠内水解酶破坏,并能与回肠黏膜细胞上的特异性受体结合,促进维生素 B_{12} 的吸收。若内因子缺乏,体内维生素 B_{12} 也减少,使红细胞成熟发生障碍,出现巨幼细胞贫血。

4. 黏液和碳酸氢盐 黏液是胃液的主要成分之一,由泌酸腺中的黏液颈细胞、贲门腺、幽门腺和胃黏膜表面上皮细胞共同分泌。黏液中的主要成分是糖蛋白,具有较强的黏滞性和形成凝胶的特性。它覆盖在胃黏膜表面,形成厚约 500μm 的凝胶保护层,具有润滑和保护胃黏膜的作用。黏液和胃黏膜上皮细胞分泌的 HCO_3^- 共同形成一个防御屏障,称胃黏液-碳酸氢盐屏障(图 10-6)。当胃腔内的 H^+ 向胃黏膜扩散时,H^+ 与 HCO_3^- 在黏液层中相遇而发生中和作用,使胃黏液层形成一个 pH 梯度,即靠胃腔侧面的 pH 较低,而靠近胃壁上皮细胞侧仍然呈中性或弱碱性,从而有效地防止了盐

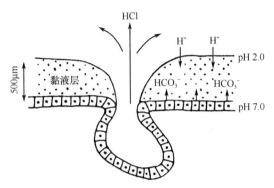

图 10-6 胃黏液-碳酸氢盐屏障

酸和胃蛋白酶对胃黏膜的侵蚀。很多物质如高浓度盐酸、酒精、胆盐及阿司匹林等可破坏此屏障,引发胃炎、胃溃疡等疾病。

(二)胃液分泌的调节

在消化间期(空腹时),胃液的分泌量很少,称为消化间期胃液分泌;进食后,在神经和体液因素的调节下引起胃液大量分泌,称为消化期胃液分泌。

1. 刺激胃酸分泌的主要内源性物质

(1)乙酰胆碱:支配胃的大部分迷走神经节后纤维末梢释放的递质是乙酰胆碱,其可直接作用于壁细胞上的胆碱能受体(M 受体),刺激胃酸分泌。该作用可被 M 受体阻滞剂(如阿托品)阻滞。

(2)促胃液素:是由胃窦和十二指肠黏膜 G 细胞分泌的一种肽类激素。促胃液素主要作用于胃黏膜壁细胞,刺激胃酸分泌。

(3)组胺:正常情况下,胃黏膜中的肥大细胞或肠嗜铬样细胞经常分泌少量组胺,通过局部扩散到达邻近的壁细胞,与细胞膜上的 II 型组胺受体(H_2 受体)结合,刺激胃酸分泌。

2. 消化期胃液分泌的调节 根据接受食物刺激的部位不同,将消化期胃液分泌人为地分为头期、胃期和肠期。实际上这三期几乎是同时开始、互相重叠的,其中头期和胃期分泌更为重要。

(1)头期胃液分泌:指食物入胃前,刺激头部的感受器(口腔、咽、眼、耳、鼻等)而引起的胃液分泌。引起头期胃液分泌的机制包括非条件反射和条件反射。非条件反射是由食物对口腔、咽等处感受器刺激,经由第 V、VII、IX、X 对脑神经传入反射中枢。条件反射是由食物的形象、颜色、气味等刺激眼、耳、鼻等感觉器官,分别由第 I、II、VIII 对脑神经传入反射中枢。反射中枢位于延髓、下丘脑、边缘叶和大脑皮质。迷走神经是两种反射共同的传出神经,其末梢释放乙酰胆碱,一方面直接刺激胃腺分泌胃液;另一方面可刺激 G 细胞释放促胃液素,后者经血液循环到达胃腺而刺激胃液分泌。在头期胃液分泌过程中,迷走神经的直接作用更为重要,阿托品可阻断此作用。

头期胃液分泌的特点是分泌量大,占进食后总分泌量的 30%;酸度和胃蛋白酶原含量都很高,并受食欲及情绪的影响。

(2)胃期胃液分泌:指食物进入胃后继续引起的胃液分泌。引起胃期胃液分泌的机制有:①食物扩张刺激胃体和胃底部的感受器,通过迷走-迷走神经长反射和壁内神经丛的短反射,直接或间接通过促胃液素引起胃液分泌;②食物扩张刺激胃幽门部感受器,通过壁内神经丛作用于 G 细胞,引起促胃液素释放,进而促进胃液分泌;③食物的化学成分(主要是蛋白质消化产物)可直接作用于 G 细胞,引起促胃液素释放,促进胃液分泌。

胃期胃液分泌的特点是分泌量大,占进食后总分泌量的 60%,酸度高,但胃蛋白酶原的含量较头期少。

（3）肠期胃液分泌：指食物进入小肠后继续引起的胃液分泌。肠期胃液分泌的机制主要是通过食物的机械扩张刺激及消化产物的化学性刺激，使十二指肠黏膜的 G 细胞释放促胃液素，从而促进胃液分泌。

肠期胃液分泌的特点是分泌量较少，占进食后总分泌量的 10%，酸度和胃蛋白酶原的含量均较少。

3. 抑制胃液分泌的因素　消化期胃液分泌不仅受上述兴奋性因素的作用，还受许多抑制性因素的调节。抑制性因素在头期和胃期主要有盐酸和胃黏膜释放的前列腺素（PG），在肠期主要有盐酸、脂肪和高张溶液。盐酸是胃腺分泌的产物，但它又可反过来抑制胃腺分泌，这是胃腺分泌的一种负反馈调节机制；进入十二指肠的脂肪和高张溶液主要通过刺激小肠黏膜产生某些抑制性激素，进而抑制胃液的分泌。因此，正常胃液分泌是兴奋性和抑制性因素共同作用的结果。

二、胃 的 运 动

（一）胃的运动形式

1. 紧张性收缩　胃壁平滑肌经常处于一定程度的缓慢、微弱而持续的收缩状态，称为紧张性收缩。紧张性收缩是消化道平滑肌共有的运动形式，其生理意义是：①有助于保持胃的正常形态和位置；②有利于胃液渗入食糜内部而进行化学性消化；③促进胃内的食糜向十二指肠方向推送。如果胃的紧张性收缩过低，则易导致胃下垂或胃扩张。

2. 容受性舒张　咀嚼和吞咽时，食物刺激口腔、咽和食管等处的感受器后，可通过迷走神经反射性地引起胃底和胃体的平滑肌舒张，称为容受性舒张（receptive relaxation）。容受性舒张可使胃容量由空腹时的 50ml 左右增大到进食后的 1~2L，其生理意义在于使胃容量与进入胃内的食物量相适应，而胃内压无明显变化，从而防止食物过早、过快地排入十二指肠，有利于食物在胃内充分消化。

3. 蠕动　食物入胃后约 5 分钟，胃即开始蠕动。蠕动波从胃的中部开始，并有节律地向幽门方向推进。蠕动波频率约为 3 次/分，每个蠕动波约需 1 分钟到达幽门。因此，进食后胃的蠕动通常是一波未平，一波又起。蠕动波开始时较弱，在向幽门推进的过程中逐渐增强，当接近幽门时明显增强，可将 1~2ml 的食糜排入十二指肠。一旦蠕动波先于食物到达胃窦，引起胃窦末端的有力收缩，部分胃内容物将被反向推回到胃窦近侧和胃体，使胃窦内尚未变为食糜的固体食物继续被混合和消化。胃蠕动的生理意义是搅拌和磨碎食物，使胃液与食物充分混合，以利于化学性消化，并以一定速度将食糜由胃排入十二指肠。

（二）胃的排空及其控制

1. 胃排空的过程　食糜由胃排入十二指肠的过程，称为胃的排空（gastric emptying）。一般食物入胃后 5 分钟左右开始胃的排空。胃运动所引起的胃内压升高是胃排空的动力，而幽门及十二指肠的收缩则是胃排空的阻力。胃排空的速度与食物的物理性状和化学组成有关。一般来说，稀的流体食物比稠的固体食物排空快；碎小的颗粒食物比大块食物排空快；等渗液体比高渗液体排空快。三种主要营养物质中，糖类的排空最快，蛋白质次之，而脂肪的排空最慢。混合性食物由胃完全排空通常需要 4~6 小时。

2. 胃排空的控制　胃的排空是间断进行的，主要受胃和十二指肠两方面因素的控制。

（1）胃内促进排空的因素：胃排空的速率通常与胃内食物量的平方根成正比，胃内的食物量越大，对胃壁的扩张刺激就越强，通过壁内神经丛反射和迷走-迷走反射，引起胃运动的增强，从而促进排空。此外，胃内容物（主要是蛋白质消化产物）可刺激胃窦 G 细胞释放促胃液素，后者也促进胃的收缩运动，使胃内压高于十二指肠内压，推送少量食糜进入十二指肠（排空）。

（2）十二指肠内抑制排空的因素：胃的运动受肠-胃反射的抑制，当食糜进入十二指肠后，可刺激十二指肠壁上的化学、渗透压及机械感受器，反射性地抑制胃的排空，这称为肠-胃反射。食糜中的盐酸、脂肪和高渗溶液还可刺激小肠黏膜释放促胰液素、缩胆囊素、抑胃肽等，从而抑制胃的运动，延缓胃的排空。

随着进入十二指肠的盐酸被中和，食物的消化产物被吸收，抑制胃运动的因素逐渐减弱，促进胃运动的因素又占优势，使胃运动又开始逐渐增强，推送另一部分食糜进入十二指肠（再排空）。如此往复，直至食糜从胃全部排入十二指肠。由此可见，胃排空是在胃内因素和十二指肠因素的控制下间断进行的，并与十二指肠内的消化和吸收相适应。如果控制胃排空的机制发生障碍，可导致胃排空过快或过慢，长期下去易引起十二指肠溃疡或胃溃疡。

（三）呕吐

呕吐是将胃及肠内容物从口腔强力驱出的过程。当舌根、咽部、胃肠、胆总管、泌尿生殖器官及前庭器官等处的感受器受刺激时,均可以引起呕吐。呕吐前常出现恶心、流涎、呼吸急迫、心跳加快而不规则等自主神经兴奋的症状。呕吐时,胃和食管下端舒张,膈肌和腹肌强烈收缩,将胃内容物从口腔驱出。

呕吐是一种反射活动。传入冲动沿迷走神经、交感神经、舌咽神经、前庭神经等传入位于延髓的呕吐中枢。传出冲动沿迷走神经、交感神经、膈神经和脊神经等传至胃、小肠、膈肌、腹壁肌等处,引起呕吐。

呕吐可将胃内有害物质在未被吸收前排出体外,因此具有保护作用。但是持续剧烈的呕吐不仅影响进食和正常消化活动,而且使大量的消化液丢失,导致体内水、电解质和酸碱平衡紊乱。

第 4 节　小肠内的消化

食物由胃进入十二指肠后,即开始了小肠内的消化,这是整个消化过程中最重要的阶段。食物在小肠内通过胰液、胆汁、小肠液的化学性消化和小肠运动的机械性消化,最终转变为可被吸收的小分子物质。经过消化的营养物质也主要在小肠被吸收,剩余的食物残渣进入大肠。因此,小肠是消化与吸收的主要部位。食物在小肠内停留的时间随食物的性质不同而有差异,一般为 3～8 小时。

一、小肠内的消化液及其作用

(一) 胰液及其分泌

胰液由胰腺的腺泡细胞和小导管上皮细胞所分泌,具有很强的消化能力。

1. 胰液的性质、成分和作用

(1) 胰液的性质和成分:胰液是无色的碱性液体,pH 7.8～8.4,渗透压与血浆相等。成人每日分泌量为 1～2L。胰液的成分包括水、无机物和有机物。无机物中主要是碳酸氢盐,由小导管上皮细胞分泌。有机物主要是由腺泡细胞分泌的多种消化酶。

(2) 胰液的作用:①碳酸氢盐。它能中和进入十二指肠的盐酸,使肠黏膜免受强酸的侵蚀,同时为小肠内各种消化酶的活动提供适宜的碱性环境(pH 7～8)。②糖类水解酶。主要是胰淀粉酶(pancreatic amylase),可将淀粉水解为糊精、麦芽糖及麦芽寡糖。胰淀粉酶发挥作用的最适 pH 为 6.7～7.0。③脂类水解酶。主要是胰脂肪酶(pancreatic lipase),可将三酰甘油分解成一酰甘油、甘油和脂肪酸。胰脂肪酶发挥作用的最适 pH 为 7.5～8.5。目前认为,胰脂肪酶只有在胰腺分泌的另一种小分子蛋白质——辅脂酶存在的条件下才能发挥作用。此外,胰液中还含有一定量的胆固醇酯酶和磷脂酶 A_2,它们分别水解胆固醇酯和磷脂。④蛋白质水解酶。主要有胰蛋白酶(trypsin)和糜蛋白酶(chymotrypsin)两种,它们都是以无活性的酶原形式存在于胰液中。胰蛋白酶原可以被小肠液中的肠激酶、盐酸及胰蛋白酶本身等激活成胰蛋白酶。胰蛋白酶又可使糜蛋白酶原激活成糜蛋白酶。这两种酶都能使蛋白质分解成胨和胨,当两者共同作用于蛋白质时,可使蛋白质分解成多肽和氨基酸。此外,糜蛋白酶还有较强的凝乳作用。⑤其他酶类。胰液中还含有羟基肽酶、核糖核酸酶、脱氧核糖核酸酶等水解酶。羟基肽酶可作用于多肽末端的肽键,分解成为氨基酸;核糖核酸酶和脱氧核糖核酸酶则可使相应的核酸部分水解为单核苷酸。

从上可见,胰液中含有水解三种主要营养物质的消化酶,因而是消化力最强和最重要的消化液。如果胰液分泌障碍,即使其他消化腺的分泌都正常,也会引起蛋白质和脂肪的消化和吸收障碍,造成营养不良。由于大量的蛋白质和脂肪随粪便排出,造成胰性腹泻,脂肪吸收障碍可使脂溶性维生素的吸收出现障碍,导致相应的维生素缺乏。

正常情况下,胰液中的蛋白质水解酶并不消化胰腺本身,这是因为除胰蛋白酶以酶原的形式分泌外,还和胰液中含有胰蛋白酶抑制因子有关,其作用是能与胰蛋白酶和糜蛋白酶结合而形成无活性的化合物,从而防止胰腺自身被消化。当暴饮、暴食引起胰液大量分泌时,可因胰管内压力升高导致腺泡和小导管破裂,胰蛋白酶原大量溢入胰腺间质而被组织液激活。此时,胰蛋白酶抑制因子已不能抵抗大量胰蛋白酶对胰腺本身的消化,从而发生急性胰腺炎。

2. 胰液分泌的调节　在非消化期间,胰液分泌极少。进食后可引起胰液大量分泌。胰液的分泌受神经和体液因素的双重调节。

(1) 神经调节:食物的色、香、味及食物对消化道的刺激,都可通过神经反射(包括条件反射和非条件反射)引起胰液分泌。反射的传出神经是迷走神经,其末梢释放乙酰胆碱。一方面直接作用于胰腺的腺泡细胞,引起胰液分泌;另一方面通过刺激促胃液素释放,间接引起胰液分泌。迷走神经兴奋引起胰液分泌的特点是:水和碳酸氢盐含量较少,而酶的含量很丰富。

(2)体液调节:调节胰液分泌的体液因素主要是促胰液素和缩胆囊素。①促胰液素:由小肠上段黏膜中的 S 细胞分泌。盐酸是引起促胰液素分泌的最强刺激因素,其次是蛋白质消化产物和脂肪酸,糖类则无刺激作用。促胰液素主要作用于胰腺的小导管上皮细胞,使水和碳酸氢盐的分泌量显著增加,而酶的含量不高。②缩胆囊素:由小肠黏膜中的 I 细胞分泌。引起缩胆囊素分泌的刺激因素按强弱顺序依次为蛋白质消化产物、脂肪酸、盐酸和脂肪,糖类则无刺激作用。缩胆囊素的主要作用是:促进胰腺的腺泡细胞分泌多种消化酶;使胆囊平滑肌强烈收缩,促进胆囊胆汁的排出。

(二)胆汁及其分泌

胆汁由肝细胞不断生成,并经肝管、胆总管排入十二指肠,或由肝管转入胆囊管而储存于胆囊中,当机体需要时再排入十二指肠。

1. 胆汁的性质、成分和作用

(1)胆汁的性质:胆汁是一种味苦而黏稠的液体,肝细胞初分泌的胆汁呈金黄色,pH 约 7.4;在胆囊中储存的胆汁因被浓缩而颜色变深,pH 约 6.8。正常成人每日分泌胆汁 0.8~1L。

(2)胆汁的成分:胆汁中除含有水和 Na^+、K^+、Ca^{2+}、碳酸氢盐等无机成分外,有机成分主要有胆盐、胆固醇、胆色素和卵磷脂等。胆盐是胆汁中参与消化吸收的主要成分。正常情况下,胆汁中的胆盐、胆固醇和卵磷脂之间保持适当的比例,是维持胆固醇呈溶解状态的必要条件。当胆固醇过多或胆盐减少时,胆固醇容易沉积而形成胆结石。

(3)胆汁的作用:胆汁中不含消化酶,但是胆汁对脂肪的消化和吸收具有重要意义。

1)乳化脂肪:胆汁中的胆盐、胆固醇和卵磷脂可作为乳化剂,降低脂肪的表面张力,使脂肪乳化成微滴,从而增加了胰脂肪酶的作用面积,加快了对脂肪的消化分解。

2)促进脂肪的吸收:胆盐能与脂肪酸、一酰甘油、胆固醇等形成水溶性复合物(混合微胶粒),将不溶于水的脂肪酸、一酰甘油等脂肪分解产物运送到小肠黏膜表面,从而促进它们的吸收。

3)促进脂溶性维生素的吸收:由于胆汁能促进脂肪的吸收,所以对脂溶性维生素 A、维生素 D、维生素 E、维生素 K 的吸收也有促进作用。

4)其他作用:胆汁在十二指肠内可中和盐酸;胆盐被重吸收后可直接刺激肝细胞合成和分泌胆汁。

2. 胆汁分泌和排出的调节　胆汁的分泌和排出受神经和体液因素的调节,但以体液调节为主。

(1)神经调节:进食动作或食物对胃和小肠黏膜的刺激,均可通过迷走神经引起肝胆汁的少量分泌和排放,胆囊亦轻度收缩。此外,迷走神经还可通过使促胃液素释放而间接引起肝胆汁分泌和胆囊收缩。

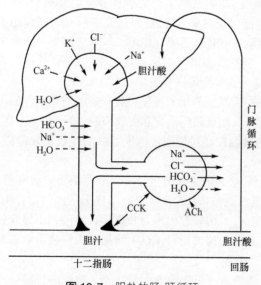

图 10-7　胆盐的肠-肝循环

(2)体液调节:①缩胆囊素。可引起胆囊的强烈收缩和 Oddi 括约肌舒张,促进胆汁的排出。②促胰液素。主要作用于胆管系统,使胆汁的分泌量和 HCO_3^- 含量增加,而胆盐的分泌并不增加。③促胃液素。可通过血液循环直接作用于肝细胞和胆囊,促进肝胆汁分泌和胆囊收缩。此外,促胃液素也可通过刺激盐酸分泌,间接引起十二指肠黏膜分泌促胰液素,后者刺激肝胆汁分泌。④胆盐。胆盐排入十二指肠后,约有 95% 在回肠末端被吸收入血,经门静脉返回到肝再合成胆汁,然后又被排入小肠,这个过程称为胆盐的肠-肝循环(图 10-7)。返回肝的胆盐对胆汁分泌具有很强的促进作用,故临床上常将胆盐作为利胆剂。

(三)小肠液及其分泌

小肠液由十二指肠腺和小肠腺分泌。十二指肠腺位于十二指肠黏膜下层中,主要分泌黏稠的碱性液体;小肠腺位于整个小肠黏膜层内,其分泌液构成小肠液的主要部分。

1. 小肠液的性质、成分和作用

(1)小肠液的性质:小肠液呈弱碱性,pH 约为 7.6,渗透压与血浆相近。成人小肠液每日分泌量为 1~3 L。

（2）小肠液的成分：小肠液中除水和无机盐外，还有肠激酶、黏蛋白、免疫球蛋白、溶菌酶等。此外，小肠液中还含有脱落的肠黏膜上皮细胞释放的肽酶、麦芽糖酶和蔗糖酶等，但这些酶对食物在小肠内的消化不起作用。

（3）小肠液的主要作用：①稀释消化产物，降低其渗透压，有利于营养物质的吸收；②保护十二指肠黏膜免受胃酸的侵蚀；③肠激酶可激活胰蛋白酶原，使之变为有活性的胰蛋白酶，有利于蛋白质的消化。此外，小肠还可分泌溶菌酶，溶解肠壁内的细菌。

2. 小肠液分泌的调节　一般认为，食物及其消化产物对肠黏膜局部的机械和化学刺激，通过壁内神经丛的局部反射可引起小肠液分泌，而外来神经的作用不明显。在体液因素中，促胃液素、促胰液素、缩胆囊素和血管活性肠肽等胃肠激素都能刺激小肠液的分泌。

二、小肠的运动

小肠的运动是靠肠壁的内、外两层平滑肌完成的，其外层是纵行肌，内层是环行肌。

（一）小肠的运动形式

1. 紧张性收缩　小肠平滑肌的紧张性收缩是小肠其他运动形式得以顺利进行的基础，其生理意义是可保持肠道的一定形状和肠腔内压力，有助于肠内容物的混合，使食糜与肠黏膜密切接触，有利于吸收的进行。

2. 分节运动　分节运动（segmentation）是一种以小肠壁环形肌为主的节律性收缩和舒张运动。在食糜所在的一段肠管上，环行肌在许多点同时收缩，把食糜分割成许多节段，随后，原收缩处舒张，而原舒张处收缩，将原来的食糜节段分成两半，而相邻的两半则合成一个新的节段，如此反复交替进行（图 10-8）。分节运动在空腹时几乎不存在，进食后才逐渐增强。小肠各段分节运动的频率不同，即小肠上部频率较高，下部较低，这有助于将食糜由小肠上段向下推进。

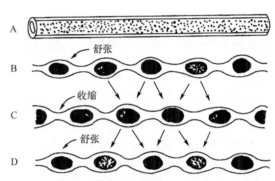

图 10-8　小肠的分节运动
A. 肠管表面观；B、C、D. 肠管纵切面观，表示不同阶段的食糜节段分割和合拢组合情况

分节运动的生理意义：①使食糜与消化液充分混合，有利于化学性消化；②使食糜与小肠壁紧密接触，有利于营养物质的吸收；③挤压肠壁以促进血液和淋巴液的回流，有利于吸收。

3. 蠕动　小肠的任何部位均可发生蠕动，近端的蠕动速度大于远端。小肠的蠕动波很弱，每个蠕动波仅把食糜推进一小段距离（约数厘米）后即自行消失。蠕动的生理意义在于使经过分节运动的食糜向前推进，到达一个新肠段后再开始分节运动，如此重复进行。

蠕动的速度很慢（0.5～2.0cm/s）。在做吞咽动作和食糜进入十二指肠时，可引起一种速度很快（2.0～25.0cm/s）、传播距离较远的蠕动，称为蠕动冲。它可将食糜从小肠始端迅速推动到小肠末端，甚至到达大肠。

（二）回盲括约肌的作用

在回肠末端与盲肠交界处的环行肌明显加厚，起着括约肌的作用，称为回盲括约肌。回盲括约肌在平时处于轻度的收缩状态，可以防止回肠内容物向结肠排放。当蠕动波到达回肠末端时，回盲括约肌舒张，食糜由回肠进入盲肠。回盲括约肌的作用：①使回肠内容物不致过快进入大肠，使食糜在小肠内被充分消化和吸收；②具有活瓣样作用，可阻止盲肠内容物反流入回肠。

（三）小肠运动的调节

1. 壁内神经丛的作用　食糜对小肠的机械性和化学性刺激，均可通过壁内神经丛反射使小肠的蠕动加强。

2. 外来神经调节　一般来说，副交感神经兴奋可加强小肠的运动，而交感神经兴奋则抑制小肠的运动。

3. 体液调节　胃肠激素可调节小肠的运动，如促胃液素、缩胆囊素等能促进小肠的运动，而促胰液素、生长抑素等则抑制小肠的运动。

综上所述,食物的消化从口腔开始,由于唾液中只含唾液淀粉酶,胃液中只含胃蛋白酶,胰液中含有消化分解脂肪的酶,所以,淀粉水解从口腔开始,蛋白质水解从胃内开始,脂肪水解从小肠开始。食物的消化进行到小肠阶段基本完成。现将各种营养物质的化学消化归纳在表10-4中。

表10-4　各种营养物质的化学消化

营养物质	消化部位	消化酶	消化分解产物
蛋白质	胃、小肠	胃蛋白酶、胰蛋白酶和糜蛋白酶	脉、胨、多肽和氨基酸
多肽	小肠黏膜纹状缘	多肽酶	二肽和三肽
二肽和三肽	小肠上皮细胞内	二肽酶和三肽酶	氨基酸
淀粉	口腔、胃和小肠	唾液淀粉酶和胰淀粉酶	麦芽糖
双糖	小肠黏膜纹状缘	蔗糖酶、乳糖酶和麦芽糖酶	葡萄糖、半乳糖和果糖
脂肪	小肠	胰脂肪酶	甘油、脂肪酸、一酰甘油

第5节　大肠的功能

人类的大肠内没有重要的消化作用。大肠的主要功能是吸收水、无机盐以及结肠内微生物合成的维生素B族和维生素K,储存食物残渣,并通过细菌对食物残渣的分解,最后形成粪便排出体外。

一、大肠液及大肠内细菌的作用

大肠液是由大肠黏膜表面的柱状上皮细胞和杯状细胞分泌的,pH为8.3~8.4,其主要成分为黏液和碳酸氢盐。大肠液的主要作用是保护肠黏膜免受机械损伤和润滑粪便。

大肠内有大量细菌,它们主要来自食物和空气。大肠内细菌含有能分解食物残渣的酶。细菌对糖和脂肪的分解称为发酵,其产物有二氧化碳、乳酸、沼气、脂肪酸、甘油、胆碱等。细菌对蛋白质的分解称为腐败,其产物有氨、硫化氢、组胺、吲哚等。另外,大肠内的细菌可利用肠内简单的物质合成维生素B族和维生素K,这些维生素经肠壁吸收后可被机体利用。如果长期使用肠道抗菌药物,可抑制肠道细菌,引起维生素B族和维生素K缺乏所产生的临床问题,如血液凝固障碍、消化不良等。

二、大肠的运动及排便

(一) 大肠的运动

大肠的运动少而缓慢,对刺激的反应也较迟钝,这些特点都与大肠的功能相适应。

1. 袋状往返运动　是空腹时最常见的一种运动形式,由环行肌的不规则收缩所引起,它使结肠袋中的内容物向前、后两个方向做短距离的位移,而不能向前推进。

2. 分节推进或多袋推进运动　这是一个结肠袋或一段结肠收缩,将肠内容物推移到下一段的运动。

3. 蠕动　蠕动是由一些稳定向前推进的收缩波所组成,其蠕动速度较慢。大肠还有一种快而传播远的蠕动,称为集团蠕动。集团蠕动常发生在进食后,一般开始于横结肠,可以将一部分大肠内容物推送至降结肠或乙状结肠,从而引发便意。

(二) 排便与排便反射

食物残渣在大肠内停留的时间较长,一般在十余小时以上,在这一过程中,部分水分和无机盐会被吸收,同时经过细菌的发酵和腐败作用,借助于黏液的联结作用形成粪便。粪便中有食物残渣、脱落的肠上皮细胞及大量的细菌,细菌占固体粪便总量的20%~30%。此外,粪便中还有胆色素衍生物、黏液、钙、镁、汞等重金属盐。

粪便主要储存于结肠下部,平时直肠内无粪便,通过肠蠕动,当粪便被推送到直肠时,可引起排便反射,把粪便排出体外。

排便的初级中枢位于脊髓腰骶段。进入直肠的粪便通过扩张肠道,刺激直肠壁压力感受器,通过其换能作用,以神经冲动的形式沿盆神经和腹下神经把信息传入脊髓的初级排便中枢,同时上传至大脑皮质高位中枢,产生便意。当环境允许时,高位中枢发出兴奋性冲动,通过脊髓的初级排便中枢传出神经冲动沿盆神经至降结肠、乙状结肠和直肠,使其平滑肌收缩,肛门内括约肌舒张;同时,阴部神经的传出冲动减少,肛门外括约肌也舒张,从而使粪便排出体外,此外,支配腹肌和膈肌的神经亦兴奋,使腹肌和膈肌产生强烈收缩,腹内压增加而促进粪便的排出;若环境不允许,高位中枢下传抑制性信息,阻止排便。

　　排便反射受大脑皮质的意识控制,如果经常有意地抑制排便,可使直肠对粪便的压力刺激变得不敏感,阈值提高,则粪便在大肠内停留时间过长,水分被吸收过多,粪便变得干硬而不易排出,导致便秘。经常便秘可引起痔、肛裂等疾病,因此应养成每天定时排便的良好习惯。此外,若饮食过程中摄入体内的纤维素过少,也会产生便秘,因此应合理膳食,适当增加纤维素的摄取。食物中纤维素对胃肠功能的影响主要有以下几方面:①大部分多糖纤维能与水结合而形成凝胶,从而限制了水的吸收,并使肠内容物容积膨胀加大;②纤维素多能刺激肠运动,缩短粪便在肠内停留时间和增加粪便容积;③纤维素可降低食物中热量的比率,减少含能物质的摄取,从而有助于纠正不正常的肥胖。适当增加纤维素的摄取有增进健康,预防便秘、痔、结肠癌等疾病的作用。

第 6 节　吸　　收

一、吸收的部位、途径和机制

(一) 吸收的部位

　　消化道各段对物质的吸收能力和吸收速度并不相同。口腔和食管基本上没有吸收功能;胃的吸收能力很弱,仅吸收酒精、少量水和无机盐;小肠吸收的物质种类多、数量大,是吸收的主要部位(图 10-9)。一般认为,糖类、蛋白质和脂肪消化产物大部分在十二指肠和空肠被吸收,胆盐和维生素 B_{12} 在回肠被吸收。大肠主要吸收食物残渣中剩余的水分和无机盐。

　　小肠之所以成为吸收的主要部位,是因为其具备多方面的有利条件:①小肠有巨大的吸收面积。正常成人的小肠长 3~4m,其黏膜有许多环状皱褶,皱褶上有大量绒毛,绒毛的每个柱状上皮细胞的顶端又有许多微绒毛,这些结构的存在使小肠的吸收面积增大了约 600 倍,总面积可达 200m²(图 10-10);②食物在小肠内已被分解为可被吸收的小分子物质;③食物在小肠内停留的时间较长,一般为 3~8h;④小肠绒毛内有丰富的毛细血管和毛细淋巴管,从而有利于吸收。

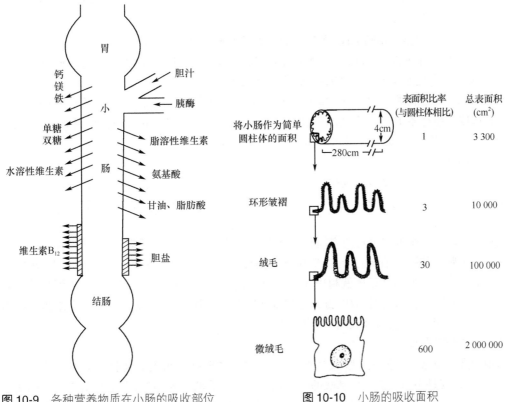

图 10-9　各种营养物质在小肠的吸收部位　　　　图 10-10　小肠的吸收面积

（二）吸收的途径与机制

吸收的途径有两条。一条是跨细胞途径:肠腔内的物质通过小肠绒毛上皮细胞的腔膜面进入细胞后,再穿过细胞的基底侧膜进入细胞外间隙,最后进入血液和淋巴。另一条为旁细胞途径:肠腔内的物质通过小肠上皮细胞间的紧密连接进入细胞间隙,随即进入血液或淋巴。

小肠内各种营养物质的吸收机制有多种,包括被动转运、主动转运、入胞和出胞作用。①被动转运:包括单纯扩散、易化扩散和渗透;②主动转运:包括原发性主动转运和继发性主动转运;③入胞和出胞作用。

二、小肠内主要营养物质的吸收

（一）水的吸收

正常成人每日摄取水 1~2L,消化腺分泌的液体 6~8L,所以每日由胃肠吸收的水多达 8L。水的吸收是以渗透方式被动进行的,各种溶质,特别是 NaCl 的主动吸收所产生的渗透压梯度是水吸收的主要动力。急性呕吐、腹泻时,人体可丢失大量水分,引起不同程度的脱水。

（二）无机盐的吸收

一般来说,单价碱性盐类,例如钠、钾、铵盐的吸收很快,多价碱性盐类则吸收很慢,而能与钙结合形成沉淀的盐(如草酸钙)则不能被吸收。

1. 钠的吸收　正常成人每日摄入的钠和消化腺分泌的钠有 95%~99% 都被吸收入血液。钠的吸收是主动的,与小肠黏膜上皮细胞基侧膜上钠泵的活动分不开。由于钠泵不断将细胞内的 Na^+ 泵入组织间隙,使细胞内 Na^+ 浓度降低,加上细胞内电位比顶端膜外低,因此,肠腔内的 Na^+ 顺电化学梯度以易化扩散方式进入到细胞内。然后再由钠泵转运出细胞,进入血液。

2. 铁的吸收　人每日吸收的铁约为 1mg,仅为食物中含铁量的 1/10 左右。铁的吸收量与人体对铁的需要有关,当机体缺铁时,铁的吸收就增加。铁的吸收部位主要在十二指肠和空肠上段,属于主动转运。铁与肠黏膜上皮细胞顶端膜上的转铁蛋白形成复合物,以入胞的方式进入细胞内。随后,进入胞内的一部分 Fe^{2+} 在基底侧膜通过主动转运入血液,而大部分 Fe^{2+} 则被氧化成 Fe^{3+},并与细胞内的脱铁蛋白结合成铁蛋白,储存在细胞内以防止铁的过量吸收。

食物中的铁多为 Fe^{3+},不易被吸收,须还原为 Fe^{2+} 才能被吸收。酸性环境有利于铁的溶解,故能促进铁的吸收。维生素 C 能使 Fe^{3+} 还原成 Fe^{2+},促进其吸收。临床上给贫血的患者补充铁时,常选用硫酸亚铁,并应注意配合口服维生素 C 或补充稀盐酸。

3. 钙的吸收　钙主要在小肠上段,尤其是十二指肠被吸收,其机制是通过主动转运完成的。小肠黏膜上皮细胞的微绒毛上有钙结合蛋白,能与钙结合并将其转运到细胞内。进入胞内的钙通过位于基底侧膜上的钙泵或 Na^+-Ca^{2+} 交换体被转运出细胞,然后再进入血液。

正常成人每日钙的需要量 800~1500mg,但食物中的钙仅有一小部分被吸收,并且钙只有转变成离子状态才能被吸收。维生素 D 能促进钙的吸收。肠腔中酸性环境增加钙的溶解,故有利于钙的吸收。凡能与钙结合生成沉淀的物质(如草酸)都能阻止钙的吸收。

（三）糖的吸收

糖类一般须被分解成单糖后才能被小肠吸收。肠道中被吸收的单糖主要是葡萄糖,另外还有少量半乳糖和果糖。单糖的吸收速度各不相同,在己糖中,以半乳糖和葡萄糖的吸收最快,果糖次之,甘露糖最慢。

葡萄糖的吸收是逆浓度差进行的主动转运过程,其能量来自钠泵的活动,属于继发性主动转运。由于小肠黏膜上皮细胞基侧膜上钠泵的转运,造成细胞内低 Na^+,并在上皮细胞顶端膜内、外形成 Na^+ 浓度差,顶端膜上的 Na^+-葡萄糖同向转运体就利用 Na^+ 的浓度差,将肠腔中的 2 个 Na^+ 和 1 分子葡萄糖同时转运入细胞内。随后,葡萄糖再以易化扩散的方式通过基底膜进入血液,而 Na^+ 则由钠泵驱出细胞。因为各种单糖与转运体的结合能力不同,故吸收速率也不相同。

（四）蛋白质的吸收

食物中的蛋白质必须经消化分解成氨基酸和寡肽后,才能被小肠主动吸收入血液。氨基酸的吸收部位主要在小肠,尤其是小肠上部。氨基酸的吸收机制与葡萄糖的吸收相似,也是与钠的吸收偶联进行的继发性主动转运过程。钠泵的活动被阻断后,氨基酸的转运便不能进行。此外,二肽和三肽也能以完整的形式转运进入细胞,在细胞内酶的作用下水解成氨基酸再进入血液。

(五) 脂肪和胆固醇的吸收

1. 脂肪的吸收 在小肠内,脂肪消化后形成甘油、脂肪酸、一酰甘油,它们大多不溶于水,必须与胆盐结合形成水溶性混合微胶粒,然后透过小肠黏膜上皮细胞表面的静水层到达细胞的微绒毛。在这里,脂肪酸、一酰甘油等又逐渐从混合微胶粒中释出,并通过微绒毛的细胞膜进入黏膜细胞,而胆盐则被留在肠腔内继续发挥作用。长链脂肪酸和一酰甘油进入细胞后又重新合成三酰甘油,并与细胞中的载脂蛋白形成乳糜微粒,再以出胞的方式进入细胞间隙,然后扩散到淋巴液(图 10-11)。中、短链脂肪酸和甘油是水溶性的,可直接吸收进入血液。由于人体摄入的动、植物油中长链脂肪酸较多,所以脂肪的吸收以淋巴途径为主。

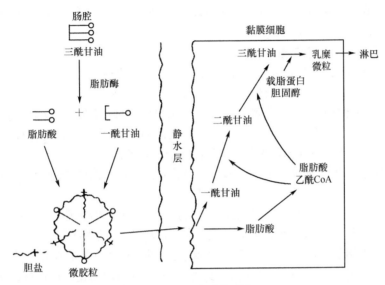

图 10-11 脂肪的吸收

2. 胆固醇的吸收 进入肠道的胆固醇主要来自食物和肝细胞分泌的胆汁。来自胆汁的胆固醇是游离的,而食物中的胆固醇部分是酯化的。酯化的胆固醇必须在肠腔中经胆固醇酯酶水解为游离胆固醇后才能被吸收。游离胆固醇通过形成混合微胶粒,在小肠上部被吸收。吸收后的胆固醇大部分在小肠上皮细胞中又重新被酯化,生成胆固醇酯,最后与载脂蛋白一起组成乳糜微粒,经由淋巴系统进入血液循环。

(六) 维生素的吸收

维生素分为脂溶性维生素和水溶性维生素。脂溶性维生素 A、维生素 D、维生素 E、维生素 K 的吸收机制与脂肪消化产物相同。大多数水溶性维生素是通过 Na^+ 同向转运体被吸收的,但维生素 B_{12} 必须先内因子结合成复合物,然后被回肠上皮细胞主动吸收。

现将主要营养物质的吸收机制和吸收途径归纳至表 10-5。

表 10-5 主要营养物质的吸收机制和吸收途径

营养物质	吸收机制	吸收途径
水	被动转运(依靠渗透压)	血液
无机盐	大多数主动转运	血液
葡萄糖	继发性主动转运(钠泵提供能量)	血液
氨基酸	继发性主动转运(钠泵提供能量)	血液
长链脂肪酸和一酰甘油	被动转运(需胆盐帮助)	淋巴
中、短链脂肪酸和甘油	被动转运	血液
水溶性维生素	被动转运(以扩散的方式)	血液
脂溶性维生素	被动转运(需胆盐帮助)	淋巴或血液

第7节　消化器官活动的调节

消化器官的正常活动是维持机体新陈代谢的正常进行和内环境稳态的重要因素。消化器官的活动能适应机体的需要,这不仅是由于消化器官各部分之间存在着有机的联系,而且消化器官的活动与机体其他生理活动和外界环境之间都有密切联系。这些活动都是在神经和体液因素的调节下实现的。

一、神 经 调 节

(一)消化器官的神经支配及其作用

神经系统对消化器官功能的调节是通过外来神经(自主神经)和位于消化管壁内的壁内神经丛两个系统相互协调、统一而完成的(见本章的第1节)。

(二)消化器官活动的反射性调节

调节消化器官活动的神经中枢存在于延髓、丘脑下部和大脑皮质等处。当食物刺激消化道某一部位时,其中的感受器发生兴奋,冲动沿传入神经到达这些中枢,再由中枢发出冲动,经传出神经至相应的消化道肌肉和腺体,引起其活动的改变。消化器官活动调节的神经反射包括非条件反射和条件反射两种。

1. 非条件反射性调节　食物对口腔的机械、化学或温度的刺激,作用于口腔各种感受器,能反射性地引起唾液分泌增加。还能引起其他消化液分泌和胃的容受性舒张。

食物对胃内感受器刺激,可通过迷走-迷走反射和壁内神经丛反射,引起胃液、胆汁、胰液等消化液分泌增加和胃运动加强。

食糜刺激小肠内的机械、化学感受器,可通过迷走-迷走反射引起胃液、胆汁、胰液等消化液分泌增加;通过壁内神经丛反射促进小肠运动;通过肠-胃反射抑制胃的运动,延缓其排空。

2. 条件反射性反射调节　食物的形状、颜色、气味,进食的环境和有关语言文字,都能反射性引起胃肠运动和消化腺分泌的改变。它使消化器官的活动更加协调,为食物的消化提前做好准备。但负性反射活动,如就餐时打骂儿童、不良就餐环境等则可减弱胃肠运动和消化液分泌,导致厌食、消化不良甚至呕吐。

二、体 液 调 节

调节消化器官活动的体液因素包括胃肠道激素和组胺等。

由胃肠黏膜的内分泌细胞合成并分泌的激素,统称为胃肠激素(gut hormone)。胃肠道被认为是人体内最大的内分泌器官,其内分泌细胞(约四十多种)广泛分布于胃肠的黏膜中,可分泌多种胃肠道激素,这些激素的化学本质都是多肽,分子质量在2 000~5 000。主要胃肠道激素有胃泌素、促胰液素、胆囊收缩素和抑胃肽等。其生理作用见本章的第1节。

胃肠道激素的主要作用包括3个方面:①调节消化腺的分泌和消化道的运动;②影响其他激素的释放;③刺激消化道黏膜或腺体的生长。

调节消化器官活动的体液因素,除胃肠道激素外,还有一种重要物质是组胺。胃底和胃体的黏膜中含有大量组胺。正常情况下,胃黏膜恒定地释放组胺,与壁细胞上H_2受体结合,从而促进胃酸分泌,并能提高壁细胞对乙酰胆碱和促胃液素的敏感性。临床上可使用组织注射来检测胃的分泌功能,并可使用H_2受体阻断剂抑制胃酸分泌,用于胃和十二指肠溃疡的治疗。

三、社会、心理因素对消化功能的影响

社会、心理因素对消化功能的影响是十分明显和广泛的。社会竞争、工作压力、紧张的生活节奏等都可能引起消化系统的功能紊乱。不良的心理刺激不仅影响胃肠运动功能,还影响消化腺的分泌。有证据表明,人的精神状态自责占优势时,数月内胃液分泌都低于正常;在伴有攻击活动时,胃分泌增加。即当情绪处于恐惧、悲伤、退缩时,胃分泌减少;但当占优势的因素是攻击或决心抗击时,胃分泌即增加。例如,有的人在愤怒时,可使唾液分泌减少而出现口干,这时如果进食有可能影响食团吞咽。另外,有人观察到,咽喉部的异物阻塞感与愤怒和焦虑情绪有关。实验研究发现:在愤怒和焦虑时,胃肠黏膜出现充血变红,胃肠蠕动加快,胃酸分泌大大增加,可诱发或加重胃肠溃疡,有时还发生胃肠痉挛,引起腹痛。人如果过分悲

伤、失望和恐惧时,消化液分泌抑制,可出现厌食、恶心,甚至呕吐。精神性呕吐就是心理因素对胃肠功能影响的结果。结肠功能的变化常与情绪紊乱同时发生。极度惊吓所引起的急性反应为每人所熟知,并常在日常的言谈中用通俗的语言加以描述。学生在紧张考试时常常产生腹泻。如果一个人采取过分忧虑和关注的反应对待所遇到的问题,就可能产生便秘。反之,公开或下意识地发怒、怨恨及敌意,常引起结肠充血及运动增强。严重者造成激惹性或痉挛性结肠,表现为腹痛、胀气、便秘与腹泻交替进行。

不良的心理因素不仅影响消化系统的功能,甚至可导致某些消化器官疾病的发生,并影响其过程。如人在有害刺激的作用下,常产生消化道炎症和出血(应激性溃疡)。消化道溃疡常与慢性心理应激(长期焦虑、愤怒、紧张等)有关。临床上常见到一些消化系统疾病发生和发展往往在心理情绪变化之后,有些患者的病情已经好转或痊愈,但由于不良的心理刺激又可使病情恶化;相反,精神乐观、情绪稳定可使消化器官活动旺盛,从而促进食欲,有益健康。近代心身医学的研究认为,社会、心理因素对消化功能的影响主要是通过神经系统、内分泌系统和免疫系统作用实现的。

第11章　能量代谢和体温

第1节　能　量　代　谢

在新陈代谢过程中,机体不断从周围环境摄取营养物质以合成体内新的物质,储存能量;同时,机体也不断分解自身原有物质,释放能量供给各种生命活动的需要。通常把物质代谢过程中所伴随的能量的释放、转化、储存和利用等过程称为能量代谢(energy metabolism)。

一、机体能量的来源和利用

(一) 机体能量的来源

1. 三磷酸腺苷是能量转化和利用的关键物质　机体能利用的能量来源于食物中糖、脂肪和蛋白质分子结构中蕴藏的化学能。当这些营养物质被氧化分解时,碳氢键断裂,释放出能量。但机体的组织细胞在进行各种生理活动时并不能直接利用这种能量形式,组织细胞所需的能量实际上是由三磷酸腺苷(adenosine triphosphate,ATP)直接提供的。ATP 是糖、脂肪和蛋白质在生物氧化过程中合成的一种高能化合物,当 ATP 水解为二磷酸腺苷(adenosine diphosphate,ADP)及磷酸时,同时释放出能量(在生理条件下可释放51.6kJ/mol)供机体利用。ATP 既是体内直接的供能物质,又是体内能量储存的重要形式。人体在生命活动过程中所消耗的 ATP,由营养物质在体内被氧化分解所释放的能量不断地使 ADP 重新氧化磷酸化而得到补充。

除 ATP 外,体内还有其他高能化合物,如磷酸肌酸(creatine phosphate,CP)等。CP 主要存在于肌肉和脑组织中。当物质氧化释放的能量过剩时,ATP 将高能磷酸键转给肌酸,在肌酸激酶催化下合成磷酸肌酸。反过来,当组织消耗的 ATP 量超过营养物质氧化生成 ATP 的速度时,磷酸肌酸的高能磷酸键又可快速转给 ADP,生成 ATP,以补充 ATP 的消耗。因此,磷酸肌酸是体内 ATP 的储存库。从机体能量代谢的整个过程来看,ATP 的合成与分解是体内能量转化和利用的关键环节。

2. 三大营养物质的能量转化　人体一切活动所需要的能量,主要来源于摄入体内的糖、脂肪和蛋白质三大营养物质,这些物质在氧化分解过程中释放出所蕴含的化学能,为机体各种活动提供能量。

(1) 糖:糖(carbohydrate)的主要生理功能是供给机体生命活动所需的能量。人体所需能量的50%～70%是由糖类物质的氧化分解提供的。食物中的糖经过消化被分解为单糖,在被吸收的单糖中,葡萄糖占总量的80%,通常所说的血糖是指血中的葡萄糖。体内的糖代谢途径可因供氧情况的不同而有所不同。在氧供应充足的情况下,葡萄糖进行有氧氧化,生成 CO_2 和水,1mol 葡萄糖完全氧化所释放的能量可合成38mol ATP;在缺氧的情况下,葡萄糖进行无氧酵解,生成乳酸,此时 1mol 葡萄糖只能合成 2mol ATP。在一般情况下,大多数组织细胞有足够的氧供应,因此,以糖的有氧氧化供能为主。糖酵解虽然释放的能量很少,但在人体处于缺氧状态时极为重要,因为这是人体的能源物质唯一不需 O_2 的供能途径。例如,人在进行剧烈运动时,骨骼肌的耗氧量剧增。但由于循环、呼吸等功能活动只能逐渐加强,不能很快满足机体对O_2 的需要,骨骼肌因而处于相对缺氧的状态,这种现象称为氧债(oxygen debt)。在这种情况下,机体只能动用储备在磷酸肌酸等分子中的高能磷酸键和进行无氧酵解来提供能量。在肌肉活动停止后的一段时间内,循环、呼吸活动仍维持在较高水平,因而可摄取较多的 O_2,以偿还氧债。此外,某些细胞,如成熟红细胞,由于缺乏有氧氧化的酶系,也主要依靠糖酵解来供能。而正常成人脑组织则主要依赖葡萄糖的有氧氧化供能。脑组织的耗氧量高,对缺氧非常敏感。成人的脑每日消耗 100～150g 葡萄糖,由于脑组织的糖原储存量较少,对血糖的依赖性也较高,因此,当发生低血糖时,可引起脑功能活动的障碍,出现头晕等症,重者可发生抽搐甚至昏迷。

(2) 脂肪:脂肪(fat)在体内的主要功能是储存和供给能量。体内储存的脂肪量较多,可占体重的20%

左右。每克脂肪在体内氧化所释放的能量约为糖的 2 倍。通常成年人储备的肝糖原在饥饿 24 小时后即被耗尽,而储存的脂肪所提供的能量可供机体使用多达 2 个月之久。当机体需要时,储存的脂肪首先在脂肪酶的催化下分解为甘油和脂肪酸。甘油主要在肝脏被利用,经过磷酸化和脱氢而进入糖的氧化分解途径供能,或转变为糖。脂肪酸的氧化分解可在心、肝、骨骼肌等许多组织细胞内进行。脂肪酸与辅酶 A 结合后,经过 β-氧化,逐步分解为乙酰 CoA 而进入糖的氧化途径,同时释放能量。

(3) 蛋白质:蛋白质(protein)的基本组成单位是氨基酸。不论是由肠道吸收的氨基酸,还是由机体的组织蛋白质分解所产生的氨基酸,都主要用于重新合成蛋白质,成为细胞的构成成分,以实现组织的自我更新,或用于合成酶、激素等生物活性物质。为机体提供能量则是氨基酸的次要功能。只有在某些特殊情况下,如长期不能进食或体力极度消耗时,机体才会依靠由组织蛋白质分解所产生的氨基酸供能,以维持基本的生理功能。

(二) 能量的利用

各种能源物质在体内氧化过程中释放的能量,50% 以上转化为热能,其余部分是以化学能的形式储存于 ATP 等高能化合物的高能磷酸键中,供机体完成各种生理功能,如肌肉的收缩和舒张,细胞组分及生物活性物质的合成,生物电活动的某些离子转运,神经冲动传导,小肠和肾小管细胞对某些物质的主动转运,腺体的分泌和递质的释放等。除骨骼肌收缩对外界物体做一定量的机械功外,其他用于进行各种功能活动所做的功最终都转化为热能。热能是最低形式的能量,主要用于维持体温,而不能转化为其他形式的能,因此不能用来做功。用于维持体温的这部分体热最终由体表散发到外界环境中去;此外,还有小部分体热则通过呼出气、排泄物等被带出体外(图 11-1)。

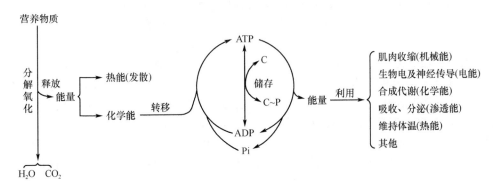

图 11-1　能量的释放、转移、储存和利用

C. 肌酸;C~P. 磷酸肌酸;Pi. 无机磷酸

(三) 能量平衡

人体的能量平衡是指机体摄入的能量与消耗的能量之间的平衡。若在一段时间内体重不变,便可认为此时人体的能量达到"收支"平衡,即这段时间内人体摄入的能量与消耗的能量基本相等。人体每日消耗的能量主要包括基础代谢的能量消耗、食物的特殊动力效应(见后文)、身体运动的能量消耗和其他的生理活动(包括生长发育)所需能量。若摄入食物的能量少于消耗的能量,机体即动用储存的能源物质;因而体重减轻,称为能量的负平衡;反之,若机体摄入的能量多于消耗的能量,多余的能量则转变为脂肪等机体组织,导致肥胖,因而体重增加,称为能量的正平衡。肥胖与许多疾病(如糖尿病、高血压)的发生或代谢异常(如血脂紊乱)有关。临床上常用体重指数(body mass index)、腰围和腰臀围比作为判断肥胖的简易诊断指标。体重指数是以体重(kg)除以身高(m)的平方所得之商,主要反映全身性超重和肥胖。在我国,体重指数 24 为超重界限,28 为肥胖界限。腰围和腰臀围比也能反映体内脂肪总量和脂肪分布情况。因此,在日常生活中,人们须根据自身的实际生理状况、活动强度等给予适当的能量供应,以保证机体的能量平衡。

二、能量代谢的测定

(一) 能量代谢测定中的有关概念

为了解三种主要营养物质各含多少能量,以及计算机体的能量代谢率,必须先掌握以下几个基本概念。

1. 食物的热价　1g 食物被氧化(或在体外燃烧)时所释放出来的热量,称为该种食物的热价(thermal

equivalent of food),也称卡价。热价有生物热价和物理热价,分别指食物在体内氧化和在体外燃烧时所释放的热量。三种主要营养物质的热价见表 11-1。从表中可以看出,只有蛋白质的生物热价和物理热价是不相同的,说明蛋白质在体内不能被完全氧化。

表 11-1 三种营养物质氧化时的热价、氧热价和呼吸商

营养物质	产热量(kJ/g)		耗氧量(L/g)	CO_2产量(L/g)	呼吸商(RQ)	氧热价(kJ/L)
	物理热价	生物热价				
糖	17.2	17.2	0.83	0.83	1.00	21.1
脂肪	39.8	39.8	2.03	1.43	0.71	19.6
蛋白质	23.4	18.0	0.95	0.76	0.80	18.9

2. 食物的氧热价　某种食物氧化时,每消耗 1L 氧所产生的热量称为该种食物的氧热价(thermal equivalent of oxygen)。氧热价在能量代谢的测算方面有重要意义,即可根据机体在一定时间内的耗 O_2 量计算出它的能量代谢率,利用氧热价计算产热量的公式为:某种食物的产热量=该食物的氧热价×该食物的耗氧量。三种主要营养物质的氧热价见表 11-1。

3. 呼吸商　机体通过呼吸从外界环境中摄取 O_2,以满足生理活动的需要,同时将 CO_2 呼出体外。一定时间内机体呼出的 CO_2 量与吸入的 O_2 量的比值(CO_2/O_2)称为呼吸商(respiratory quotient,RQ)。呼吸商应该以 CO_2 和 O_2 的物质的量(mol)比值来表示。但由于在同一温度和气压条件下,容积相等的不同气体,其分子数是相等的,所以通常采用容积数(ml 或 L)来表示 CO_2 与 O_2 的比值,即:

$$RQ = \frac{产生的\ CO_2\ 量(mol)}{消耗的\ O_2\ 量(mol)} = \frac{产生的\ CO_2\ 容积(ml)}{消耗的\ O_2\ 容积(ml)}$$

糖、脂肪和蛋白质氧化时产生的 CO_2 量和耗 O_2 量各不相同,它们具有不同的呼吸商(表 11-1)。糖氧化时所产生的 CO_2 量与所消耗的 O_2 量是相等的,所以糖的呼吸商等于 1。脂肪和蛋白质的呼吸商则分别为 0.71 和 0.80。在日常生活中,进食的是糖、脂肪、蛋白质混合食物,机体有几种物质同时分解,整体的呼吸商将变动在 0.71~1.00。正常人混合食物的呼吸商一般在 0.85 左右。

一般情况下,体内能量主要来自糖和脂肪的氧化,蛋白质的因素可忽略不计。为了计算方便,可根据糖和脂肪按不同比例混合氧化时所产生的 CO_2 量及消耗的 O_2 量计算出相应的呼吸商。这种呼吸商称为非蛋白呼吸商(non-protein respiratory quotient,NPRQ)(表 11-2)。

表 11-2 非蛋白呼吸商和氧热价

呼吸商	糖(%)	脂肪(%)	氧热价(kJ/L)
0.707	0.00	100	19.62
0.75	15.6	84.4	19.83
0.80	33.4	66.6	20.09
0.82	40.3	59.7	20.19
0.85	50.7	49.3	20.34
0.90	67.5	32.5	20.60
0.95	84.0	16.0	20.86
1.00	100	0	21.12

(二) 能量代谢的测定原理和方法

根据能量守恒定律,在整个能量转化过程中,机体所摄入的蕴藏于食物中的化学能与最终转化成的热能和所做的外功,按能量来折算是完全相等的。因此,在不做外功时,只需测得机体散发的总热量,就可得出机体在单位时间内消耗的能量,从而计算出机体的能量代谢率。能量代谢率通常以单位时间内每平方米体表面积的产热量为单位,即以 $kJ/(m^2 \cdot h)$ 来表示。测定能量代谢率的方法有直接测热法、间接测热法和简易测算法。

1. 直接测热法　是利用特殊的测量装置,直接测定机体在一定时间内所发散出来的总热量,然后再换

算成单位时间的代谢量,即能量代谢率。由于这种方法要将受试者放置在一个特殊的隔热小房间内,所用设备复杂,操作繁琐,使用不便而极少应用。

2. 间接测热法 依据物质化学反应的"定比定律"(即化学反应中,反应物的量与产物的量之间成一定的比例关系)计算出体内物质氧化反应释放的能量,求得能量代谢率。例如,氧化 1mol 葡萄糖,需要 6mol O_2,同时产生 6mol CO_2 和 6mol H_2O,并且释放一定的热量(ΔH)。其化学反应式:$C_6H_{12}O_6+6O_2=6CO_2+6H_2O+\Delta H$。间接测热法是根据这种定比关系来测定受试者在一定时间内产热量的一种方法。

3. 简易测算法 根据临床工作实践,能量代谢率的测定常采用简便的测算方法,可以迅速获得有意义的资料。其方法如下。

(1)测定受试者在一定时间内的耗 O_2 量和 CO_2 产生量,将求出的呼吸商视为非蛋白呼吸商,经查表读取相对应的氧热价(表 11-2)。用查到的氧热价乘以耗 O_2 量,便得到该时间内的产热量。

(2)用代谢测定仪测定受试者在一定时间内耗 O_2 量,将混合膳食的呼吸商定为 0.82,此时的氧热价是 20.20kJ,用此氧热价乘以所测的耗 O_2 量,即为该时间内的产热量。

$$产热量(kJ)=20.20(kJ/L)×耗 O_2 量(L)$$

(三)能量代谢的衡量标准

由于个体差异,单位时间内不同个体的总产热量是不同的。若以每千克体重的产热量进行比较,则小动物每千克体重的产热量要比大动物高得多。事实证明,能量代谢率的高低与体重并不成比例关系,而与体表面积基本上成正比,无论身材高大或瘦小,其每平方米体表面积的产热量比较接近。所以,能量代谢率通常以单位时间(1 小时)内每平方米体表面积的产热量为衡量单位,即以 $kJ/(m^2 \cdot h)$ 来表示。

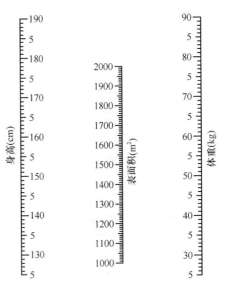

图 11-2 体表面积测算

我国人的人体体表面积的大小,可用下列公式计算:

体表面积(m^2)= 0.0061×身高(cm)+0.0128×体重(kg)-0.1529

在实际应用中,根据受试者的身高和体重,可从图 11-2 中查出其体表面积。

三、影响能量代谢的因素

人体能量代谢受多种因素的影响,主要有肌肉活动、环境温度、食物的特殊动力作用及精神活动等。

(一)肌肉活动

肌肉活动对于能量代谢的影响最为显著。机体任何轻微的活动都可提高代谢率。人在剧烈运动或劳动时,骨骼肌的耗 O_2 量显著增加,增加的程度同肌肉活动的强度成正比关系,耗氧量最多可达安静时的 10~20 倍。因此,测定能量代谢时,应避免肌肉运动。

(二)环境温度

人在安静状态下,环境温度为 20~30℃ 时,能量代谢最稳定,主要原因是这种状态时肌肉比较松弛。当环境温度低于 20℃ 时,代谢率即开始增加;在 10℃ 以下时,则显著增加,其原因主要是由于寒冷刺激反射性地引起寒战及肌紧张增强所致。当环境温度超过 30℃ 时,代谢率又逐渐增加,这可能与体内生化反应加速、发汗及呼吸、循环功能增强等因素有关。

(三)食物的特殊动力效应

人在进食后,即使处于安静状态,也会出现能量代谢率增加的现象,一般从进食后 1 小时左右开始延续 7~8 小时。进食引起机体额外产生热量的现象称为食物的特殊动力效应(specific dynamic effect)。实验表明,进食蛋白质的特殊动力效应最显著,大约可达到 30%;糖和脂肪的特殊动力效应分别为 6% 和 4%,混合性食物为 10%。因此在为患者配餐时,应考虑到这部分能量消耗,给予相应的能量补充。目前食物的特殊动力效应的机制尚不明确,有关实验提示可能与氨基酸在肝氧化脱氨基或合成糖原等作用有关。

(四)精神活动

人在平静思考问题时,能量代谢受到的影响并不大,产热量增加一般不超过 4%。但在精神紧张,如焦虑、恐惧或情绪激动时,由于无意识的肌紧张性增加及刺激代谢的激素(如甲状腺激素和肾上腺髓质激素)释放增多等原因,产热量可以显著增加。因此,在测定基础代谢率时,受试者必须摒除精神紧张的影响。

四、基础代谢

(一) 基础代谢与基础代谢率

基础代谢(basal metabolism)是指基础状态下的能量代谢。所谓基础状态,是指人体处在清醒安静,不受肌肉活动、精神紧张、食物及环境温度等因素影响时的状态。可见,基础状态应符合以下条件:①清晨、清醒、静卧,无肌肉活动;②前夜睡眠良好,测定时无精神紧张;③测定前禁食 12 小时以上;④室温保持在 20~25℃;⑤体温正常。此时由于排除了肌肉活动、精神活动、食物的特殊动力效应及环境温度等因素对能量代谢的影响,体内能量消耗只用于维持血液循环、呼吸等基本的生命活动,能量代谢比较稳定。基础代谢率(basal metabolism rate,BMR)是指基础状态下单位时间内的能量代谢。应该指出,BMR 比一般安静时的代谢率要低些,但并不是最低的,因为熟睡时的代谢率更低(比安静时低 8%~10%,但做梦时可增高)。

(二) 基础代谢率表示方法、正常值及临床意义

临床上基础代谢率的表示方法:通常将实测值与同年龄和同性别的正常平均值(表 11-3)相比较,采用实测值与正常平均值相差的百分比(相对值)表示。即:

$$基础代谢率 = \frac{(实测值-正常平均值)}{正常平均值} \times 100\%$$

一般情况下,基础代谢率的实测值与正常平均值比较,相差在 ±10%~±15% 以内,都属于正常。相差值超过 20% 时,才可能有病理变化。甲状腺功能改变对基础代谢的影响最明显。甲状腺功能亢进时 BMR 可比正常值高出 25%~80%;甲状腺功能减退时,BMR 可比正常值低 20%~40%。因此,BMR 的测量是临床诊断甲状腺疾病的重要辅助方法。

表 11-3　正常 BMR 平均值 $[kJ(m^2 \cdot h)]$

年龄(岁)	11~15	16~17	18~19	20~30	31~40	41~50	50 以上
男性	195.5	193.4	166.2	157.8	158.6	154.0	149.0
女性	172.5	181.7	154.0	146.5	146.9	142.4	138.6

第 2 节　体温及其调节

一、体温及其生理变动

(一) 正常体温

人体的温度可分为体表温度(shell temperature)和核心温度(core temperature)。生理学所说的体温(body temperature)是指机体深部组织的平均温度,即体核温度。人和高等动物的体温是相对稳定的(故为恒温动物),这是机体进行正常新陈代谢和生命活动的必要条件。因为参与生化反应的各种酶必须在适宜的温度下才能充分发挥生理作用。体温过低或过高,均可使酶的活性降低,影响新陈代谢的正常进行,甚至危及生命。

体表温度是指体表及体表下结构(如皮肤、皮下组织等)的温度。体表温度较低,易受环境温度或机体散热的影响,其波动幅度较大,且各部分温度差异较大。核心温度比体表温度高,且相对稳定,各部之间的差异小,一般不超过 ±0.6℃。但由于代谢水平不同,各内脏器官的温度也略有差异:肝、脑温度较高,可达 38℃,直肠温度则更低。由于血液不断循环传递热量,遂使深部各个器官的温度经常趋于一致。

由于核心温度不易测量,所以临床上通常测量腋窝、口腔或直肠的温度来代表体温。其中直肠温度最高,接近机体的体核温度,且受外界环境温度的影响较小,其正常值为 36.9~37.9℃,平均 37.4℃,测量时应将温度计插入直肠 6cm 以上方可比较接近机体的体核温度;口腔温度较直肠温度低,其正常值为 36.7~37.7℃,测量时应将已消毒的温度计含于舌下,嘱受试者闭口用鼻呼吸,勿用牙咬体温计,3 分钟后取出。

由于此法应用便捷,故临床上可作为常用的测温方法。需要注意的是,口腔温度受室温,进食冷、热食物等因素的影响;对于不能配合测量的特殊患者,如婴幼儿和精神障碍者等,则不宜测量口腔温度。腋窝温度(axillary temperature)要比口腔温度低,其正常值为 36.0~37.4℃。因腋窝处是皮肤表面的一部分,其表层温度并不能代表体核体温,因此,在测定腋窝温度时,应让被测者将上臂紧贴胸廓,使腋窝紧闭形成人工体腔,测量时间需持续 5~10 分钟,以使腋窝的温度逐渐升高至接近机体深部温度的水平,测定时还应保持腋窝处干燥。由于测定腋窝温度不易发生交叉感染,故可作为临床上最常用的体温测定方法。

(二)体温的生理变动

在生理情况下,体温可随昼夜、年龄、性别、肌肉活动等因素的影响而有所变动,但变动的幅度一般小于 1℃。

1. **昼夜变化**　正常人(新生儿除外)的体温在一昼夜之间存在明显的周期性波动,一般在午后 1~6 时最高,清晨 2~6 时最低,但波动幅度一般小于 1℃。机体在进行功能活动时产生的周期性节律性变化的特性称为生物节律(biological rhythm)。目前认为,生物节律现象主要受下丘脑视交叉上核的控制。人体体温的这种昼夜周期性波动,称为体温的昼夜节律或日节律。研究表明,体温的日节律由内在的生物节律所决定,而与机体的精神或肌肉活动状态等不存在因果关系。

2. **性别差异**　在相同状态下,男性和女性体温略有差别,成年女性的平均体温要高于男性0.3℃左右。此外,处于生育年龄的女性的基础体温可随月经周期而发生有规律的波动,在月经期和排卵前期体温较低,在排卵日最低,排卵后体温升高 0.3~0.6℃(图 11-3)。基础体温是指在基础状态下的体温,通常在早晨起床前测定。因此,通过每天测定成年女子的基础体温可能有助于确定受试者有无排卵及排卵的日期。此外,排卵后表现出体温升高,这主要是由于黄体分泌的孕激素具有产热效应所致。

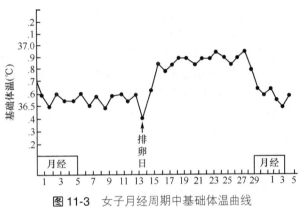

图 11-3　女子月经周期中基础体温曲线

3. **年龄影响**　一般来说,年龄与体温成反变关系。新生儿,特别是早产儿的体温易受环境因素的影响而变动,这主要是由于其体温调节系统的发育尚不完善,调节体温的能力差所致。如果不注意保温,洗澡时婴儿的体温可降低 2~4℃,故对婴幼儿应特别注意加强保温护理工作。

4. **肌肉活动的影响**　肌肉活动时由于机体的代谢增强,产热量增加,可使体温升高。长时间剧烈运动可使体温接近 40℃左右,故临床上测量体温时应让受试者先安静一段时间后再进行,测量小儿体温时应防止小儿哭闹。

除上述因素外,环境温度过高、情绪激动、精神紧张、进食等因素均可对体温产生影响,故为得到一个准确的测量结果,测定体温时应对上述因素给予充分考虑。此外,麻醉药物可降低体温,所以对麻醉手术的患者应注意保暖。

二、机体的产热和散热

如前所述,营养物质代谢所释放的化学能在体内转化中,50% 以上直接转变成了热能,其余不足 50% 的化学能载荷于 ATP 等高能化合物的高能磷酸键上,经过转化与利用,最终大部分也变成热能。体内的热能一部用以维持体温,多余的热量则经血液循环传送到体表并散发到体外。恒温动物之所以能够维持体温的相对恒定,是由于在体温调节系统的控制下,机体的产热(heat production)和散热(heat loss)两个生理过程取得动态平衡的结果。

(一)产热过程

1. **主要产热器官**　体内的热量是由三大营养物质在各组织器官中分解代谢时产生的。由于代谢水平不同,各组织器官的产热量也不相同。安静时,人体主要的产热器官是内脏,占总产热量的 56%。在内脏中,肝脏的代谢最旺盛,产热量最大,肝血液的温度比主动脉高 0.4~0.8℃。运动和劳动时,骨骼肌成为主要产热器官,其产热量可占机体总产热量的 90%(表 11-4)。

表 11-4　几种组织器官在不同状态下的产热量

组织器官	重量(占体重的%)	产热量(占机体总产热量的%)	
		安静状态	运动或劳动
脑	2.5	16	1
内脏	34	56	8
肌肉、皮肤	56	18	90
其他	7.5	10	1

2. 产热的形式　机体存在多种产热形式,如基础代谢产热、骨骼肌运动产热、食物的特殊动力效应产热、寒战和非寒战产热等。通常情况下,机体的产热量多数来自全身各组织器官的基础代谢活动,其中内脏器官和脑组织的产热量占基础代谢产热量的 70% 左右。而当机体处于安静时,在寒冷的环境中主要依靠寒战产热(shivering thermogenesis)和非寒战产热(non-shivering thermogenesis)两种形式来增加产热量。

(1)寒战产热:寒战是指在寒冷的环境中,骨骼肌在肌紧张增强的基础上发生的不随意的节律性收缩,其节律为 9~11 次/分。其特点是屈肌和伸肌同时收缩,此时肌肉收缩不做外功,所产生的能量全部转化为热能,机体的能量代谢率可增加到正常时的 4~5 倍,有利于机体在寒冷的环境中的维持体热平衡。

(2)非寒战产热:又称代谢产热,是机体通过提高组织代谢率来增加产热的形式。非寒战产热作用最强的组织是分布在肩胛下区、颈部大血管周围和腹股沟等处的棕色脂肪(brown fat),约占代谢性产热总量的 70%。在棕色脂肪细胞内的线粒体内膜上存在解偶联蛋白(UCP),其作用是使线粒体呼吸链中的氧化磷酸化和 ATP 合成之间的偶联被解除,从而使棕色脂肪在代谢增强后经氧化还原反应过程中所释放的能量不能被用来合成 ATP,而是转化成热能散发出来。在人类,棕色脂肪组织只存在于新生儿体内,由于新生儿体温调节功能尚未完善,在寒冷的环境中不能发生寒战,故这种非寒战产热对新生儿体温的调节意义就显得尤为重要。

3. 产热活动的调节

(1)神经调节:寒冷刺激可使位于下丘脑后部的寒战中枢兴奋,经传出神经纤维到达脊髓前角运动神经元而引起寒战;可使交感神经系统兴奋,进而引起肾上腺髓质活动增强,导致儿茶酚胺等激素释放增多,使代谢产热增加;还可通过神经系统促使甲状腺激素释放增加,即寒冷刺激可通过某种递质引起下丘脑释放促甲状腺激素释放激素(thyrotropin-releasing hormone,TRH),后者再刺激腺垂体释放促甲状腺激素,从而加强甲状腺的活动。

(2)体液调节:甲状腺激素是调节产热活动最重要的体液因素。研究表明,如果机体暴露于寒冷的环境中数周后,甲状腺的活动会明显增强,大量分泌甲状腺激素,使机体的代谢率增加 20%~30%,但这种调节代谢的特点是作用缓慢,但持续时间长。此外,肾上腺素、去甲肾上腺素和生长激素等也可刺激产热,其特点是起效快,但维持时间短。

(二)散热过程

人体的散热器官主要是皮肤。当环境温度低于人的皮肤温度时,体内大部分热量可以通过皮肤的辐射、传导和对流向外界发散,小部分则随呼气及粪、尿排泄物而散发。当环境温度高于皮肤温度时则通过蒸发来发散体热。

1. 散热方式

(1)辐射散热:辐射散热(thermal radiation)是指机体以热射线的形式将体热传给外界较冷物质的一种散热方式。例如,裸体情况下,当人体处于 21℃ 的环境中时约有 60% 的热量是通过辐射方式发散的。机体辐射散热量的多少主要取决于皮肤与外环境之间的温度差及有效散热面积。当皮肤温度高于环境温度时,两者的温度差越大,辐射散热量越多。反之,当环境温度高于皮肤温度时,则机体不仅不能散热,反而要吸收周围环境中的热量。此外,辐射散热还取决于机体的有效散热面积,两者呈正相关。由于四肢的表面积较大,因而在辐射散热中起着重要的作用。

(2)传导散热:传导散热(thermal conduction)是指机体将热量直接传给与之接触的较冷物体的一种散热方式。散热量的多少与皮肤与接触物之间的温度差、接触面积及接触物体的导热性能有关。空气的导热性差,故通过空气直接传导的散热量极小;棉、毛织物等也是热的不良导体,故穿衣可以保暖;机体脂肪的导热效能也较小,因而肥胖者机体深部的热量不易传向体表,在炎热的天气易出汗;水的比热大,导热性能好,故临床治疗中常温水袋进行局部加温或利用冰帽、冰袋等物理疗法给高热患者降温。

(3) 对流散热:对流散热(thermal convection)是指通过空气流动使体热散失的一种散热方式。对流散热量的多少取决于皮肤与周围环境之间的温度差、机体的有效散热面积和风速等因素成正相关。风速越大,对流散热量越多;相反,风速越小,对流散热量越少。增添衣物可通过减少对流而实现保温。

(4) 蒸发散热:蒸发(evaporation)是指水分在体表汽化时吸收热量而散发体热的一种方式。在正常体温条件下,体表每蒸发 1g 水可散发 2.43kJ 的热量。因此,体表水分的蒸发是一种十分有效的散热形式。临床上使用温水或 25%～30% 的乙醇溶液擦浴,即通过增加蒸发散热而发挥降温目作用的。当环境温度高于皮肤温度时,蒸发散热将成为机体唯一有效的散热形式。影响蒸发散热的因素主要有环境温度、湿度和风速等。患有无汗症的人,在冷环境中的反应无异于常人,但在热环境中,由于不能通过汗液进行蒸发散热,故而更容易造成体热淤积而发生中暑(heat stroke)。蒸发散热有不感蒸发和发汗两种形式。

1) 不感蒸发(insensible perspiration):是指体液的水分从皮肤和黏膜表面不断渗出而被汽化的一种散热形式。这种蒸发不被人们觉察,与汗腺活动无关,不受生理性体温调节机制的控制。其中水分从皮肤表面的蒸发又称不显汗。在环境温度低于 30℃ 时,人体通过不感蒸发所丢失的水分相当恒定,为 $12\sim15g/(h \cdot m^2)$。人体每日的不感蒸发量约为 1000ml,其中 600～800ml 的水分从皮肤表面蒸发,200～400ml 的水分通过呼吸道黏膜蒸发。在肌肉活动增强或发热状态下,不显汗可明显增加。婴幼儿不感蒸发的速率大于成人,故当机体发生缺水时,婴幼儿更易发生严重脱水,因此,在临床上给患者补液时,应注意勿忘补充由不感蒸发丢失的这部分体液。对于某些不能分泌汗液的动物来说,不感蒸发是一种有效的散热途径,例如在炎热环境下,狗常采取热喘呼吸的方式来加强散热。另外,在临床上经常给患者用酒精擦浴的目的就是利用蒸发散热达到降温的目的。

2) 发汗(sweating):是指汗腺主动分泌汗液的过程。通过发汗可有效带走大量体热。由于发汗可被意识到,故又称可感蒸发(sensible evaporation)。人体皮肤上分布有大小不等的汗腺,其中大汗腺局限于腋窝和阴部等处,开口于毛根附近,从青春期开始活动,可能和性功能有关;而小汗腺可见于全身皮肤,其分布密度因部位而异,手掌和足跖最多,额部和手背次之,四肢和躯干最少。但汗腺的分泌能力却以躯干和四肢为最强。汗腺的分泌量差异很大,人体一般在寒冷的环境中无汗液分泌或因分泌的量小而不成汗滴,故常计入不感蒸发;而在高温、剧烈运动和劳动时汗腺的分泌量可达 1.5L 以上。对于先天性汗腺缺乏的患者,虽然能够像正常人一样抵御寒冷,但当其处于高温环境时,由于缺乏汗腺,出现了散热障碍,故更易发生中暑的现象。

2. 汗液　汗液中的水分约占 99%,固体成分约占 1%。固体成分主要是 NaCl,此外还有少量的乳酸、KCl 和尿素等。汗液是汗腺细胞的主动分泌物。刚从汗腺分泌出来的汗液与血浆等渗,但在流经汗腺管腔时,在醛固酮的作用下,汗液中的 Na^+ 和 Cl^- 被重吸收,故最后排出的汗液是低渗的。所以,当机体大量发汗时会导致血浆晶体渗透压升高,造成高渗性脱水。但当发汗速度过快时,由于汗腺管来不及充分吸收 Na^+ 和 Cl^-,导致汗液中的 Na^+ 和 Cl^- 浓度升高,故机体在丢失大量水分的同时,也丢失了大量的 Na^+ 和 Cl^-,因此应注意在补水的同时适量补充食盐,以免引起水和电解质平衡的紊乱,甚至由于神经系统和骨骼肌组织的兴奋性改变而发生热痉挛等。

3. 散热的调节

(1) 发汗:发汗是一种反射性活动,最重要的发汗中枢位于下丘脑。人体的汗腺主要接受交感胆碱能神经纤维的支配,故乙酰胆碱具有促进汗腺分泌的作用。由温热性刺激引起的发汗称为温热性发汗(thermal sweating),它是一种反射性活动,见于全身各处,主要参与体温调节。在手掌、足跖和前额等处,有些汗腺受肾上腺素能神经纤维的支配,精神紧张时可引起上述部位发汗,称为精神性发汗(mental sweating)。精神性发汗与体温调节的关系不大,其中枢可能在大脑皮质运动区。通常情况下,并不能将这两种形式的发汗截然分开,故二者常同时出现。此外,发汗量和发汗速度还受环境温度、湿度及机体活动的影响。正常人在安静状态下,当环境温度达到 30℃ 左右时便开始发汗;如果环境湿度较大时,汗液不易被蒸发,体热就不易散失,将会反射性地引起大量出汗;劳动或运动时,即使气温低于 20℃ 也可产生发汗。

(2) 皮肤血流量的改变:皮肤血流量可在很大范围内发生变动,调节皮肤的血流量可以直接调节皮肤的温度,进而调节经皮肤进行的辐射、传导和对流散热。通过辐射、传导和对流等散热方式散失热量的多少,取决于皮肤和环境之间的温度差,而皮肤温度的高低与皮肤的血流量有关。因此,机体可以通过改变皮肤血管的舒缩状态来调节散热量。机体的体温调节系统通过交感神经控制皮肤血管的口径,调节皮肤的血流量,使散热量能符合当时条件下体热平衡的要求。支配皮肤血管的交感神经是下丘脑后部交感神经中枢的传出通路之一,其紧张性的改变可使皮肤血流量在很大范围内发生变动。当机体处于寒冷的环境时,交感神经紧张性活动增强,皮肤小动脉收缩,皮肤血流量减少,致使皮肤与环境之间的温度差减小,散热量减少,从而防止体热的散失;而当机体处于炎热的环境时,交感神经紧张性活动减弱,皮肤小动脉舒张,动-静脉吻合支大量开放,皮肤血流量增加,皮肤温度升高,散热量增多,从而防止体温的升高。实践证明,通过调节皮肤血流量来调节散热是一种最节能的调节散热的方式。当环境温度在20~30℃时,机体的产热量变化很小,机体既不发汗,也无寒战,仅仅通过调节皮肤血管的口径和改变皮肤的温度即可控制机体的散热量以维持体热的平衡。

三、体温调节

人和高等动物体温的相对稳定,是由于体内存在体温的调节机制。在体温调节机制的作用下,实现产热和散热的动态平衡,使才能使正常体温维持在一个相对稳定的水平。体温调节机制有自主性体温调节(autonomic thermoregulation)和行为性体温调节(behavioral thermoregulation)两种。前者是指在下丘脑体温调节中枢的控制下,机体通过改变皮肤血流量、发汗、改变肌紧张等生理反应,使体温保证相对稳定;后者是指人体通过一定的行为活动对体温进行调节,如增减衣着、使用空调等。后者以前者为基础,人的行为性体温调节是有意识的,是对自主性体温调节反应的补充。以下主要讨论自主性体温调节。

自主性体温调节由温度感受器、体温调节中枢、效应器共同完成。例如图11-4所示,下丘脑体温调节中枢(包括体温调定点在内)属于控制系统,它的传出信息控制产热器官(如肝脏、骨骼肌)及散热器官(如皮肤、汗腺)等受控系统的活动,使机体深部温度维持在一个相对稳定的水平。而体温总会受到内外环境,如代谢率、气温、湿度、风速等因素变化的干扰。这些干扰则通过温度检测器(皮肤及深部温度感受器)将信息反馈至脑,经过体温调节中枢的整合,再调整受控系统的活动,建立当时条件下的体热平衡,使体温保持相对稳定。

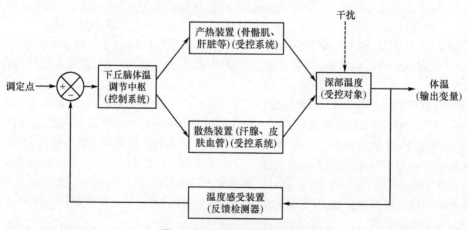

图11-4　体温调节自动控制

(一) 温度感受器

温度感受器是感受机体各个部位温度变化的特殊结构。按其分布的位置可分为外周温度感受器和中枢温度感受器;按其感受的刺激又可分为冷感受器和热感受器。

1. 外周温度感受器　此种感受器广泛分布于皮肤、黏膜和内脏中。当局部温度升高时,热感受器兴奋,反之,冷感受器兴奋。这两种感受器各自对一定范围的温度敏感。皮肤温度在30℃以下时使人产生冷觉,皮肤温度在35℃左右则引起温觉。皮肤的冷感受器数量较多,为热感受器的4~10倍,这提示皮肤温度感受器在体温调节中主要感受外界环境的冷刺激,以防止体温下降。此外,皮肤的温度感受器对温度的变化速率更为敏感。

2. 中枢温度感受器　中枢温度感受器指分布于脊髓、延髓、脑干网状结构以及下丘脑等处对温度变化敏感的神经元。其中有些神经元在局部组织温度升高时发放冲动的频率增加,称为热敏神经元;有些神经元在局部组织温度降低时发放冲动的频率增加,称为冷敏神经元。实验研究表明,在脑干网状结构和下丘脑的弓状核中以冷敏神经元居多,而在视前区-下丘脑前部(preoptic-anterior hypothalamus area,PO/AH)中,热敏神经元较多。当局部脑组织温度变动 0.1℃,这两种神经元的放电频率就会发生改变,而且不出现适应现象。

(二)体温调节中枢

调节体温的中枢结构存在于从脊髓到大脑皮质的整个中枢神经系统内,下丘脑是体温调节的基本中枢。研究显示:破坏 PO/AH 区,体温调节的散热和产热反应都将明显减弱或消失;PO/AH 区既能感受局部温度的微小变化,也可以会聚机体各个部位传入的温度信息而引起相应的体温调节反应;致热原等化学物质直接作用于 PO/AH 区的温度敏感神经元,能引起体温调节反应。实验表明,PO/AH 区不仅具有中枢温度感受器的作用,也是体温调节中枢的关键部位。

由 PO/AH 区发出的传出信号可通过自主神经系统参与血管舒缩反应、发汗反应;通过躯体神经系统参与行为性调节活动和骨骼肌紧张性的改变;以及通过内分泌系统参与代谢性调节反应以维持体温的稳定。

(三)体温调节机制——调定点学说

关于体温调节的机制,现多用调定点学说加以解释。该学说认为,体温的调节类似于恒温器的调节,PO/AH 区的活动设定了一个调定点,PO/AH 区的温度敏感神经元是起调定点作用的结构基础。体温调定点是将机体温度设定在一个温度值,如 37℃,当体温处于这一温度值时,机体的产热和散热过程处于平衡状态,体温能维持在调定点设定的温度水平。中枢的局部温度稍高于调定点的水平时,中枢的调节活动立即使产热活动降低,散热活动加强;反之,也是如此。当病菌感染后,由于致热原的作用,PO/AH 区热敏神经元的反应阈值升高,调定点因而上移,因此,先出现恶寒、战栗等产热反应,直到体温升高到新的调定点水平以上时才出现散热反应。阿司匹林等退热药能阻断致热原的作用,使调定点回降到正常水平,从而起到退热作用。

第12章 机体排泄与水盐平衡

机体在新陈代谢过程中,不断地消耗 O_2 和分解营养物质,为各种生命活动提供所需的能量,同时产生了对机体无用甚至有害的代谢产物。**排泄**(excretion)是指机体将物质代谢过程中产生的终产物和进入体内的异物及过剩的物质,经血液循环由排泄器官排出体外的过程。人体的排泄途径有肾脏、呼吸道、消化道和皮肤4种。通过呼吸排出 CO_2、水和挥发性物质;经皮肤排泄水、无机盐和少量尿素等;从消化道排泄胆色素、无机盐、毒物、铅、汞等,但粪便中的食物残渣因未进入血液循环,不属于排泄。肾脏排泄物质种类最多,数量最大,是机体最主要的排泄器官,在维持内环境的稳态,特别是水、电解质和酸碱平衡中起着非常重要的作用。此外,肾脏还具有内分泌功能,它能产生多种生物活性物质,如促红细胞生成素、肾素、激肽、前列腺素等。

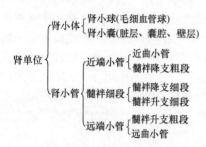

图 12-1 肾单位的组成

一、肾脏生理的基本原理

(一)肾脏的功能解剖与肾血流量

1. **肾单位和集合管** 肾单位是肾脏结构和功能的基本单位,它与集合管共同完成泌尿功能。人的每侧肾约含有 100 万个肾单位,每个肾单位包括肾小体和肾小管两部分(图 12-1)。

肾单位可分为皮质肾单位和近髓肾单位两类(图 12-2)。皮质肾单位的肾小球位于肾皮质的中、外 2/3,其数量多,占肾单位总数的 85%~90%,主要参与尿生成的滤过与重吸收。近髓肾单位的肾小球位于肾皮质的内 1/3,占肾单位总数的 10%~15%,主要参与尿液的浓缩和稀释过程。集合管在尿液的生成过程中,特别是在尿液浓缩和稀释过程中起着重要的作用。

2. **球旁器** 球旁器由球旁细胞、球外系膜细胞和致密斑 3 部分组成,主要分布于皮质肾单位。球旁细胞是入球小动脉和出球小动脉中一些特殊分化的平滑肌细胞,细胞内含分泌颗粒,能合成和释放肾素(renin)。致密斑位于远曲小管的起始部,为高柱状细胞,它同入球小动脉和出球小动脉相接触,其功能是感受小管液中 NaCl 含量的减少,并将其信息传至球旁细胞,促进肾素的释放。

3. **肾脏的血液循环** 其压强高、流量大、有自身调节能力。肾有足够的血流量是尿生成的前提。正常成年男性安静时约有 1.2L/min 血液流经两肾,相当于心排血量的 20%~25%。其中约 94% 的血液分布在肾皮质,有利于肾小球的滤过,5%~6% 分布在外髓,其余不到 1% 分布在内髓。肾动脉多次分支后成为入球小动脉,进入肾小体后,形成肾小球毛细血管网。毛细血管内的血压较高,有利于肾小球的滤过。肾小球毛细血管汇集成出球小动脉离开肾小球后,再次形成管周毛细血管网,其血压较低,这有利于小管液的重吸收。故肾有两套串联的毛细血管网且两级毛细血管血压差异较大。

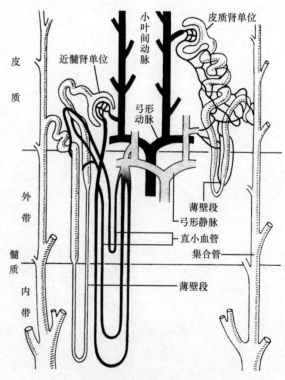

图 12-2 肾单位和肾血管

肾血流量的调节包括自身调节、神经调节和体液调节。在离体肾灌流实验中观察到,当肾灌流压在 80~180mmHg 变动时,肾血流量和肾小球滤过率可保持相对恒定。这种现象称为肾血流量的自身调节,多用肌原学说解释。肾血流量的神经、体液调节使肾血流量与全身的血液循环相适应。肾交感神经兴奋时,肾血管收缩,使肾的血流量减少。体液因素中,E、NE、内皮素等激素都能使肾血管平滑肌收缩,使肾的血流量减少;前列腺素、NO 具有舒张肾血管平滑肌的作用。在一般情况下,肾交感神经紧张性很低,E、NE 等激素水平也较低,肾主要依靠自身调节来维持肾血流量的相对稳定,以保证其正常的泌尿功能。在剧烈运动、失血、休克、低氧等紧急的情况下,肾交感神经紧张性增加、E 分泌增多,使肾血管平滑肌收缩,全身血液重新分配,以保证心、肺、脑等重要器官的血液供应。

(二)尿的生成过程

尿液的生成包括肾小球的滤过、肾小管和集合管的重吸收及肾小管和集合管的分泌排泄 3 个基本过程。

1. **肾小球的滤过是基础** **肾小球的滤过**(glomerular filtration)是指血液流经肾小球毛细血管时,血浆中的水等小分子物质经滤过膜进入肾小囊腔形成**原尿**(intial urine)的过程。微穿刺技术证明,原尿中的成分与去蛋白血浆相似,原尿就是血浆的超滤液。

单位时间(每分钟)内两侧肾脏生成的原尿量,称为**肾小球滤过率**(glomerular filtration rate,GFR)。正常成年人肾小球滤过率为 125ml/min,故每天两肾生成的原尿总量可达 180L。肾小球滤过率与肾血浆流量的比值称为**滤过分数**(filtration fraction,FF)。正常安静情况下,肾血浆流量为 660ml/min,肾小球滤过率为 125ml/min,则滤过分数=125/660≈19%。肾小球滤过率和滤过分数可作为衡量肾功能的重要指标。

在有足够肾血流量的情况下,肾小球滤过率的大小取决于肾小球滤过膜的面积、通透性和有效滤过压的大小。

滤过膜是肾小球滤过的结构基础,由 3 层结构组成:内层为肾小球毛细血管内皮细胞,中层为基膜,外层是肾小囊脏层上皮细胞层(图 12-3)。每层结构上都存在不同

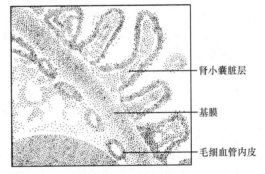

肾小囊脏层

基膜

毛细血管内皮

图 12-3 肾小球滤过膜

直径的微孔。滤过膜 3 层结构上的孔道,构成了物质滤过的**机械屏障**。由于滤过膜 3 层结构上还覆盖有带负电荷的物质(主要是糖蛋白),所以它对带负电荷的大分子物质的通过起到**电学屏障作用**,即可限制带负电荷的大分子蛋白质等物质滤过。滤过膜的选择性以机械屏障为主。

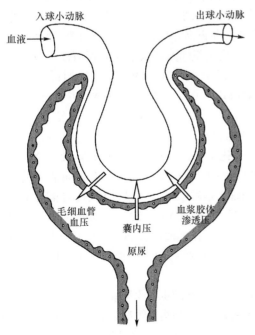

入球小动脉

出球小动脉

血液

毛细血管血压

囊内压

血浆胶体渗透压

原尿

图 12-4 肾小球有效滤过压

肾小球滤过的动力是**有效滤过压**(effective filtration pressure,EFP)。与组织液生成的有效滤过压相似,它是由滤过的动力和阻力两部分组成的。促进肾小球滤过的动力是肾小球毛细血管血压和肾小囊内原尿的胶体渗透压,滤过的阻力是血浆胶体渗透压和肾小囊内压,由于滤液中的蛋白含量极低,其胶体渗透压可忽略不计。因此,肾小球有效滤过压=肾小球毛细血管血压-(血浆胶体渗透压+囊内压)(图 12-4)。肾小球毛细血管血压为 45mmHg。由于入球小动脉粗而短,血流阻力小;出球小动脉细而长,血流阻力大,所以血液在流经肾小球毛细血管时血压下降不多。囊内压较为恒定,约为 10mmHg。由于血液在流经肾小球毛细血管时,水分和晶体物质不断被滤过,生成滤液,造成血中的蛋白质浓度不断增加,引起肾小球毛细血管内的血浆胶体渗透压随之升高。在入球小动脉端的血浆胶体渗透压约为 25mmHg,有效滤过压为 10mmHg,有滤液生成;近出球端,当血浆胶体渗透压升高至 35mmHg 时,有效滤过压递减为 0,达到了滤过平衡,无滤液生成。

由此可见,并非肾小球毛细血管全程都有滤液生成,只

有从入球小动脉端到滤过平衡点的这一段毛细血管才产生了滤过作用。滤过平衡点越靠近入球小动脉端,有滤过作用的毛细血管长度就缩短,肾小球滤过率降低;反之亦然。因此,在其他因素不变时,肾小球滤过率取决于有滤过作用的毛细血管长度,而有滤过作用的毛细血管长度取决于血浆胶体渗透压上升的速度。

❋ 案 例 12-1

患者,男性,18 岁。10 天前淋雨后感冒,近日出现水肿、尿量减少等症状。体格检查:体温 38℃,脉搏 80 次/分,呼吸 20 次/分,血压 110/90mmHg,眼睑肿。实验室检查:出现蛋白尿,血尿。

问题:此患者可诊断何病? 依据是什么?

2. **肾小管和集合管的选择性重吸收** 原尿从肾小囊进入肾小管后称为**小管液**。**重吸收**(reabsorption)是指小管液在流经肾小管和集合管时,其中大部分水和溶质从小管液中转运至血液的过程。人每天生成终尿平均 1.5L,只占原尿的 1% 左右。同原尿相比,终尿的质和量均发生了明显的变化。肾小管和集合管的重吸收是有选择性的,保留了对机体有用的物质如葡萄糖、氨基酸、维生素、水、Na^+ 等,又清除了对机体有害的和过剩的物质如肌酐、尿酸等,实现了肾脏净化、调整血浆成分,以及调节机体水、电解质和酸碱平衡的功能。

肾小管和集合管的重吸收方式主要有主动转运和被动转运两种。主动转运是指小管液中的溶质逆电-化学梯度通过肾小管上皮细胞转运到管周组织液并进入血液的过程,分为原发性主动转运和继发性主动转运。被动转运是指小管液中的溶质顺电-化学梯度通过肾小管上皮细胞转运至血液的过程。它包括渗透、单纯扩散和易化扩散,如 Na^+ 主动重吸收形成 Cl^- 的电-化学梯度,使小管液中的 Cl^- 顺电-化学梯度扩散而被重吸收。

肾小管和集合管各段都具有重吸收功能,但近端小管重吸收物质的种类最多,数量最大,是各类物质重吸收的主要部位。正常情况下,小管液中葡萄糖、氨基酸等营养物质,几乎全部在近端小管重吸收;HCO_3^-、水和 Na^+、K^+、Cl^- 等也在此被大部分重吸收,还有部分尿素、尿酸、硫酸盐、磷酸盐;余下的水和盐类绝大部分在髓袢、远端小管和集合管重吸收。

(1) NaCl 的重吸收:原尿中 99% 以上 Na^+ 被重吸收入血。除髓袢降支细段外,肾小管各段和集合管对 Na^+ 均有重吸收的能力,主要以主动形式重吸收。其中在近端小管的重吸收量为 65% ~ 70%,在髓袢重吸收量约为 20%,其余在远曲小管和集合管重吸收。

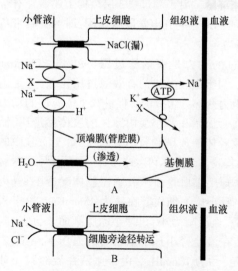

图 12-5　近端小管的物质转运
A. 近端小管前半段;B. 近端小管后半段
X 代表葡萄糖、氨基酸、磷酸盐和 Cl^- 等

在近端小管,Na^+ 主要靠基侧膜上的 Na^+ 泵主动重吸收,Cl^- 随之被动吸收。由于近端小管基侧膜上 Na^+ 泵的作用,Na^+ 被泵至细胞间隙,使细胞内 Na^+ 浓度降低。小管液中 Na^+ 便顺电-化学梯度通过管腔膜进入上皮细胞内。Na^+ 不断进入细胞间隙,渗透压升高,水便不断从小管液进入细胞间隙,使其静水压升高,促使 Na^+ 和水由组织间隙进入毛细血管而被重吸收。同时,部分 Na^+ 和水通过上皮细胞间的紧密连接回漏至小管腔内,即所谓"**泵-漏模式**"(图 12-5A)。由于 Na^+ 主动重吸收,使小管腔内电位为负值,同时 HCO_3^- 重吸收速度明显大于 Cl^- 重吸收,Cl^- 便留在小管液中,小管液中 Cl^- 浓度比管周组织间液高。因此,Cl^- 顺电-化学梯度而被动重吸收(图 12-5B)。髓袢升支对 NaCl 的通透性很高,但细段和粗段有不同的重吸收机制。细段重吸收 NaCl 是顺浓度差的被动扩散;而粗段重吸收 NaCl 则通过同向转运体实现 Na^+:$2Cl^-$:K^+ 同向转运入上皮细胞,属继发性主动转运。在远曲小管和集合管,NaCl 的重吸收量约为滤过量的 12%,伴随有 H^+、K^+ 的分泌及 Cl^- 的被动重吸收。

(2) 水的重吸收:原尿中 99% 的水被重吸收入血,仅有 1% 排出。当水的重吸收量减少 1% 时,尿量将增加 1 倍,因此水的重吸收对尿量的影响很大。除髓袢升支外,其余各段肾小管和集合管都对水有重吸收能力。其中,近端小管可基础性重吸收 65% ~ 70%,髓袢降支细段和远曲小管各吸收 10%,集合管 10% ~ 20%。水的重吸收均是被动的,是顺小管液中溶质吸收后形成的管内外渗透压梯度而进行的(图 12-5A)。远曲小管和集合管对水的重吸收受 ADH 的调节,根据机体需水情况而增减,属于调节性重吸收,对维持机体的水平衡和血浆晶体渗透压有重要意义。

(3) HCO_3^- 的重吸收:HCO_3^- 的重吸收量占滤过量的 99% 以上,其中大约有 85% 在近端小管重吸收,其余的多数在远曲小管和集合管被重吸收。小管上皮细胞的管腔膜对 HCO_3^- 无通透性。小管液中的 HCO_3^- 先与肾小管分泌的 H^+ 结合生成 H_2CO_3,再分解为 CO_2 和水。CO_2 以单纯扩散的形式进入上皮细胞内,在碳酸酐酶的作用下和水又生成 H_2CO_3,H_2CO_3 电离出 H^+ 和 HCO_3^-,H^+ 与 Na^+ 交换再进入小管液中,HCO_3^- 与 Na^+ 形成 $NaHCO_3$ 被重吸收回血(图 12-6)。由于 CO_2 是高脂溶性的,因此在近端小管中 HCO_3^- 的重吸收比 Cl^- 优先。HCO_3^- 作为机体重要的碱储备,其优先重吸收对于体内酸碱平衡的维持具有重要意义。

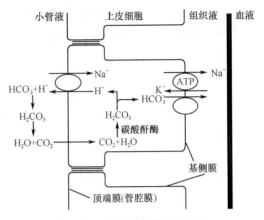

图 12-6　近端小管重吸收 HCO_3^-

(4) K^+ 的重吸收:小管液 K^+ 的重吸收量占总滤过量的 94%,其中近端小管主动重吸收 65% ~ 70%,髓袢重吸收 25% ~ 30%。

(5) 葡萄糖的重吸收:原尿中葡萄糖的浓度和血糖浓度相等,但正常人终尿中不含葡萄糖,说明小管液中的葡萄糖全部被重吸收。实验表明,葡萄糖重吸收部位仅限于近端小管。

葡萄糖是和 Na^+ 一起以载体蛋白结合,进行继发性主动转运而被重吸收的。因此,肾小管对葡萄糖的重吸收是有限的。当血浆中葡萄糖的浓度高于 180mg/100ml 时,有一部分肾小管对葡萄糖的吸收已达极限,尿中开始出现葡萄糖,此时的血糖浓度称为**肾糖阈**(renal threshold for glucose)。每一肾单位的肾糖阈并不完全相同。随着血糖浓度的升高,尿糖也随之增加。达到两侧肾重吸收葡萄糖的极限时,尿糖排出率随血糖浓度升高平行增加。正常成年男性两肾葡萄糖重吸收极限量平均为 375mg/min,女性平均为 300mg/min。

(6) 其他物质的重吸收:小管液中的氨基酸、HPO_4^{2-}、SO_4^{2-} 等物质的重吸收机制基本上与葡萄糖相似,也是依靠各自转运体和 Na^+ 的继发性主动转运。正常情况下,进入小管液中的微量蛋白质在近端小管内通过入胞作用被重吸收。尿素则在近端小管和髓袢升支细段及内髓部集合管内,顺浓度差扩散而被动重吸收。

3. 肾小管和集合管的分泌排泄作用　肾小管和集合管的**分泌**(secretion)是指肾小管和集合管上皮细胞将自身物质代谢的终产物排入小管液的过程;而肾小管和集合管上皮细胞将血液中的某种物质排入小管液的过程属于排泄。由于分泌和排泄的物质都是通过肾小管上皮细胞排入小管腔,故一般不进行严格区分,统称为分泌。肾小管和集合管主要分泌 H^+、NH_3 和 K^+ 等。

(1) H^+ 的分泌:除髓袢细段外,各段肾小管和集合管的上皮细胞均有分泌 H^+ 的功能,但主要在近端小管分泌。H^+ 的分泌与 HCO_3^- 的重吸收有关。H^+ 的分泌有两种机制,即 Na^+-H^+ 交换和 H^+ 泵主动分泌 H^+,以前者为主。

Na^+-H^+ 交换是指小管上皮细胞内的 H^+ 和小管液中 Na^+ 与细胞膜上的转运体结合,通过逆向转运,Na^+ 进入细胞,H^+ 被分泌到小管液中的过程。与 H^+ 同时在细胞内生成的 HCO_3^- 被重吸收(图 12-6)。由此可见,在 Na^+-H^+ 交换过程中,每分泌 1 个 H^+,可重吸收 1 个 Na^+ 和 1 个 HCO_3^-。因此,H^+ 的分泌可促进 HCO_3^- 的重吸收,起到排酸保碱的作用,对维持体内酸碱平衡具有非常重要的意义。

远曲小管后段和集合管闰细胞上的 H^+ 泵主动分泌 H^+,该过程也是每分泌 1 个 H^+ 就重吸收 1 个 HCO_3^- 回血,但与 Na^+ 的重吸收无关。

(2) NH_3 和 NH_4^+ 的分泌:近端小管、髓袢升支粗段、远端小管、集合管均可泌 NH_3,其中 NH_3 的 60% 由肾小管上皮细胞内谷氨酰胺脱氨生成,其余 40% 来自其他氨基酸,主要由远曲小管和集合管分泌。在细胞内,NH_4^+ 和 NH_3+H^+ 两种形式处于一定的平衡状态。NH_4^+ 通过上皮细胞顶端膜 Na^+-H^+ 交换体进入小管液(NH_4^+ 代替 H^+)。NH_3 是脂溶性的碱性物质,通过小管上皮细胞膜向 pH 低的方向自由扩散,由于小管液中的 pH 较管周组织液低,故 NH_3 向小管液中扩散。而进入小管液的 NH_3 与其中的 H^+ 结合成 NH_4^+,NH_4^+ 的生成使小管液中的 NH_3 和 H^+ 的浓度降低(缓冲了 H^+),加速了 NH_3 向小管液扩散,促进了 H^+ 的分泌。小管液中的 NH_4^+ 与强酸盐(如 NaCl)的负离子结合形成铵盐(NH_4Cl)随尿排出。强酸盐的正离子(Na^+)则与细胞内的 H^+ 交换进入肾小管上皮细胞,然后和细胞内的 HCO_3^- 一起被重吸收回血。在集合管,氨的分泌采用后一种机制。因此,NH_3 的分泌不但可促进 H^+ 分泌,还促进了机体碱储备,有利于肾脏排酸保碱的功能。

(3)K^+ 的分泌:尿中的 K^+ 主要是由远曲小管和集合管分泌。K^+ 的分泌与 Na^+ 的主动重吸收有密切的联系,即以 Na^+-K^+ 交换的形式进行。Na^+-K^+ 交换是指在小管液中的 Na^+ 被主动重吸收入细胞内的同时,形成的电位差促使 K^+ 被分泌到小管液中。在远曲小管和集合管中,由于 Na^+-K^+ 交换和 Na^+-H^+ 交换都是 Na^+ 依赖性的,故排 K^+ 和排 H^+ 二者之间有竞争性抑制作用,即当 Na^+-H^+ 交换增加时,Na^+-K^+ 交换减少;而 Na^+-H^+ 交换减少时,Na^+-K^+ 交换则增加。因此,机体酸中毒时,由于 Na^+-H^+ 交换增加,可使 Na^+-K^+ 交换减少,K^+ 因排出减少而引起血 K^+ 升高。

K^+ 分泌量的多少取决于体内血 K^+ 的浓度,受醛固酮的调节。一般情况下,尿中 K^+ 的排出量及机体 K^+ 的摄入量是平衡的。但当机体缺 K^+ 时,由于尿中仍有 K^+ 排出,引起血 K^+ 浓度下降。机体 K^+ 的代谢特点是:多吃多排,少吃少排,不吃也排。故临床上各种原因引起 K^+ 的摄入不足时,要注意适量补 K^+。

(4)其他物质的排泄:肾小管上皮细胞还可排泄肌酐、青霉素、酚红、对氨基马尿酸等物质。临床上酚红排泄试验主要用来检查肾小管的排泄功能。机体的代谢产物尿酸如果排泄过少或重吸收过多,血浆中尿酸浓度过高,会引起痛风。

两肾在单位时间(通常为每分钟)内能将血浆中所含的某种物质完全清除的毫升数称为该物质的**血浆清除率**(clearance rate,C)。它是一个推算的数值,可以用来作为肾功能的测定方法。

链接 *血液透析*

肾脏能够过滤血液,去掉人体内过剩的、有毒的物质。如果肾衰竭,有毒的物质会在体内堆积,导致尿毒症,危害人体健康,甚至危及生命。肾透析又称人工肾,也有人称其为血液透析法(简称血透)或洗肾,它是血液净化技术的一种。透析对减轻患者症状、延长生存期均有一定意义。

4. 尿液的浓缩和稀释 正常人尿液的渗透浓度可在 50~1200mOsm/L 波动。尿液的浓缩和稀释是以尿液渗透压与血浆渗透压相比较而言的。在机体缺水时,尿液的渗透压高于血浆渗透压,称为**高渗尿**,提示尿液被浓缩;当饮水过多时,尿液的渗透压低于血浆渗透压,称为**低渗尿**,提示尿液被稀释;当肾的浓缩和稀释能力严重受损时,无论机体是否缺水,尿液的渗透压都与血浆渗透压相近,称为**等渗尿**。所以,根据尿液的渗透压可以推测肾浓缩和稀释尿液的能力。肾的浓缩和稀释能力在维持体液平衡和渗透压恒定中有极为重要的作用。

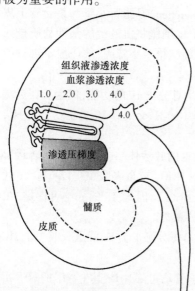

图 12-7 肾髓质渗透压梯度

尿液的浓缩是由于小管液中的水被重吸收而溶质留在小管液中造成的。生理情况下,肾髓质的组织液是高渗的,且组织间存在渗透压梯度,由髓质外层向乳头部深入,组织液的渗透压逐渐升高,这一现象称为肾髓质高渗梯度(图 12-7)。当低渗的小管液在流经集合管时,由于管外组织液为高渗,加上集合管上皮细胞在 ADH 的作用下对水有通透性,水便在管内、外渗透压差的作用下不断被重吸收,小管液被高度浓缩,形成高渗尿。

尿液的稀释是由髓袢升支粗段上皮细胞对 NaCl 的主动重吸收而对水不易通透,NaCl 的高渗性重吸收不仅使管周髓质成为高渗环境,还使小管液成为低渗溶液。低渗的小管液在流经远曲小管和集合管的过程中,若 ADH 分泌、释放减少,远曲小管和集合管对水的通透性下降,水的重吸收减少,加上 NaCl 等溶质仍被主动重吸收,使小管液渗透压进一步下降形成低渗尿。

因此,肾髓质高渗梯度的形成和保持是尿浓缩的必要条件;ADH 释放量的多少是决定尿浓缩程度的关键因素。

综上所述,尿的生成是一个连续、复杂的过程。首先通过肾小球的滤过作用形成原尿,再经肾小管和集合管的重吸收及分泌作用,以及对尿液的浓缩或稀释作用,最后形成终尿。

链接　为什么老年人夜尿会增多

　　进入老年期后，人体各脏器的功能均有所减退。有的人肾的浓缩与稀释功能减退比较明显，当原尿流经肾小管时，其中水分未能被肾小管上皮细胞充分重吸收，使排尿量明显增多、尿比重恒定、夜间排尿次数增多。此外，老年人，尤其是女性，膀胱本身的退行改变常较明显，膀胱的肌层变薄、萎缩，使储尿量减少，或调节膀胱排尿的神经功能失调，出现尿频、夜间尿量增多。

（三）影响尿生成的因素

凡是可以影响上述尿生成 3 个过程之一的因素都能影响终尿的生成。

1. 影响肾小球滤过的因素　与肾小球滤过作用有关的因素包括有效滤过压、滤过膜的面积及其通透性、肾血浆流量。其中任何一个因素发生改变，都会对肾小球的滤过产生不同程度的影响。

（1）有效滤过压：有效滤过压由 3 个因素组成，在其他条件不变时，肾小球滤过率与肾小球毛细血管血压呈正变关系，与血浆胶体渗透压、肾小囊内压则呈反变关系。

正常情况下，肾血流量及肾小球毛细血管血压均可保持相对稳定，肾小球滤过率基本不变。当动脉血压低于 80mmHg 时，肾小球毛细血管血压下降，加上此时交感神经兴奋，肾血管收缩，肾血流量减少，肾小球有效滤过压降低，肾小球滤过率下降，出现少尿。当动脉血压进一步下降到 40~50mmHg 及以下时，肾小球滤过率下降到 0，无滤液生成，导致无尿。高血压病晚期，因入球小动脉器质性病变而狭窄，也可使肾小球毛细血管血压显著降低，肾小球滤过率减少，导致少尿，甚至无尿。

囊内压通常是比较稳定的。只有当肾盂或输尿管结石、肿瘤压迫等原因引起输尿管阻塞时，才会发生囊内压升高，有效滤过压降低，肾小球滤过率减小。

正常人血浆胶体渗透压变动范围不大。若由静脉快速注入大量 0.9% NaCl 溶液或某些病理原因致血浆蛋白浓度下降，可使血浆胶体渗透压降低，有效滤过压升高，肾小球滤过率增加，引起尿量增多。

（2）滤过膜的面积和通透性：成人两侧肾的有效滤过面积在 $1.5m^2$ 左右，始终处于活动状态，保持滤过面积和通透性相对稳定。某些病理情况如急性肾小球肾炎时，可致部分肾小球毛细血管管腔狭窄或阻塞，有效滤过膜面积减小，肾小球滤过率下降，出现少尿，甚至无尿；另外，滤过膜上带负电荷的糖蛋白减少或消失，或者是肾脏疾病导致滤过膜的结构破坏，使机械屏障和电学屏障作用减弱，致使血浆蛋白甚至血细胞由此漏入肾小囊内，出现蛋白尿和血尿。

（3）肾血浆流量：在其他条件不变时，肾血浆流量与肾小球滤过率呈正变关系。当肾血浆流量增加时（如在临床上由静脉大量输入 0.9% NaCl 溶液），肾小球毛细血管内血浆胶体渗透压上升的速度减慢，滤过平衡点靠近出球小动脉端，有效滤过压和滤过面积增加，肾小球滤过率将随之增加。相反，肾血浆流量减少时，血浆胶体渗透压的上升速度加快，滤过平衡点就靠近入球小动脉端，则肾小球滤过率减少。在严重缺氧、中毒性休克等病理情况下，由于交感神经兴奋，肾血流量和肾血浆流量将显著减少，肾小球滤过率也因而显著减少。

2. 影响肾小管和集合管重吸收的因素

（1）小管液中溶质的浓度：由于小管液中溶质浓度的增加，小管液渗透压升高，水的重吸收减少而引起尿量增多的现象，称为**渗透性利尿**（osmotic diuresis）。糖尿病患者的多尿，就是由于小管液中葡萄糖含量增多，肾小管不能将葡萄糖完全重吸收回血，小管液渗透压因而增高，结果妨碍了水和 NaCl 的重吸收而造成的。临床上可根据渗透性利尿的原理，给患者静脉注入可在肾小球自由滤过但不被肾小管重吸收的物质，如 20% 甘露醇，借以达到利尿和消肿的目的。

（2）球管平衡：实验证明，不论肾小球滤过率增大还是减小，近端小管的重吸收率始终占肾小球滤过率的 65%~70%，这种近端小管对溶质和水的重吸收随肾小球滤过率的增减而发生相应变化的现象称为**球管平衡**（glomerulo tubular balance）。其生理意义在于使尿量不致因肾小球滤过率的增减而发生大幅度的变化。

（四）尿生成的调节

如前所述，肾血流量的调节，包括自身调节、神经和体液调节，而肾小管和集合管功能的调节是通过神经和体液的调节来完成的。

1. 神经调节　肾交感神经在肾内不仅支配肾血管，还支配肾小管上皮细胞和球旁器。肾交感神经兴奋时主要释放 NE,具有明显的缩血管效应,由于入球小动脉比出球小动脉收缩更明显,使肾小球毛细血管血流量减少,毛细血管血压下降,原尿生成减少;同时,促进球旁细胞分泌肾素,通过肾素-血管紧张素-醛固酮系统,使 NaCl 和水的重吸收增加;还可作用于近端小管和髓袢上皮细胞膜上的肾上腺素受体,增加对 NaCl 和水的重吸收。

2. **体液调节** 参与对尿生成调节的激素主要有抗利尿激素、醛固酮和心房钠尿肽等。

(1) **抗利尿激素**(ADH):是 9 肽垂体激素,生理作用主要是提高远曲小管和集合管上皮细胞对水的通透性,增加对水的重吸收,使尿液浓缩,尿量减少(抗利尿)。调节 ADH 分泌和释放的主要因素是血浆晶体渗透压、循环血量和动脉血压。血浆晶体渗透压的改变是生理情况下调节 ADH 释放的重要因素。当大量出汗、严重呕吐、腹泻等情况引起机体失水时,血浆晶体渗透压升高,刺激下丘脑视上核和室旁核及其周围区域的晶体渗透压感受器,引起 ADH 合成和释放增加,促进肾小管和集合管对水的重吸收,有利于维持机体水平衡。相反,正常人在短时间内大量饮清水后,由于 ADH 合成和释放减少而引起尿量明显增多的现象,称为**水利尿**。如果饮用的是等渗盐水(0.9% NaCl 溶液),则尿量不出现饮清水后的上述变化。临床上常用它来检测受试者肾稀释尿液的能力。当循环血量增多超过 5% ~ 10% 时,刺激位于左心房和胸腔大静脉的容量感受器(心肺感受器),经迷走神经反射性抑制 ADH 的合成和释放,恢复正常血量。此外,动脉血压升高刺激颈动脉窦压力感受器,反射性抑制 ADH 的合成和释放。疼痛、精神紧张、情绪变化、低血糖、血管紧张素 II 等,均可促进 ADH 的释放;而弱的寒冷刺激和心房钠尿肽可抑制 ADH 的释放。

由上可见,ADH 合成和释放量的多少,是由体内是否缺水及人体的功能状态决定的。在正常情况下,ADH 经常性地少量释放,人体一般处于抗利尿状态。当下丘脑病变累及视上核或下丘脑-神经垂体束时,ADH 的合成和释放发生障碍,尿量明显增加,严重时可达 10L/d 以上,称为尿崩症。

(2) **醛固酮**:是由肾上腺皮质球状带细胞分泌的一种类固醇激素。它的主要作用是促进远曲小管和集合管上皮细胞对 Na^+ 的主动重吸收,同时促进 Cl^- 和水的重吸收及 K^+ 的排泄。故醛固酮有保 Na^+ 排 K^+、维持细胞外液容量稳定的作用。醛固酮的分泌主要受肾素-血管紧张素-醛固酮系统(RAAS,详见第 8 章)和血 K^+、血 Na^+ 浓度的调节。当 RAAS 活动增强、血 K^+ 浓度升高或血 Na^+ 浓度降低时,可使醛固酮合成和分泌增多,导致保 Na^+、保水、排 K^+;反之,则使醛固酮分泌减少,导致 Na^+ 和水的重吸收减少,K^+ 的分泌也减少。肾上腺皮质球状带对血 K^+ 浓度的变化比血 Na^+ 更为敏感。

(3) **心房钠尿肽**(atrial natriuretic peptide,ANP):是由心房肌细胞合成和分泌的一种多肽激素,又称心房肽、心钠素。它具有强大的利尿、利钠、降血压的作用,主要通过抑制集合管对 NaCl 和水的重吸收而实现。其作用机制是:①直接抑制集合管上皮细胞对 NaCl 的重吸收;②抑制肾素和醛固酮分泌,使 NaCl 和水的重吸收减少;③使入球和出球小动脉舒张(以前者为主),增加肾血浆流量和肾小球滤过率;④抑制 ADH 的分泌,使水的重吸收减少。而血压升高、循环血量增多使心房扩张和钠摄入过多时,均可刺激 ANP 的分泌,有利于机体维持水、电解质、体液容量和血压的平衡。

(五) 排尿

由于尿液来源于血浆,而血浆是内环境的重要组成部分,所以尿液的质和量除反映肾本身的结构和功能状态外,也可反映机体其他方面的某些变化。尿量的测定和尿液的理化性质的检验,成为临床上发现某些病理变化的途径之一。

1. **尿量** 正常成人尿量为 1.0~2.0L/d,平均为 1.5L/d。一般情况下,水的摄入量和排出量是平衡的,尿量与水的摄入量和通过其他途径排出量有关。当摄入的水多和(或)出汗很少时,尿量可超过 2.0L/d;而当摄入的水少和(或)出汗很多时,尿量可少于 1.0L/d。尿量长期保持在 2.5L/d 以上,为**多尿**(polyuria),多于 10L/d 称尿崩症;尿量在 0.1~0.5L/d,为**少尿**(oliguria);尿量少于 0.1L/d,为**无尿**(anuria),它们均属异常现象。正常成人每天产生固体代谢产物约为 35g,至少需要 0.5L 尿量才能将其溶解并排出。长期多尿会使机体丧失大量水分,使细胞外液量减少,引起脱水;少尿或无尿将会造成代谢产物在体内堆积,破坏内环境理化性质的相对稳定,特别是无尿,后果更为严重。

2. **尿液的理化性质** 尿中水占 95% ~ 97%,其余是溶解于其中的固体物质。固体物质以电解质和非蛋白含氮化合物为主。正常人尿中,糖、蛋白质的含量极微,临床常规方法难以测出。如用常规方法检测出尿中含有糖或蛋白质,则为异常。但正常人一次性摄入过量的糖或高度精神紧张时,也可出现一过性糖尿。尿液的 pH 介于 5.0~7.0,其酸碱度主要取决于食物的成分,临床上通过测定可滴定酸($H_2PO_4^-$)和

NH_4^+ 的含量来反映尿液的酸碱度。荤素杂食者,因尿中硫酸盐和磷酸盐较多,尿液偏酸性,pH 约为 6.0。素食者,因尿中酸性产物较少而碱性物质较多,尿液偏碱性。正常尿液为淡黄色,通常比重为 1.015 ~ 1.025。大量饮清水后,尿液被稀释,颜色变浅,比重降低;大量出汗后,尿液被浓缩,颜色变深,比重升高。在某些病理情况下,尿液的颜色可发生变化,如出现血尿、血红蛋白尿和乳糜尿时。若尿的比重长期在 1.010 以下,提示尿浓缩功能障碍,是肾功能不全的表现。

3. 排尿反射 尿的生成是个连续不断的过程。生成的尿液,经过肾盂、输尿管被送入膀胱。因膀胱排尿是间歇性的,故尿液暂时储存在膀胱内,当尿液达到一定量时,通过排尿反射,将尿液经尿道排出体外。支配膀胱和尿道的神经有盆神经、腹下神经和阴部神经(图 12-8)。

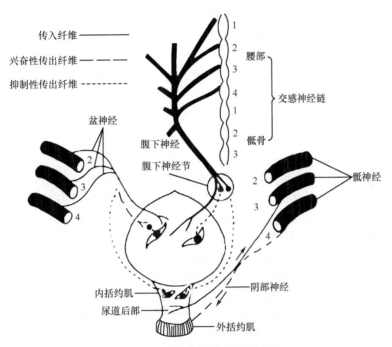

图 12-8 膀胱和尿道的神经支配

排尿反射(micturition reflex)是自主神经和躯体运动神经共同参与完成的。正常情况下,当膀胱内尿量达 0.4 ~ 0.5L,即膀胱内压超过 15cmH_2O 时,刺激膀胱壁上的牵张感受器,冲动沿盆神经传入骶髓的排尿反射初级中枢;然后,冲动上行到达大脑皮质排尿反射高级中枢,并产生尿意。若环境允许,排尿反射高级中枢发出的冲动将加强初级中枢的兴奋,使盆神经传出冲动增多,引起膀胱逼尿肌收缩、尿道内括约肌舒张,尿液进入后尿道。刺激后尿道感受器,可正反馈加强排尿反射初级中枢的活动,并抑制阴部神经反射性使尿道外括约肌松弛,尿液被排出。若环境不允许,排尿反射高级中枢将抑制排尿反射初级中枢活动,通过腹下神经和阴部神经传出冲动增多,以抑制排尿。在一定范围内,排尿可受意识控制。大脑皮质对排尿反射的初级排尿中枢虽然既有兴奋也有抑制的作用,但以抑制作用占优势。小儿因大脑皮质尚未发育完善,对排尿反射初级中枢的控制能力较弱,故排尿次数多,易发生遗尿。

二、Na^+、Cl^-和水平衡的调节

水和无机盐是机体的重要组成成分,也是细胞生存环境(即细胞外液)的重要组成成分。内环境恒定的容量、渗透压、酸碱度和合适的各种离子浓度,是细胞正常代谢的保证,对机体稳态的维持非常重要。内外环境的剧烈变化和疾病,常会影响体液的平衡,从而导致水、无机盐代谢紊乱。如不及时纠正,可引起严重后果,甚至危及生命。

无机盐种类较多,功能各异,综合起来有以下几方面:①维持体液的容量和渗透压的平衡,Na^+、Cl^-是维持细胞外液容量的主要因素,K^+、HPO_4^{2-} 在维持细胞内液的容量和渗透压方面起重要作用。②维持体液的酸碱平衡,体液中的电解质可组成许多缓冲系统,如碳酸氢盐缓冲体系、磷酸氢盐缓冲体系等,参与体内酸碱平衡的调节;另外,通过细胞膜,K^+可与细胞外液的 H^+、Na^+ 进行交换,以维持和调节体液的酸碱平衡。③维持组织的正常兴奋性,人体组织的正常兴奋性需要体液中各种离子维持一定的比例,如 Na^+、K^+可提高

神经肌肉的兴奋性，Ca^{2+}、Mg^{2+} 等的作用则相反；小儿缺钙时，神经肌肉兴奋性升高，常出现手足抽搐；离子对心肌和对骨骼肌的影响不同，K^+ 对心肌有抑制作用，而 Na^+、Ca^{2+} 有拮抗 K^+ 的作用。④维持细胞正常的新陈代谢，许多激素、酶中都含有钾、锌、铁、铜等元素，它们在代谢中发挥重要作用，如碳酸酐酶含锌、甲状腺素含碘等。

（一）Na^+、Cl^- 的代谢

1. Na^+、Cl^- 的含量与分布　正常成人体内 Na^+ 的含量为 $45\sim50mmol/kg$，其中约 45% 存在于细胞外液，45% 存在于骨骼，其余在细胞内液。血浆 Na^+ 浓度为 $135\sim145mmol/L$。Cl^- 主要分布于细胞外液，是细胞外液的主要负离子。血浆 Cl^- 浓度为 $98\sim106mmol/L$。

2. Na^+、Cl^- 吸收与排泄　人每天摄入的 Na^+ 和 Cl^- 主要是来自食盐（即 NaCl），为 $7\sim15g$，摄入的 Na^+ 和 Cl^- 几乎全部被消化道吸收。通常成人每天 NaCl 的需要量为 $5\sim9g$。Na^+ 和 Cl^- 主要由肾随尿排出，少量由汗液及粪便排出。肾调节血钠浓度的能力很强，Cl^- 随 Na^+ 一起重吸收。当血钠浓度降低时，肾小管重吸收增强；机体完全停止摄入钠时，肾排钠趋向于零。因此，可用"多吃多排，少吃少排，不吃不排"来概括肾对钠的调控作用。

3. Na^+、Cl^- 平衡的调节　机体中 Na^+ 和 Cl^- 平衡调节的主要因素是醛固酮，其作用是促进远曲小管和集合管重吸收 Na^+、Cl^- 和 H_2O 随之也被重吸收。

（二）水代谢

1. 水的生理功能　主要有以下几方面：①作为溶剂促进和参与物质代谢；②水的比热大、流动性大，能随血液循环迅速分布至全身，维持体温恒定；③润滑作用，如唾液有利于吞咽；泪液防止眼球干燥，有利于眼球的运动；④维持组织的形态和功能，体内存在的结合水（如心肌含水约 79%）参与构成细胞的特殊形态，以保证一些组织具有独特的生理功能。

2. 水的来源和去路　人体内水的来源有饮水、食物水和代谢水。代谢水指糖类、脂肪和蛋白质等营养物质在体内氧化时所产生的水。水排出途径有：通过呼吸运动以蒸汽形式丢失，皮肤汗腺不感蒸发和出汗，消化器官和泌尿器官排泄。肾是人体排水的最主要器官。

人体每天水的摄入量和排出量常常受到饮食、气候、活动等多种因素的影响而有所变化，但人体能在神经和体液因素的调节下，保持其动态平衡。调节水平衡最重要的因素是 ADH，醛固酮通过保钠排钾也调节水的代谢。当水、电解质平衡被破坏时，可出现脱水、水肿、水中毒等症状。

三、K^+、Ca^{2+}、H^+ 的平衡调节

（一）K^+ 的平衡调节主要靠肾

1. K^+ 的含量与分布　正常成人 K^+ 含量约为 $45mmol/kg$，K^+ 主要存在于细胞内。钾在细胞内外液的交换有赖于钠泵的主动转运，平衡速度较慢，一般需 15 小时。故临床病员若需补充钾盐，严禁静脉推注，以防产生高钾血症。

2. K^+ 的吸收与排泄　正常成人每天需钾 $2\sim3g$，主要来自食物，日常膳食就能满足机体需要，食物中的 K^+ 约 90% 被消化道吸收。严重腹泻时，在粪便中丢失的 K^+ 可达正常时的 $10\sim20$ 倍。K^+ 主要经肾排出，小部分可经粪便和汗液排出。

3. K^+ 平衡的调节　机体中 K^+ 平衡调节的主要因素是醛固酮，其作用机制见尿生成的调节。

（二）Ca^{2+} 的平衡调节涉及三种激素

1. Ca^{2+} 的含量与分布　Ca^{2+} 是机体内含量最多的无机盐，占体重的 $1.5\%\sim2\%$，总量为 $700\sim1400g$。体内 99% 以上的 Ca^{2+} 存在于骨骼中，其余不足 1% 存在于体液及其他组织。

2. Ca^{2+} 的生理功能　包括：①构成骨盐；②作为凝血因子参与血液凝固过程；③参与神经-肌接头兴奋传递、心肌细胞兴奋和肌细胞的收缩；④可降低毛细血管壁及细胞膜的通透性；⑤作为许多酶的激活剂或抑制剂，广泛参与细胞代谢的调节作用；⑥作为激素的第二信使参与一系列的生理反应。

3. Ca^{2+} 的吸收与排泄　正常成人钙的需要量为 $0.5\sim1.0g/d$，生长发育期儿童、妊娠和哺乳期妇女需要量增加。Ca^{2+} 主要在小肠被吸收，其中十二指肠和空肠吸收能力最强。

正常成人摄入的钙 80% 由粪便排出，20% 由肾排出。每日通过肾小球滤过的钙约 $10g$，其中近 99% 被肾小管重吸收，随尿排出的钙仅为 1.5%（约 $150mg$）。肾小管的重吸收受甲状旁腺激素的严格控制。

4. Ca^{2+} 平衡的调节　机体内调节钙代谢平衡的激素主要有 3 种,详见第 6 章。

(三) H^+ 的平衡调节通过三方面实现

机体内 H^+ 主要来自于物质代谢过程,而 H^+ 代谢过程与体内其他物质的代谢过程不可分割地紧密联系在一起。

1. H^+ 的来源　有呼吸性 H^+ 和代谢性 H^+ 两条途径。

呼吸性 H^+ 指从碳酸(称挥发酸)释放出的 H^+。糖类、脂肪、蛋白质等彻底氧化产生的 CO_2 与水结合生成碳酸,成人每天产生 CO_2 300~400L,相当于 15 mol 碳酸。这是体内 H^+ 的主要来源。

从物质代谢过程中产生的其他无机酸和有机酸中释放出的 H^+ 称为代谢性 H^+(称固定酸或非挥发酸)。它的来源又分为内源性和外源性,内源性代谢 H^+ 的来源主要是三大营养物质代谢产生,如由糖酵解产生的甘油酸、丙酮酸和乳酸等,由蛋白质分解产生的硫酸、磷酸等,由脂肪代谢产生的 β-羟基丁酸和乙酰乙酸等。外源性代谢 H^+ 来源于食物、药物、调味品等的代谢。固定酸只能通过肾随尿排出。

2. H^+ 的平衡调节　H^+ 稳态通过体液自身的缓冲作用、肺部对 H^+ 的调节作用、肾对 H^+ 的调节作用 3 个方面来实现。

在体液的自身调节作用中,体液的各部分如血液、细胞间液及细胞内液是相互联系、不可分割的。无论是体内代谢产生的还是体外进入的 H^+,都要经过血液稀释并被血液的缓冲体系缓冲,以维持血液 pH 的恒定。

肺通过呼吸,增加或减少 CO_2 的排出量,来调节血液中的呼吸性成分(CO_2)。正常情况下,人体每天通过呼吸约排出 15 mol 的 CO_2。组织代谢产生的 CO_2 通过血液循环运输到肺部的过程中产生的呼吸性 H^+,主要由 HCO_3^- 来缓冲,最后经呼吸运动排出体外。当 CO_2 浓度增加时,血液中 PCO_2 升高,刺激呼吸中枢,呼吸加快、加深,肺通气量增加,从而排出更多的 CO_2,使血液中 H_2CO_3 浓度随之降低;反之,当 CO_2 浓度减少时,血液中 PCO_2 降低,呼吸中枢兴奋性低,呼吸减慢、变浅,将 CO_2 保留起来。从而维持 $[HCO_3^-]/[H_2CO_3]$ 的正常比值,使血液 pH 稳定在 7.35~7.45。

肾对 H^+ 代谢的调节主要是通过肾小管上皮细胞对 HCO_3^- 的重吸收、远曲小管和集合管上皮细胞的 H^+-Na^+ 交换、肾小管分泌 H^+ 和 NH_3 来实现,其机制前面已阐述。

在病理情况下,机体出现酸碱超负荷、严重不足或调节机制障碍,导致机体内环境稳态的破坏,形成酸碱平衡紊乱或酸碱失衡。

第13章 生殖功能

生物体生长发育到一定阶段后能够产生与自己相似的子代个体的生理过程称为生殖。它是维持生命延续和种系繁衍的重要生命活动,是生命活动的基本特征之一。高等动物中存在的是有性生殖即卵式生殖。人类的生殖活动属于有性生殖方式,通过两性生殖器官的共同活动参与才能实现,其过程包括两性生殖细胞(卵子和精子)的形成、交配、受精、着床、胚胎发育及分娩等重要环节。生殖不仅是生物学行为,而且还与政治、经济、教育及伦理等有关。因此,学好本章知识对指导临床工作和计划生育工作具有重要意义。

第1节 男 性 生 殖

男性的主性器官是睾丸,具有生精功能;附性器官包括附睾、输精管、前列腺、精囊、阴囊、阴茎等,具有储存和输送精子并使精子获能的作用。

一、睾丸的功能

(一)睾丸的生精作用

精子是男性的生殖细胞,在睾丸精曲小管部位生成。从青春期开始,紧贴于精曲小管基膜上的精原细胞分阶段逐步发育成精子。其发育顺序为:精原细胞、初级精母细胞、次级精母细胞、精子细胞、精子,整个生精过程历时约两个半月。在精子生成过程中,睾丸内各级生精细胞周围的支持细胞分泌多种活性物质为各级生精细胞提供营养并起着保护和支持作用,为生精细胞的分化和发育提供了合适的微环境,同时可以防止生精细胞的抗原物质进入血液循环而引起免疫反应。另外精子的生成还需要有适宜的温度,因为阴囊壁具有调节作用,所以阴囊内温度一般较腹腔内温度低2℃,以适合于精子生成。临床上某些隐睾症患者发生不育的主要原因就是睾丸受到腹腔较高温度的作用,影响了精子的生成,这是男性不育症的原因之一。

精子在精曲小管生成后,暂时储存于附睾、输精管等处。且在附睾内精子进一步成熟。在男性性活动过程中,精子连同附睾和输精管内的液体一起被移送到阴茎根部的尿道内,在此处与精囊、前列腺和尿道球腺所分泌的液体混合形成精液,在性高潮时射出体外。正常男子每次射出的精液3~6ml,每毫升精液0.2亿~4亿个精子,当每毫升精液含的精子数少于0.2亿个时,则不易使卵子受精。

(二)睾丸的内分泌功能

睾丸间质细胞分泌雄激素,雄激素是男性的性激素,主要成分为睾酮。除睾丸分泌睾酮外,肾上腺皮质和卵巢也可分泌少量睾酮。睾酮的生理作用如下。

1. 促进男性生殖器官的生长发育　睾酮能刺激阴茎长大并逐渐增进勃起功能,使阴囊增大、前列腺和精囊增长并分泌液体以维持其成熟状态。

2. 激发男性副性征出现并维持其正常体态　进入青春期后,男性和女性在外形上所出现的一系列与性别有关的身体特征,称为第二性征,也称副性征。男性主要表现有生长胡须、出现阴毛和腋毛并且呈三角形的男性型分布,骨骼粗壮、肌肉发达、喉头突出、声音低沉等。这些男性副性征都是受睾酮的刺激与激发作用才出现的,并且在出现后能够继续维持其正常状态。

3. 维持生精作用　睾酮自睾丸间质细胞分泌后,可经支持细胞进入精曲小管,在支持细胞中转变成为活性更强的双氢睾酮与生精细胞的受体结合,促进精子的生成。

4. 维持男性正常的性欲　血液中雄激素水平降低,常出现阳痿和性欲低下。

5. 促进蛋白质合成　主要刺激肌肉和生殖器官的蛋白质合成,同时还能促进骨骼生长与钙磷沉积。

6. 促进红细胞生成　睾酮可以直接作用于骨髓,使骨髓造血功能增强。

二、睾丸功能的调节

睾丸功能受下丘脑-腺垂体-睾丸轴的调节。

(一)下丘脑-腺垂体对睾丸的调节

进入青春期后,下丘脑发育成熟分泌促性腺激素释放激素(GnRH),经垂体门脉系统运输到腺垂体调控腺垂体对促卵泡激素(FSH)和黄体生成素(LH)的分泌,进而影响睾丸的功能。促卵泡激素(FSH)可以刺激睾丸精曲小管的精原细胞发育生成精子,对生精过程发挥启动作用,并使支持细胞分泌抑制素。而黄体生成素则可以作用于睾丸间质细胞促进和调节睾酮的分泌,使青春期以后的男性血液中睾酮浓度维持在一定的水平。

(二)睾丸激素对下丘脑-腺垂体的负反馈调节

下丘脑通过释放促性腺激素释放激素调控腺垂体对促卵泡激素和黄体生成素的分泌,进而影响睾丸的功能。而睾丸通过睾酮和抑制素对下丘脑和腺垂体发挥反馈调节作用(图 13-1)。

实验证明睾酮对下丘脑促性腺激素释放激素的合成及腺垂体对黄体生成素的分泌,都具有负反馈抑制作用。当血液中的睾酮浓度升高到一定程度后即能反馈性的作用于下丘脑和腺垂体,以抑制下丘脑促性腺激素释放激素分泌及腺垂体黄体生成素分泌;相反,当血液中的睾酮浓度下降时,则负反馈作用会减弱,使腺垂体分泌黄体生成素增多,从而达到维持血液中睾酮浓度相对稳定。

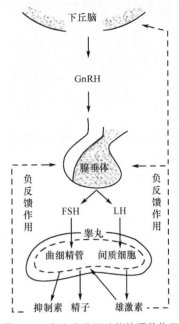

图 13-1　睾丸内分泌功能的调节作用

第 2 节　女 性 生 殖

女性的主性器官是卵巢,附性器官有输卵管、子宫、阴道、外生殖器等。卵巢既可以产生和排放卵子,也可以分泌雌激素、孕激素和少量雄激素。

一、卵巢的功能

(一)卵巢的生卵功能

卵子是女性生殖细胞,由卵巢内的原始卵泡逐渐发育而成。女性出生后两侧卵巢中约有数万个原始卵泡,每个原始卵泡内含有一个初级卵母细胞,周围被一层卵泡细胞所包绕。自青春期起,在腺垂体促性腺激素的影响下,部分处于静止期的原始卵泡开始发育。发育全过程可分为原始卵泡,经生长卵泡(初级卵泡、次级卵泡)阶段,最后发育为成熟卵泡。在每个月经周期中,通常有 15~20 个原始卵泡同时发育,但通常只有一个卵泡能发育成熟而排卵。女性一生中有 400~500 个卵泡发育成熟,其余卵泡在不同的阶段退化成闭锁卵泡。成熟卵泡壁破溃,将卵细胞和它周围的放射冠、透明带随卵泡液等一起排入腹腔的过程,称为排卵。

由于人的原始卵泡发育成熟大约需要 14 天,所以排卵通常发生在 1 个月经周期的第 14 天。排卵后残余的卵泡壁塌陷,残留卵泡的细胞转变为黄体细胞,而形成黄体。排卵后的 7~8 天,黄体发育达到顶峰状态。若排出的卵子受精,则黄体继续发育生长,成为妊娠黄体。若排出的卵子没有受精,则黄体在排卵后第 9~10 天开始退化,细胞被结缔组织代替转变成白体。

(二)卵巢的内分泌功能

卵巢分泌的激素主要有雌激素、孕激素,另外还分泌少量雄激素。雌激素主要由发育卵泡和黄体分泌,妊娠期的胎盘也可分泌雌激素。孕激素主要是黄体酮,黄体及妊娠期的胎盘均可分泌。

1. 雌激素生理作用 促进女性生殖器官的生长发育和激发女性副性征的出现。

（1）促进女性生殖器官的生长发育并维持正常功能：刺激阴道上皮细胞的分化和角化并使其合成大量糖原，在糖原分解过程中产生的乳酸，可增强阴道的抗菌能力；使子宫内膜增生变厚，内膜中的腺体和血管增生变大并且迂曲，但腺体尚不具有分泌能力。增强妊娠子宫对催产素的敏感性，提高子宫平滑肌的收缩力，使子宫颈腺体分泌的黏液变得稀薄清亮，有利于精子的穿透；可增进输卵管平滑肌的蠕动，利于卵子和精子的运输。

（2）促进副性征的出现：雌激素可以促进女性乳房的发育，使乳腺导管增生并产生乳晕；使脂肪和毛发分布具有女性特征，如音调变高、骨盆变得宽大、臀部肥厚等。

（3）对代谢的影响：雌激素可以促进肾小管对 Na^+ 和水的重吸收，加速骨骼生长及促进骨骺愈合。因此，正常女性在月经期前可有轻度水肿，而身高与同年龄男性相比，一般较早停止生长，以致身高一般矮于男性。

2. 孕激素的生理作用 主要作用是在雌激素作用的基础上，为受精卵着床做准备，并维持正常妊娠。

（1）对子宫的作用：在雌激素作用的基础上，孕激素可以使子宫内膜进一步增生变厚，血管腺体进一步增大变粗，并且使子宫内膜中的腺体具有了分泌功能；使子宫平滑肌的兴奋性降低，从而抑制了子宫平滑肌的收缩活动，给胚胎提供一个安静的生长环境，起到安胎作用；使子宫颈腺体分泌的黏液量少而黏稠，以阻止精子通过。

（2）对乳腺的作用：孕激素可以促进乳腺腺泡和导管的发育，为分娩后泌乳创造有利条件。

（3）产热作用：孕激素可以增加机体产热，使基础体温升高。故临床上常通过测定基础体温的变化，确定排卵日，以指导计划生育。

二、月 经 周 期

女性自青春期起，性激素的分泌和生殖器官的形态、功能每月均发生周期性变化，称为月经周期。每月一次的子宫内膜剥离、出血，血经阴道流出的现象，称为月经。从上一次月经来潮的第 1 天开始到下次月经来潮的第 1 天为止所经历的时间，为 1 个月经周期。月经周期的长短因人而异，在成年女性平均为 28 天左右。在我国，女性通常在 13~15 岁开始来第一次月经，叫初潮；至 45~55 岁月经周期停止，此后称为绝经期。

三、卵巢内分泌与月经周期的调节

在月经周期中，卵巢和子宫内膜会发生一系列形态和功能方面的变化。根据子宫内膜的变化，可将月经周期分为月经期、增生期、分泌期；根据卵巢的变化，可将月经周期分为月经期、分泌期和增殖期。

（一）月经周期的分期

1. 增生期 从月经停止到排卵为止，即月经周期的第 5~14 天为增生期。在该期内，卵巢进入所谓卵泡期，表现为卵泡开始发育成熟，雌激素大量分泌，造成子宫内膜增生变厚，血管腺体增生变大，但腺体不分泌。此期末，卵泡发育成熟并发生排卵。

2. 分泌期 从排卵后到下次月经前，即月经周期的第 15~28 天为分泌期。在该期内，卵巢进入所谓黄体期。表现为成熟卵泡排卵后形成黄体，一方面继续分泌雌激素，另一方面开始大量分泌孕激素。雌、孕激素共同作用，尤其是孕激素的作用使子宫内膜进一步增生变厚、血管扩张充血、腺体增生迂曲并能分泌生物活性物质。这样子宫内膜变得松软并且富含营养物质，而子宫平滑肌又相对静止，为受精卵着床和发育准备好了必要的条件。

3. 月经期 从月经来潮到出血停止，即月经周期的第 1~4 天为月经期。该期内，卵巢内黄体退化成白体丧失内分泌功能，因而血液中雌激素和孕激素水平迅速下降。子宫内膜由于失去了雌激素和孕激素的支持作用，子宫内膜中血管痉挛、子宫内膜缺血坏死，发生脱落和出血现象，即月经来潮。月经一般持续3~5 天，出血量为 50~100ml，剥脱的子宫内膜混于月经血中。由于子宫内膜组织中含有丰富纤维蛋白溶酶激活物，使月经血中的纤溶酶原被激活成纤溶酶，故正常情况下月经血中的纤维蛋白会被纤维蛋白溶酶所降解液化，不再凝固。

（二）月经周期的形成机制

月经周期是在下丘脑-腺垂体-卵巢轴的活动调控下形成并逐渐规律起来的(图 13-2)。

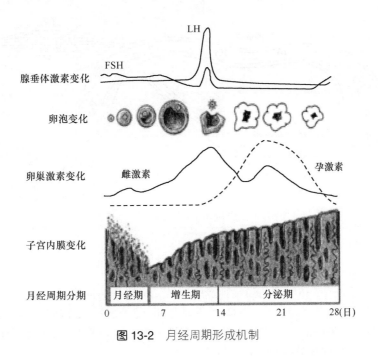

腺垂体激素变化

卵泡变化

卵巢激素变化

子宫内膜变化

月经周期分期

图 13-2　月经周期形成机制

1. 青春期前由于下丘脑发育尚未完全成熟,促性腺激素释放激素(GnRH)分泌很少,使腺垂体分泌促性腺激素 FSH 和 LH 很少,原始卵泡保持静止状态,血中雌激素和孕激素处于低水平,子宫内膜不会发生周期性变化,故无月经来潮。

2. 进入青春期后下丘脑发育成熟,GnRH 分泌增多,使腺垂体分泌促性腺激素 FSH 和 LH 增加,原始卵泡开始周期性发育,雌激素和孕激素也表现一种周期性分泌,导致子宫内膜发生周期性变化,形成月经周期。

(1) 增生期的形成:受尿促卵泡素和黄体生成素的影响,卵泡生长发育成熟并分泌雌激素,在血中出现雌激素第一次分泌高峰,引发子宫内膜呈现增殖期变化。在增殖期末,血液中雌激素的浓度达到最高水平,通过正反馈作用使尿促卵泡素特别是黄体生成素增加,受其影响成熟卵泡破溃发生排卵。

(2) 分泌期的形成:成熟卵泡排卵后,在黄体生成素的作用下,卵泡壁塌陷形成黄体,继续分泌雌激素和孕激素,在血中形成第二次雌激素分泌高峰以及孕激素分泌高峰。两种激素共同作用,使子宫内膜发生分泌期的变化。到排卵后 8~10 天,这两种激素在血液中的浓度达高峰。

(3) 月经期的形成:随着黄体的不断增长,雌激素和孕激素分泌也不断增加 8~10 天,上述两种激素在血液中的浓度达到最高水平。高浓度的雌、孕激素通过负反馈作用抑制下丘脑和腺垂体,使促性腺激素释放激素、雌激素和孕激素分泌减少。由于黄体生成素的减少,黄体在排卵后 9~10 天开始退化萎缩成为白体,从而丧失内分泌功能,致使血中雌激素和孕激素水平急剧下降,对分泌期子宫内膜的支持作用减弱,子宫内膜崩溃出血,形成月经期。

3. 绝经期后　在经历 30~40 年的生育期后,女性到 50 岁左右时,卵巢中闭锁卵泡增多,功能衰退,对促性腺激素的反应性下降,卵泡发育停滞,雌激素分泌急剧减少,不能刺激子宫内膜发生增生变化,故月经不再发生。

四、妊　娠

卵子与精子相结合成为新个体及新个体的孕育和产生过程,称妊娠,包括受精、着床、妊娠的维持、胎儿的生长发育和分娩等诸多环节。

(一)受精

受精是指精子和卵子结合形成受精卵的过程(图 13-3)。正常情况下受精的部位在女性输卵管壶腹部。卵子在排出后 6~24 小时具有受精能力,精子进入女性阴道后只能存活 1~2 天。精子到达受精部位,需要通过数道生理屏障。因此,只有极少数精子才能到达受精部位与卵子结合。

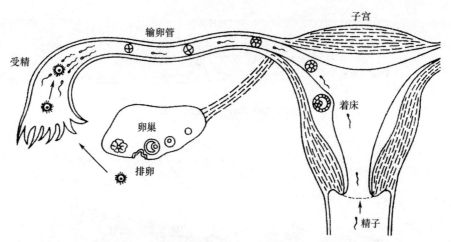

图 13-3　受精与着床

1. 精子获能　精子和卵子适时到达输卵管壶腹部是受精的基本条件。精子进入阴道,借助女性生殖管道平滑肌的节律性收缩力量和精子自身的鞭毛摆动作用,经子宫颈、子宫腔向输卵管方向运行。同时,因受子宫内和输卵管内水解酶的水解作用而获能。而排入腹腔的卵子则由输卵管伞捕获抓取,依靠输卵管上皮纤毛的摆动作用,向输卵管壶腹部位运行。

2. 受精过程　精子与卵子相遇时,已获能的精子释放顶体酶,穿过放射冠及透明带,与卵母细胞接触融合,卵母细胞完成第二次减数分裂。精子与卵子分别形成雄性原核和雌性原核,两核融合形成受精卵。

(二) 着床

胚泡埋入子宫内膜的过程,称着床(图 13-3),开始于受精后的第 6 天。受精卵受输卵管平滑肌蠕动和纤毛摆动的双重作用影响,逐渐运行至子宫腔。在运行途中,一边移动一边进行细胞分裂形成胚泡进入子宫腔。通过定位、黏着、穿透 3 个阶段完成着床过程。正常妊娠的维持有赖于丘脑下部、腺垂体、卵巢和胎盘分泌的各种激素的相互配合。在受精和着床之前,在腺垂体促性腺激素的调控下,卵巢黄体分泌大量的雌激素和孕激素,使子宫内膜呈现分泌期的变化,以适应妊娠的需要。在受精后第 6 天左右,月经黄体转变为妊娠黄体继续分泌雌激素和孕激素以维持 12 周以内的早期妊娠。胚泡植入后,其最外层的一部分细胞发育成为滋养层,其他大部分细胞则发育成为胎儿。与此同时,子宫内膜也增生成为蜕膜,蜕膜与绒毛膜相结合而形成胎盘。

五、胎盘的内分泌功能

妊娠的重要标志是胎盘的形成。胎盘不仅是胎儿与母体之间进行物质交换的重要器官,还是一个内分泌腺体,它能分泌多种激素,以调节母体和胎儿的代谢活动,对维持正常妊娠起主要作用。胎盘分泌的激素主要有以下几种。

(一) 人绒毛膜促性腺素(HCG)

HCG 是一种糖蛋白,其主要生理作用如下。

1. 刺激妊娠黄体形成,并且使妊娠黄体继续分泌雌激素和孕激素,以维持妊娠过程的顺利进行。

2. 抑制母体淋巴细胞活动,防止母体对胎儿产生排斥作用,具有安胎效应。

3. HCG 在受精后第 8~10 天就在母体血液中出现,妊娠 2 个月左右血中浓度达高峰并由尿排出。故测定血中 HCG 或尿中的 HCG 浓度,可作为早期妊娠诊断的可靠指标。

(二) 雌激素和孕激素

在妊娠 2 个月左右时,妊娠黄体逐渐萎缩,胎盘开始分泌雌激素和孕激素并且逐渐增加,可接替黄体功能继续维持妊娠直到分娩。在整个妊娠期中,母体血液中的雌激素和孕激素始终保持在较高水平。由胎盘分泌的雌激素主要为雌三醇(E_3),其前体是胎儿肾上腺皮质分泌的脱氢表雄酮,因此孕妇尿中 E_3 含量的测定,可以反映胎儿在子宫内的情况,若尿中排出的 E_3 量正常,预示胎儿在子宫内安全,如果 E_3 量突然减少,预示胎儿发生子宫内死亡。

（三）人绒毛膜生长素（HGS）

HGS 是一种糖蛋白，它的主要作用是调节母体与胎儿的糖、脂肪、蛋白质的代谢过程，促进胎儿的生长。

分娩是指成熟胎儿及其附属物自母体子宫产出体外的过程。胎儿在母体内生长约 280 天，即 10 个月经周期。至妊娠末期，子宫平滑肌对缩宫素敏感性增高以及胎儿的扩张牵拉等原因，使子宫平滑肌兴奋性提高，子宫收缩逐渐频繁且收缩强度增大，子宫颈口开放，迫使胎儿从母体娩出。分娩是一个正反馈过程。分娩时胎儿对子宫颈形成牵拉作用，可反射性地引起缩宫素释放，缩宫素使子宫平滑肌的收缩更加强烈，迫使胎儿下降，胎儿的下降又使子宫颈受到更强的刺激，如此反复直到胎儿娩出为止。目前，人工分娩过程的发动机制尚有待研究。

第 4 单元　人生各阶段生理特点

第 14 章　生长发育与衰老

人出生后,经历了生长发育、成熟、衰老,直至死亡的过程,这是生命现象不可逆转的客观规律。在这个连续的生长发育过程中,人体各个系统器官组织逐渐长大,功能也渐趋成熟,人的心理活动也会出现相应的改变,主要表现在认知能力、智力、记忆力、思维能力、人格和情感意志方面的改变,最终衰老直至死亡。对医护人员来说,了解人生各阶段的生长发育、生理特点、心理特点及衰老的规律等知识具有非常重要的意义,可对预防、诊断、治疗疾病,维护和促进患者健康,以及生命教育加以指导。

❀ 案 例 14-1

患者,女性,78 岁,退休教师。近 3 年来尿失禁、步态越来越不稳、自己穿衣越来越困难,在家总是不停地从一个房间到另一个房间来回走,生活昼夜颠倒,在自己小区走丢 2 次。家人将其送医院就诊,CT 提示老年脑改变,余未见异常。否认特殊疾病及外伤史。

问题:该患者可能的临床诊断是什么? 应怎样治疗?

一、人体生长发育的一般规律

(一) 生长发育的概念

生长(growth)是指体格的增长和器官形态的增大,表现为量变的过程;**发育**(development)是指细胞组织结构的成熟和生理功能的完善,表现为质变的过程;生长与发育两者关系密切,不能截然分开,故一般统称为生长发育。医学上所说的生长发育通常上是狭义的概念,即个体的发育,由受精卵发展为成熟个体的过程;生物学上广义的生长发育则包括了生命的诞生至自然死亡的全过程,即除了机体的生长发育外,还包括心理、智力、情感发育等。

生长发育受各种因素的影响,基因突变、染色体异常、食物的质和量、激素的调节作用发生异常等都可能导致生长发育异常,如儿童在生长发育过程中甲状腺激素分泌不足将导致呆小症。

(二) 发育年表

1. **人体一般规律性发育年表**　根据各发育阶段特点及生长环境的不同,可把人的生长发育过程划分为以下几个阶段。

(1) 胚胎发育期:妊娠期的前 8 周。从受精卵开始分化,形成内、中、外 3 个胚层这一时期。

(2) 胎儿期:一般指妊娠的第 8 周开始至胎儿娩出这一时期,特点是组织和器官的迅速生长和功能逐渐趋于成熟。

(3) 新生儿期:从胎儿娩出至出生后 28 天这一时期,婴儿从子宫内娩出,要熟悉宫外环境,机体的器官、系统功能进一步成熟。

(4) 婴儿期:出生至 1 周岁。这一阶段小儿以乳汁为主要食品,故又称为乳儿期。这是小儿出生后生长发育最迅速的时期。由于生长发育快,对能量和蛋白质的需求特别高。若能量和蛋白质供给不足,就容易发生营养不良和发育落后。虽然热量和蛋白质需求高、进食多,但由于消化和吸收功能都未发育完善,所以易发生消化不良和营养紊乱。这段时期小儿从母体得到的免疫力逐渐消失,而自身后天获得的免疫力很弱,因此易患感染性疾病。

(5) 幼儿前期:1~3 岁。此期机体生长速度放慢,但语言、行动与表达能力增强。

(6) 幼儿期:3~6 岁。相当于幼儿园阶段,生长发育变缓,动作、语言能力大大提高,能跳跃、攀登、画画,并逐渐开始识字,好奇心增强。

(7) 童年期:7~12 岁。这一阶段又称小学年龄期,此期脑的形态结构基本完成,智力发育较快,能较好地进行综合分析。此期身高增长速度远大于体重的增长速度,一般表现为骨增长较快,软骨成分较多,骨组织内水分和有机物(骨胶原)多,无机盐(磷酸钙、碳酸钙)多,骨密质较差,使骨骼具有弹性,但坚固性能差。由于骨的硬度小、韧性大,所以不易骨折,但易弯曲、变形。肌肉的增长主要表现在长度上,肌纤维细长,肌内水分较多,蛋白质和无机盐减少,收缩功能弱,造成肌肉的力量和耐力较差,容易疲劳。此期要保证足够的营养及要加强体育锻炼。

(8) 青春期:从第二性征出现到生殖功能基本发育成熟,身高停止增长的时期称为**青春期**(adolescence or puberty)。女孩一般从11~12岁到17~18岁,男孩从13~14岁开始到18~20岁,但个体差异较大,也有种族的差异。在此阶段,由于性激素的作用使生长发育速度明显加快,性别差异显著。

(9) 青壮年期:人生是一个连续渐进的演变的过程,很难将青年期和壮年期截然分开,一般把19~44岁这一年龄段统称为成人期,或以人体大多数生理功能开始衰败为青年与壮年的分界线,即以19~24岁定为青年期,25~44岁定为壮年期(post adolescence)。

一般将45~59岁定为中年期,60~74岁定为**准老年期**(老年前期),75~89岁定为**老年期**,90岁以上为长寿期。

2. 人体生长发育的特征 无论性别,无论生长速度是快是慢,在生长发育的各阶段,身体各部分的生长速度大致相等。人体的生长发育有以下特征。

(1) 连续性和阶段性:人体在生长发育过程中,身体形态、功能和运动素质的发展速度是不均衡的,时而快时而慢,呈波浪式的增长,是一个既有阶段性变化,也有连续性递增的相互作用的过程。例如,体重和身长在生后第1年,尤其前3个月增加很快,第1年为生后的第一个生长高峰;第2年以后生长速度逐渐减慢,至青春期生长速度又加快,出现第2个生长高峰。11~14岁是人体生长发育的最重要时期。在这一时期生长发育的快慢与好坏,直接影响着成年体格、体型、生理功能、内分泌及心理智能方面的发展。

(2) 存在个体差异:机体发育虽然按照一定规律进行,但在一定范围内受个体遗传、环境、性别、营养、疾病等的影响,存在着相当大的个体差异,如青春发育突增期,乡村男女孩比城市男女孩晚1年。

(3) 各系统器官发育快慢不等:儿童的心、肝等器官发育基本上和体重的增加平行;脑的发育先快后慢,出生后的两年脑的发育最快,到5岁时基本上达到成人的脑容量;淋巴系统在儿童期生长发育迅速,到青春期达到顶峰,以后逐渐下降;生殖系统发育较晚,青春期性器官迅速发育成熟;到达青壮年期,机体的结构和功能基本上发育成熟,达到稳定的水平。

(4) 生长发育的头尾规律:胎儿及婴幼儿时期,头的生长速度比躯干的生长速度快,婴儿期头的比例占身长的1/4;婴儿以后时期,躯干的生长速度远大于头的生长速度,到成人时期头的长度只占到身高的1/8。图14-1示意了人体不同时期头的长度与身高的比例变化。

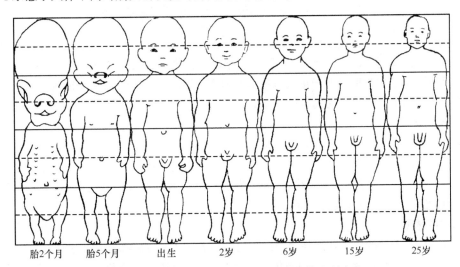

图 14-1 人体不同时期头的长度与身高的比例变化

二、青春期生长发育的特点

进入青春期后身体迅速生长发育,出现了生长、发育的第二个高峰阶段。突出表现在运动系统、生殖系统的发育和心智的发展等方面,是生长发育的最后阶段,也是决定人一生体格、素质、行为、性格和智力水平的关键时期。

（一）内分泌的变化

青春期发育的种种变化是以下丘脑-垂体-性腺轴为中心的,内分泌系统变化使儿童身体各部分、各器官出现青春期变化,同时卵巢、睾丸、肾上腺和甲状腺也加速成长,并分泌相应的激素。卵巢主要分泌雌激素、孕激素和少量雄激素。睾丸主要分泌雄激素和少量雌激素。雄激素和雌激素在儿童时期的分泌量都很少,青春发育开始时猛增。雄激素有很强的合成蛋白作用,能促进生长,加速骨发育;它和生长激素协同作用,促成青春期生长突增;在女性,由于卵巢分泌的雄激素很少,所以肾上腺皮质雄激素显得格外重要。它是促成女性生长突增的主要动力。雄激素还能促进肌肉增长和红细胞增多。雌激素主要促进女性性器官发育,促进骨盆发育和愈合,促进月经周期形成,并影响脂肪的沉积。

（二）形态发育

通常使用身高、坐高、肩宽、盆宽、头围、胸围、体重等指标变化描述身体的迅速增长。

（三）性发育

性发育是青春期发育最重要的特征,它包括生殖器官的形态发育、功能发育和第二性征发育。这一时期,男性开始出现遗精,女性开始出现月经。第二性征开始出现,主要包括男性出现阴毛、腋毛、胡须、喉结及变音等;女性的乳房开始发育,阴毛、腋毛出现等。

（四）青春期心理特征

1. 逆反心理　　处于青春期的青少年,其生理激素发生的变化使他们对待事物总是持一种逆反心理,表现为对抗、不服从或有意违抗长辈或教师的说服和命令,对这一现象父母和教师应加以引导,使他们能顺利度过青春期。

2. 渴望人际交往　　青春期的青少年独立意识增强,与社会的交往越来越广泛。他们渴望进行社会交往,有自己的亲密伙伴。但由于青春期独特的心理特点,易产生自卑,过分在意他人评价,易受伤害,虚荣心强使他们感到压抑孤独,出现人际交往障碍。因此,家长、教师要善于疏导帮助青少年改变不恰当的认知态度,学会接纳自己,宽容自己的缺点,不过分苛求自己,在社会交往的行动和实践中增强自信心,培养人际交往技巧。

3. 学习压力　　青春期正值中学时代,学习负担过重会给他们带来沉重的心理压力,使他们过分注重成绩结果而丧失学习的兴趣,不能享受学习的过程。有些青少年承受不了学习带来的心理压力,甚至出现反抗情绪,产生厌学、弃学等过激行为。教师和家长应帮助青少年对学习活动的本质建立科学认知,培养青少年形成健康积极的学习态度、学习动机,加强学习习惯的训练,学习方法的指导,从而缓解心理压力。

三、衰老的表现、原因及延缓衰老

老年是健康人生命历程的必然阶段。按照联合国提出的判断老龄化社会标准,一个国家的60岁以上老年人口占总人口的10%就被称为"老年型"国家。据联合国推测,2025～2040年中国老龄化人口将占全球老年人口总量的20%,成为世界上老年人口最多的国家。了解老年人生命活动的规律、探讨老年人的身心健康、改善老年人的生活质量是现代医护工作的重要内容。

（一）衰老的概念

从生物学上讲,**衰老**(aging)是生物随着时间的推移,自发的必然过程,它是复杂的自然现象,表现为结构和功能衰退、适应性和抵抗力减退。衰老是不以人的意志为转移的一个必然的生物学过程,是一种自然规律,这属于生理性衰老。此外,由于疾病、营养不良或环境因素等而促使老化的出现和加速称为病理性衰老。人体的衰老往往是这两种衰老的综合。

（二）衰老的表现

进入老年期以后,人体的生理功能在缓慢地衰退。衰老在各个方面都有具体表现。

1. 形体变化　　形体变化,尤其是外貌变化,是人们最易发现的衰老征象。主要表现为牙齿脱落、身高下降、脊柱弯曲、皮肤失去弹性、颜面皱褶增多,局部皮肤(特别是面部、手等处)可见色素沉着,呈大小不等的褐色斑点,称作老年斑。汗腺、皮脂腺分泌减少使皮肤干燥,缺乏光泽,须发灰白,脱发甚至秃顶。眼睑下垂,角膜外周往往出现整环或半环白色狭带,称为老年环。

2. 代谢变化　　老年期代谢呈现老化性,其特点是退行性、异化性和分解性,三大代谢平衡失调。其主要表现在:糖代谢功能下降,有患糖尿病倾向;不饱和脂肪酸形成的脂质过氧化物易积聚,随年龄的增长血中脂质明显增加,易患高脂血症、动脉粥样硬化、高血压及脑血管病;蛋白质代谢呈衰老变化,分解大于合成,消化、吸收功能减退。随年龄的增长,各种蛋白质的量和质趋于降低。蛋白质轻度缺乏时,可出现易疲劳、体重减轻、抵抗力降低等症状,严重缺乏时可致营养不良性水肿、低蛋白血症及肝肾功能降低等。

3. 循环系统 老年人循环系统的改变大多由血管硬化引起。血管随年龄增长,动脉内膜增厚,中层胶原纤维增加,老年人大动脉管壁硬化、弹性减退,对血压的缓冲作用减弱,引起收缩压增高、舒张压降低。由于心收缩时的后负荷增大,可引起心肌肥大、心室扩大,心肌的兴奋性、自律性、传导性均降低。此外,老年人静脉管壁弹性减弱,血流缓慢,易发生静脉淤血。

4. 呼吸系统 老年人的呼吸功能随年龄的增长而明显下降。由于骨骼、呼吸肌和韧带的萎缩、硬化,胸廓前后径增大,从而出现"桶状胸"。肺和气管弹性下降,呼吸功能降低,肺活量下降,80 岁的老人肺活量只有 20 岁时的一半。气管、支气管黏膜萎缩,管腔扩大,肺泡融合,可导致肺气肿。由于呼吸膜总面积减小和毛细血管数目减少,肺泡气体交换效率降低。此外,老年人咳嗽反射及纤毛运动功能退化,使滞留在肺的分泌物和异物增多,易发生呼吸道感染。

5. 消化系统 表现为牙齿脱落,舌的味蕾减少,味觉减弱或消失。胃肠平滑肌纤维及腺体萎缩,胃肠黏膜变薄,各种消化酶分泌减少,消化力减弱。结肠及胃扩张,血管硬化影响小肠对脂肪、钙、铁、维生素 D、维生素 E 和维生素 B_{12} 的吸收。食物在大肠停留时间过长,水分过多被吸收,容易产生便秘及内脏下垂等现象。衰老还可导致肝细胞萎缩,纤维组织增生,解毒功能下降,合成和储备的蛋白质也减少。胆囊壁、胆管壁变薄,胆囊变小,弹性降低,胆汁浓缩并含有大量胆固醇和胆红素,容易沉积形成胆石,甚至引发胆囊炎。

6. 泌尿系统 40 岁以上的人,肾小球的滤过率每年平均下降 1% 左右,肾小管也受到动脉硬化的影响。老年人的肾清除废物和重吸收的功能有所降低,尿里常可见到微量蛋白质、红细胞,有时还会出现尿糖、尿比重偏低等情况。膀胱肌肉萎缩,纤维组织增生,膀胱容量减小,括约肌萎缩,尿道纤维化而变硬,神经调控功能改变,膀胱常发生不自主收缩,易引起尿频、尿失禁等现象。男性常有因前列腺增大增生导致尿潴留。

7. 感觉器官 结构萎缩退变,感觉功能减退,如听力下降(老年性耳聋)、视力减退(老视)、视野变小、嗅觉不灵、感觉迟钝。味觉、温度觉、运动位置觉、痛觉都有不同程度的减退。

8. 运动系统 变化明显,如骨的无机物含量高,骨骼的弹性、韧性差,骨组织疏松变脆,容易发生骨折、骨裂;可出现不同程度的骨质增生,创伤愈合也比年轻时缓慢。关节腔变窄,关节活动能力下降,易患关节炎。椎间盘萎缩变薄,脊柱变短易弯曲,故老年人身高降低。老年人肌重与体重之比下降。肌腱僵硬、弹性降低,肌肉收缩力减弱。

9. 内分泌生殖系统 以性腺的老化最为明显,性腺萎缩,功能退化,附性器官和第二性征逐渐退变。男性精子生成减少,精子活力降低。女性卵巢排卵不规则,月经失调,直至排卵停止、闭经,失去生育能力。对女性来说,**更年期**(menopause)是指卵巢功能从旺盛状态逐渐衰退到完全消失的一个过渡时期,包括绝经和绝经前后的一段时间,我国大多在 44~54 岁,现建议称**围绝经期**。对男性来说,更年期是指 50~60 岁这一阶段。在更年期,由于性腺功能减退、内分泌平衡紊乱、自主神经功能失调,会引起一系列生理功能的改变,可出现面色潮红、心悸、出汗、头晕、耳鸣、眼花、记忆力减退、焦虑、易激动、血压波动、肥胖、关节肌肉酸痛等表现。更年期表现有很大的个体差异,一般以女性更为明显。

随着年龄的增长,下丘脑和垂体逐渐老化,其他内分泌腺如甲状腺、胸腺、肾上腺皮质等在结构上也都不同程度地萎缩,功能上降低,对有害刺激的抵抗力与耐受力降低。血中胰岛素活性差且细胞膜胰岛素受体减少,导致老年人的代谢率降低,易患糖尿病。

10. 神经系统 脑组织萎缩、脑细胞数减少、脑室扩大、脑膜增厚、脑动脉硬化、脑供血减少,严重影响脑细胞的正常功能。老年人脑多种神经递质的能力下降,导致健忘、智力减退、注意力不集中、动作迟缓、痴呆等。脑神经突触数量减少,神经传导速度减慢,导致老年人对外界事物反应迟钝,动作协调能力下降。一般在 40~50 岁及以后,随着年龄的增长,神经细胞的丧失造成人脑重量减轻,90 岁时人脑重较 20 岁时减轻 10%~20%。

11. 免疫系统的变化 表现为免疫能力随年龄而下降,对外来抗原的反应减弱,但自身免疫反应增强,自身抗体增加。由于细胞免疫力下降,对已知抗原不产生反应,不能识别新抗原,失去保护机体能力;由于防卫和监督能力的下降,致使癌细胞、细菌、病毒自由活动并增殖,使感染概率增加,肿瘤发生率增高。

(三)衰老的原因

关于衰老的原因,至今还未完全清楚,自 19 世纪末应用实验方法研究衰老以来,先后提出的学说不下二十余种,有些学说已被否定(如大肠中毒说),随着科学技术的飞速发展,对衰老的发生原因和机制也有一些新认识,但仍未彻底阐明。现代老年医学关于衰老的机制可概括为以下几大学说。

1. 程序衰老说　该学说认为动物种属最高寿限是由某种遗传程序规定的,机体衰老现象也是按这种程序先后表现出来的,即在同一种属内不同个体的寿限在一定程度上也由遗传程序决定。因此,可通过育种建立有一定寿限的品系。老幼不同代培养细胞以核或质互换后,杂交细胞寿限与供核细胞的寿限一致,证明控制代龄极限的因素(可称为"衰老钟")位于胞核内。至于胞核如何控制衰老又有各种推测,如密码子限制说、DNA 修复缺陷说、错误灾难说等。

2. 细胞突变学说　人体在生长发育或成年后各组织不断自我更新及组织修复的过程中,体内的细胞会发生分裂。细胞在分裂过程中可有一定的突变率,即新产生的细胞核中遗传信息——DNA 发生了某些变化,这种突变可能因如辐射、污染等环境因素改变而增加。细胞突变后,其正常的生理功能受到影响,甚至导致部分突变细胞死亡,进而影响整个机体的寿命。

3. 差误学说　随着年龄的增长,细胞在合成蛋白质时,可能有个别错误排列的氨基酸嵌入,或来自基因的情报出现了误差,使遗传分子在基因复制过程中出现了差错,从而改变了细胞的结构与功能,导致细胞衰老。

4. 自由基学说　在生物代谢过程中,不断产生各种自由基,这些自由基可对自身组织产生毒性作用,对细胞造成不可逆的损伤,如脂类的过氧化与大分子的交联,其后果是使胞内酶失活,损害生物膜,像脂褐质一类的惰性物质在细胞内沉积。此外,自由基还可使 DNA 发生改变,从而导致突变,诱发肿瘤形成。

5. 密码子限制说　可能由于转移核糖核酸(tRNA)合成酶的改变或组蛋白对基因的抑制,tRNA 的功能受到干扰,翻译作用丧失了精确性,从而引起衰老。

6. DNA 修复缺陷说　该学说认为,基因的损伤不能及时有效地修复会导致衰老。根据实验得知,哺乳类中长寿动物的 DNA 修复系统确实比短寿动物的更为有效,这也反映了寿命的进化。

除此之外,还有交联学说、神经内分泌学说、免疫学说、应激学说、端粒缩短学说、代谢学说等。但目前还没有哪一种学说能令人满意地解释与衰老有关的全部生理现象,可见衰老是一个多因素、综合复杂的生理变化过程。

(四) 延缓衰老

延缓衰老,一直是人们梦寐以求的愿望。几千年来,人们一直寻求抗衰老和"长生不老"之药,却一直没有成功逃脱衰老,但这并不意味着人们在长期对抗衰老中没有取得任何进展。实际上,可以通过以下方法延缓衰老,以达到提高老年人生活质量、颐养天年的目的。

1. 积极合理地用脑,健康规律地生活　研究表明,神经细胞只有在不断的适宜刺激下才能保证其形态和功能的完整性。积极合理地用脑,还可以促进大脑的血液循环,促进脑细胞代谢,延缓大脑衰老。因此,老年人应经常看书读报,活到老,学到老;还应注意科学用脑,使大脑常保持张弛有效、正常运转。

退休后,人们容易从规律性的生活和工作方式进入相对松散的生活方式,而这种心理节奏感的失调,很易导致各系统功能紊乱,产生很多疾病。老年人各种日常生活仍要按一定规律进行,使各种器官生理功能正常地运行,从而减少疾病。老年人要保持乐观而稳定的情绪,积极向上的人生态度能够使老年人有广阔的胸怀,正确认识和对待周围的人和事。正确的人生观、生命观能够使老年人有坚强的意志,以克服困难为自豪。老年人要学会自我情绪调节,保持心理平衡,提高心理健康水平。

2. 合理的体力活动　合理的劳动运动有助于调动机体循环系统、呼吸系统、神经系统的活动;有利于解除精神紧张、焦虑,有助于睡眠;能使肌肉延缓萎缩,减慢骨质疏松、骨质增生和关节的退行性变;预防并延缓老年性疾病的发生。

3. 科学的饮食调养　老年人由于消化器官的结构和功能衰退,消化和吸收能力减弱,宜食用易消化的平衡膳食。老年人的代谢也比较慢,因此老年人的食物中含糖量也应该比正常成年人有所减少,并控制食盐的摄入。由于老年人易缺乏钙、铁、碘等元素,应该在日常饮食中多吃些含此类元素丰富的食物。维生素 A、维生素 C、维生素 E 有一定的抗衰老作用,可以常加补充;维生素 D 有利于钙的吸收,维生素 B 是保证人体正常代谢所必不可少的。老年人应该多食用水果、蔬菜等,以保证足够的维生素和膳食纤维的摄入。

4. 正确对待疾病　疾病是影响人类寿命最重要的因素。老年人应定期体检,积极防治疾病,做到无病早防,有病早治,促进康复,增进健康。